中國中醫科學院教授
楊力 編著

女人熱養

找回你的養生溫度

男人冷養

萬里機構

序

女人怕冷，男人怕熱

女人為何怕冷？男人為何怕熱？

因為女人多偏陰，男人常偏陽。陰性寒，女人常陰當熱養；陽性熱，所以男人多熱，應冷養。誠然，這只是一般規律，因為女人也有偏陽的，男人也有偏陰的，這又當別論。尤其男人以氣為體，女人以血為本，氣為陽，血為陰，所以男人多陽少陰，應滋陰；女人多陰少陽，當溫陽。

現代女性喜歡吃涼食，如瓜果、涼菜、沙律、冷飲等，又因操心多，憂慮、鬱悶，甚至抑鬱，尤其愛穿露裝薄衣、短裙，以致積寒受涼太重；男人好熱食，煙酒、肉類、咖啡不離口，又因壓力大，常焦慮、興奮，甚至狂躁，產熱太多，導致身體熱積火重。而寒多的人，不僅易產生不少寒性疾病，而且寒傷陽，陽氣耗散較速，變老同樣快；熱重的人，不但會出現許多熱性疾患，而且熱傷陰，耗氣快，老得也快。

本書將從飲食、心態、生活習慣等方面，全方位地輔導女人「升溫」養陽，幫助男人「降溫」滋陰，從而幫助人們調整陰陽，維護寒熱平衡，從而保證人的身體健康。

本書將給廣大讀者朋友帶來前所未有的啟示，相信本書一定會與我的其他養生書一起，走進千家萬戶。

最後，祝廣大讀者朋友健康長壽。

2023年3月8日於北京

目錄

下篇

男人冷養生

生命力更強

緒論

女熱男冷是長壽之道

從中醫角度來說，女屬陰，男屬陽，男女分別生活在涼爽、溫暖的地區，會相對達到一種陰陽平衡，這雖不是絕對的，卻是較普遍的現象。

從生理角度分析，女性和男性生殖系統的不同也造成了他們對溫度的需求差異。

女人體內雌激素含量高，體內的熱量容易轉化成脂肪儲存在皮下，且新陳代謝較男人低，熱量的合成作用大於分解作用，從而使體內熱量釋放較少；女人對較冷的東西耐受力差；女人的子宮像個倒置的梨，屬涼性，如不注意保暖就會出現月經不調、痛經等。

男人身上的肌肉多，脂肪少，食量大，新陳代謝快，因此體表要比女人溫暖一些；男性生殖器官中的睾丸不耐高溫，它需要維持比體溫低的溫度，否則會傷害精子。

因此，中醫養生上，主張男女兩性採取不同的方法，女的要「熱養」，男的應「冷養」。

女人屬陰怕冷，需要熱養

從中醫上說，女人生性陰寒，對冷敏感，所以怕冷，需要熱養。

基礎體溫：預報身體好壞

女性的體溫會比男性略高（高 0.3℃左右）。日常生活裏，很多人依靠看雲來識別天氣變化情況，那麼，女人的身體裏也藏有一朵奇妙的「雲」——基礎體溫。女人是否具備懷孕條件，是否患有婦科疾病，它最有發言權了。

基礎體溫又稱靜息體溫，指人體在經過 6~8 小時的睡眠後，尚未起床、進食、說話、運動前所測定的體溫。基礎體溫是人體一晝夜中的最低體溫。

女性由於體內激素比較複雜，會使體溫不斷變化。正常女性的基礎體溫以排卵日為分界點，呈現前低後高的狀態，也就是醫學上所説的「雙向體溫」。

排卵前，孕激素少，體溫呈低溫狀態，一般為 36.2℃。排卵後，體溫急劇上升，一般增高幅度為 0.3~0.6℃，使基礎體溫達到 36.7℃，呈高溫狀態。

明白這個曲線後，就可以據此判斷自己的健康狀況。概括地說，女性基礎體溫大概有以下 6 種功能：

1 測黃體發育情況

女性排卵後的次日，因卵巢形成黃體，黃體的健康與否直接關係着子宮健康與懷孕概率。如果女性呈現的是不典型雙向體溫，即持續性體溫升高維持不了 14 天，則説明黃體過早萎縮；若體溫升高的維持時間正常，但體溫上升的幅度較小（達不到 0.3℃），則表示黃體發育不良，分泌的黃體酮不足。

2 把握受孕良機，檢測早孕及早孕安危

在女性基礎體溫處於低溫、接近排卵期時就應該行房，以增加懷孕概率；若等到基礎體溫達到高溫時再行房，那就錯失良機了。還有，看基礎體溫圖也能判斷出是否懷孕，若高溫期持續 16 天，懷孕的可能性為 97%；而達到 20 天，懷孕的可能性則為 100%。不過，女性若是在懷孕早期出現基礎體溫下降的情況，則説明其體內的黃體功能不足，或是胎盤功能不良，有導致流產的傾向，須格外注意。

3 推算出適合進行內膜活檢的時間

月經週期不規律的女性，可以通過子宮內膜活檢來診斷其子宮內膜是否健康，其黃體的功能是否正常。此項檢查需要在月經前的 2~3 天進行，而女性的月經在哪一天開始來潮一般很難進行確切的判斷，故可通過檢測其基礎體溫進行推算。

4 發現患有多囊卵巢綜合症

若女性在排卵期內的高溫期較短，或是其體溫持續走低，那麼，這類女性很可能患有多囊卵巢綜合症。

⑤ 監測卵巢功能

如果基礎體溫的循環週期縮短，由原本的 28 天，慢慢變為 24 天或 22 天，高溫期也相應縮短，則說明卵巢功能不好，會影響女性雌激素分泌，從而影響女性的膚質及膚色。若卵巢衰竭，還會讓女性更年期提前到來。

⑥ 提示其他病變

女性如果在月經期間基礎體溫不降低，可能有子宮內膜異位症或早期亞臨床流產，應及時發現，及早做檢測。子宮內膜異位症患者最典型的症狀是痛經，或是可能出現一些內分泌失調、白帶異常等不孕的症狀。

女人「熱」養生的方法

暖宮少生病 女人身體最怕冷的器官是甚麼？是被冠以「生命搖籃」、「胎兒宮殿」美稱的子宮。子宮溫暖，體內氣血運行通暢，按時盈虧，經期如常；子宮受寒邪困擾，就會引發月經不調、痛經等，影響正常的受孕生育。用一句話來概括就是：「子宮暖，氣色好；若子宮寒，疾病生。」所以，女性要給子宮保暖，尤其下半身要防止受涼，月經期間不要久坐冰冷的椅子。

暖食養腸胃 女性最好少吃寒性、生冷食物，尤其是手腳經常冰涼、易傷風感冒，以及處於生理期的女性更應注意。女性冬天可多吃紅棗山藥粥、紅蘿蔔羊肉湯、蘿蔔排骨湯，能溫補氣血、增強禦寒能力、呵護腸胃，做菜時還可放些生薑、辣椒等有「產熱」作用的調料。

暖水防婦科病 做家務和洗手時最好用溫熱水。用熱水清洗餐具或家具殺菌效果更好，而且可以預防關節炎和婦科病。

暖腳促睡眠 腳被譽為人體的「第二心臟」。女性每天睡前用 40℃左右的熱水泡腳 15~30 分鐘，不僅能消除疲勞，還能促進睡眠。泡腳水不能太少，至少要高於腳面，連小腿一起泡，效果會更好。

3個小測試幫女性判斷體寒程度

1

- □ 怕冷，手腳冰涼
- □ 容易感冒，恢復期長
- □ 生理期痛經嚴重，腹部有墜痛感
- □ 面色暗淡，無血色
- □ 易疲勞，關節部位易酸痛
- □ 睡眠質量差，睡眠淺

2

- □ 口腔內易發炎，易長口瘡
- □ 容易便秘，經常覺得肚子脹
- □ 生理期紊亂，天冷後易延期或量少
- □ 皮膚乾燥，易乾裂
- □ 腳後跟易乾裂，腳部血液循環差
- □ 愛吃水果、雪糕等生冷食品

3

- □ 尿頻或尿液不易排出
- □ 下半身水腫嚴重
- □ 一夜睡醒，仍感覺手腳冰冷
- □ 起床時經常有手腳發麻的感覺
- □ 常感到疲倦、四肢發酸，沒有精神
- □ 胃部經常脹氣

註：如果您符合以上任何一個測試中，6個情況中的任意3項，您的身體已經處於輕度體寒狀態。

男人屬陽怕熱，需要冷養

中醫認為，男子屬陽，生性陽燥，產熱快，所以怕熱，需要冷養。

人體體溫知多少

嚴格地說，37℃只是體溫的一個大概數字，人體各個部位、每日早晚及男女之間的體溫均存在着差異。人體正常體溫有一個較穩定的範圍，但並不是恆定不變的。

正常人口腔溫度（又稱口溫）為 36.3℃~37.2℃，腋窩溫度較口腔溫度低 0.3~0.6℃，直腸溫度（也稱肛溫）較口腔溫度高 0.3~0.5℃。

一天之中，凌晨 2 時至上午 5 時體溫最低，下午 5 時至 7 時最高，但一天之內溫差應小於 1℃。

體溫暗藏長壽密碼

高溫意味着危險，而低溫則暗藏着長壽的秘訣。在已知的長壽秘方中，控制熱量的攝入和控制體溫升高具有同樣重要的作用。科學家通過對白鼠進行實驗，結果發現，體溫被人為降低的白鼠壽命比普通白鼠更長。具體到性別，降低體溫後，雌性白鼠的壽命增長了 20%，而雄性白鼠的壽命增長了 12%。

為甚麼高寒山區的人壽命長

因為寒冷能使人的體溫降低，體溫低則細胞分裂慢，代謝也慢，可以節能，所以衰老來得晚，壽命自然長。

男人「冷」養生的方法

俗語說，「小夥子睡涼炕，全憑火力壯」。這話說得在理，男人的「火力」的確比女人壯一些。對男人來說，不妨經常嘗試一下「冷」養生。

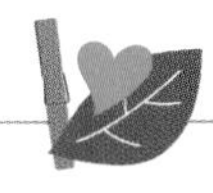

男人「冷」養生的方法

飲食冷下來

男人碰上高興事，大多會宴請好友大吃大喝一番；男人遇到煩惱事，也是用「化悲憤為食量」來排解心中的苦悶和壓力，結果就是「酒肉穿腸過，脂肪身上留」了。酒肉多性熱，為高熱量食物。據研究，男人對動物性脂肪的偏愛，會使腎臟超負荷運轉，增加患心血管疾病、腎病的風險。因此，男人飲食上可以吃一些性寒涼屬陰的食物，同時學會低熱量飲食，減少動物性脂肪的攝入。

水溫冷下來

很多男人喜歡泡熱水澡、蒸桑拿，但蒸桑拿時室溫高達50℃ ~70℃，極易破壞精子的生長環境，甚至造成「死精」。建議男性不要頻繁進行熱水浴或蒸桑拿，特別是有生育要求的男性最好半年內別泡熱水澡或蒸桑拿。

襠部冷下來

長時間騎車或駕車、長期坐在鬆軟的沙發裏、愛穿厚牛仔褲、把筆記本電腦擱在大腿上使用等習慣，都會導致陰囊受壓，不能正常調節溫度，引起睾丸溫度上升，生殖功能受到影響。所以，久坐的男性，最好每隔 1 小時就起來活動 10 分鐘左右，讓襠部舒適透氣。另外，男性最好不要穿緊身牛仔褲，內褲宜寬鬆、舒適、透氣。

火氣降下來

《黃帝內經》上說：「年四十，而陰氣自半也。」男人一過 40 歲，腎中精氣就衰減一半了，腎陰不足，心肝火旺，脾氣日漸增長。生氣時會使氣血往上走，瘀阻在頭部。所以，火氣上來的時候要冷靜一下，比如，聽聽舒緩的歌曲、去室外緩步走走，都有助於降低血壓和平穩心律。

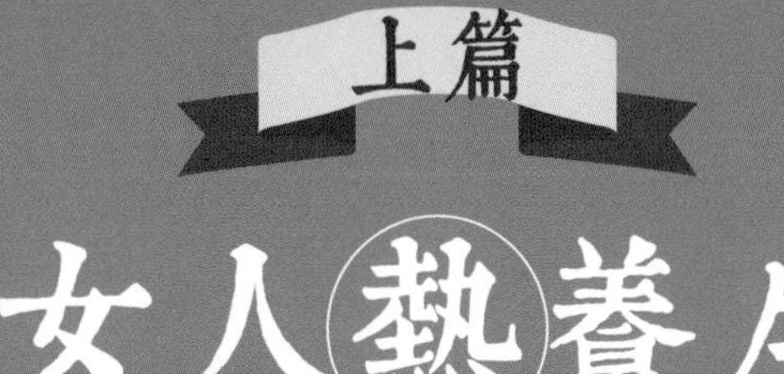
上篇
女人熱養生
更健康、更美麗

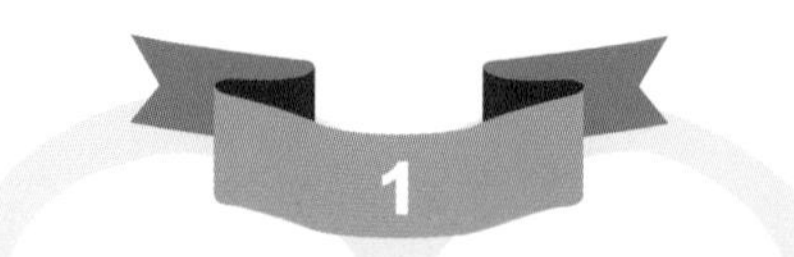

1

女人諸病從寒起

1.1 婦科疾病常與寒冷有關

婦科疾病常與寒邪有關，所謂寒邪，寒者，冷也。自然界中具有寒冷、凝結的外邪，稱為寒邪。寒是冬季主氣，在氣溫低的冬季，人體不注意防寒保暖，就容易感受寒邪。此外，淋雨涉水，出汗受風以及貪涼露宿，或過食寒涼，也為感受寒邪的途徑。

寒邪致病，有外寒、內寒之分

外寒：是指寒邪由外及裏，傷於肌表、經絡、血脈。就婦科而言，女子以血為主，女子在經期或產後，胞脈、血室空虛，寒邪影響人體的沖脈和任脈以及子宮，使血被寒凝滯，氣血運行不通，就會出現痛經、經行發熱、經行身痛、月經錯後或月經過少，甚至閉經、不孕、產後身痛等病證。

內寒：是指機體陽氣虛衰，命火不足，溫煦氣化功能減退，陰寒就會充滿全身。《黃帝內經》中形容「身寒如從水中出」，就是像從水中剛出來一樣冷。內寒表現：一是畏寒、手足不溫、小肚子冷痛；二是氣化功能減退，陰寒水濕停積造成的各種病症，如閉經、多囊卵巢綜合症、月經後期、痛經、帶下病、不孕症、子宮肌瘤、白帶量多、妊娠水腫等。

1.2 嚴重的宮寒會導致不孕

在電視劇《北京愛情故事》中，楊冪飾演的楊紫曦為了找回前男友送給她的戒指，在冷水中泡了兩個小時，而喪失了生育能力。生育年齡內的女性很容易患上宮寒，這也是導致許多女性不孕的原因。子宮是精子通過到達輸卵管和卵子結合的必經通道。宮寒會影響精子和卵子的正常結合，使之無法形成受精卵，從而影響正常的受孕生育。

寒邪致病，有外寒、內寒之分

宮寒很容易導致女性痛經、閉經甚至出現不孕。宮寒是子宮本身的慢性虛損性疾病，還易導致子宮本身功能的紊亂、失調、低下等。子宮是產生月經和孕育胎兒的地方，也是精子到達輸卵管和卵子結合的必經通道。宮寒必然影響女性生殖系統的正常內分泌，進而影響正常的月經，引發月經不調，同樣影響精子和卵子的正常結合，使之無法形成受精卵，更影響受精卵在子宮着床後的正常生長、發育，從而影響正常的受孕生育。

寒邪致病，有外寒、內寒之分

夫妻雙方有正常性生活，且 1 年以上未孕才能稱為「不孕」。符合這個條件的患者一定要到醫院的不孕不育專科門診檢查病因，專業地解決不孕問題，能避免患者走彎路。有時孕育失敗的原因出在男方身上，所以男方也一定要做檢查。尤其是在女方做入侵性的不孕檢查之前，一定要先排除男方的問題。找出引發不孕的問題所在，然後做針對性的治療。

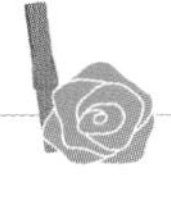

治宮寒不孕秘方

材料 艾葉、肉桂各 20 克，香附、黃芪、川芎各 10 克，當歸、吳茱萸各 15 克。

製法 烘焙後共研細末，蜜調為丸。

用法 每次服 6 克，每日 3 次，鹽水送服。

主治 宮寒引起的不孕。

1.3 手腳冰涼的女性又多了起來

從中醫的觀點來看，手腳冰涼是由陽氣外虛、陰氣內弱所致。當某些女性一年四季手腳總是涼冰冰的，即使在炎熱的盛夏，她們的手腳還是涼的，這就可以判斷她們的氣血不足、不通暢。女性容易出現氣血不足，特別是生理期的女性和分娩後的女性，由於氣血丟失，容易出現手腳冰涼的現象。

陽氣虛衰導致手腳冰涼

陽氣虛衰，不能溫煦人體，特別是處於四肢末端的手腳就更得不到陽氣的溫煦，因此會出現全身怕冷，而手腳尤為嚴重的現象。

飲食調理：應多吃一些性屬溫熱的食品，如大蒜、生薑、牛肉、羊肉、雞肉、洋蔥、山藥、桂圓等，以提高機體的耐寒力。

藥物調養：症狀嚴重的可服用金匱腎氣丸，以補腎溫陽。

陽氣瘀滯導致手腳冰涼

雖然身體本身的陽氣並不虛衰，但由於氣血運行不暢，導致身體的陽氣瘀滯，不能到達手腳，也會出現手腳發涼的情況。需要注意的是，出現這種情況的人只是手腳發涼，但身體的軀幹部分是不怕冷的。

飲食調理：多食用一些具有行氣活血、疏肝解鬱作用的食物，如山楂、玫瑰花、金針菜、金橘等。

加強運動：久坐或久站的女性，要多做手足和腰部的活動，以加強血液循環。

心理調適：俗語説「手腳涼，心情緊」，常年的手腳涼還會預示一個人出現心理方面的問題。這時可進行心理調適，保持快樂，疏肝解鬱。

防止手腳冰涼的辦法

怎樣預防手腳冰涼？下面這些方法，大家不妨試一試：

- 入睡前用熱水洗腳，然後對自己的雙腳進行揉搓、拍打等。這種方法可促進腳部血液循環，讓雙腳變暖。

- 睡前 2 小時進行 30 分鐘的健身活動。如慢跑、快走、做一般性體操，使全身發熱，這樣手腳也會發熱。

- 多進行「溫和運動」。比如，進行慢跑、快走、爬山等有氧運動，都有消除手腳冰涼的效果。因為過多的靜態式工作方式直接影響到人體的血流狀態，過低流速會使手腳冰涼。

多按陽池，身體變暖和

當感到手、腳、身體發冷時，用兩個手背互相摩擦就能暖和起來。為甚麼？因為手背上的陽池是三焦經主要穴位。而三焦經有上焦、中焦、下焦這三組人身上的「發熱系統」。其中，上焦支配心臟和肺的呼吸功能；中焦支配消化器官；下焦支配泌尿器官。此外，為甚麼運動或飯後體溫會升高？這是因為上焦和中焦發揮了功能。

陽池的位置在哪裏？它在手背間骨的集合部位。

取穴方法：先將手背往上翹，在手腕上會出現幾道皺褶，在靠近手背那一端的皺褶上按壓，在中心處會找到一個壓痛點，這個點就是陽池的所在。

穴位按摩：兩手齊用，先以一隻手的食指按壓另一手的陽池，再換過來用另一隻手的食指按壓這隻手上的陽池。

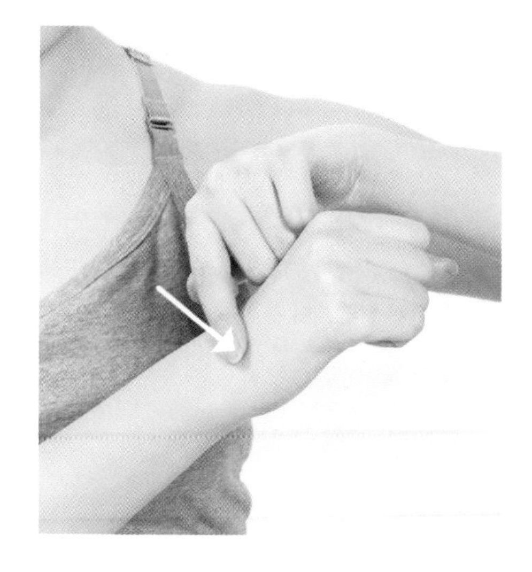

1.4 女人多喝冷飲易發胃病

為了保持光鮮亮麗的形象，你是否還執着地穿着薄薄的套裙？你是否還在因為趕時間、不時地熬夜和應酬而讓本來就敏感的胃更加嬌弱？天氣轉涼後，人的胃部容易抽搐，引起腹瀉、噁心等症狀。一些女性本來就瘦，再加上喜飲冷飲，就更容易產生胃病，胃部的保暖就顯得刻不容緩。

冰凍飲食易發「胃炎」

有位女士告訴醫生，她家有三位胃病患者，聽了醫生的分析，她認為是家中的飲食習慣不好。每年夏天，家裏都是早上煮一鍋稀粥，，然後放在冰箱裏凍着，中午、晚上拿出來吃，冰冰的，很舒服。還有，她家夏天主要吃涼拌菜，經常放辣椒。醫生説，吃冰凍的稀粥，再加上火辣的涼拌菜，這些都對胃有很大的刺激性，這也是這位女士及家人患胃病的主要原因。

在炎熱的天氣，很多年輕女性愛吃雪糕，或是快速喝下一瓶冰凍飲料，感覺舒服了。但是剛喝下去的冰飲刺激溫暖的胃，如同條件反射一樣，胃黏膜快速收縮，導致胃缺血、缺氧，出現胃炎或胃病復發。

生活中暖胃的絕招

清晨早起幾分鐘，用一杯熱騰騰的牛奶麥片來代替凍牛奶、涼麵包，既養顏，又護胃。

俗語説「女子不可一日無糖」，這裏的「糖」特指紅糖。有胃涼、痛經症狀的女性朋友家中應常備紅糖，養成每天喝一杯紅糖水的好習慣。

民間有「立冬補冬」之習俗，冬季進補不可操之過急。一般來説，可選用紅棗燉牛肉，或者煮生薑紅棗牛肉湯來吃，以調理脾胃功能。粥能補脾胃，喝熱粥也是暖胃的一個好選擇，如羊肉粥、蘿蔔粥等。

怕冷與缺少鈣和鐵有關。補充富含鈣和鐵的食物（如牛奶、豆製品、海帶、紫菜、沙丁魚、蝦、蛋黃、豬肝、黃豆、芝麻、黑木耳和紅棗等）均可提高身體的禦寒能力。

做好飲食「保胃戰」

注意飲食衛生。幽門螺桿菌感染會引起慢性胃病。此種細菌感染大多是由於飲食不潔、互相傳染所致。因此，要注意飲食衛生，做好餐具消毒。

定時定量。每日三餐應定時定量，避免暴飲暴食。

細嚼慢嚥。咀嚼不細、狼吞虎嚥，粗糙的食物會直接磨損胃黏膜，並增加胃的負擔，造成胃「疲勞」、胃動力下降。每頓飯至少要保持20分鐘左右的進餐時間，且每口飯都要咀嚼30次以上。

避免剩飯剩菜。剩飯的保存時間以不隔餐為宜，早剩午吃，午剩晚吃，盡量在5～6小時內吃完，且剩飯一定要熱透才可進食。蔬菜類，尤其是大葉類蔬菜，如果一頓吃不完，最好不要留到第二天。

少吃寒性、生冷食物。尤其是手腳經常冰涼以及處於生理期的女性更應注意。

少吃醃製食物。鹽醃蔬菜、醃製魚肉等含有大量的硝酸鹽和亞硝酸鹽，在胃中可轉化為致癌物質。因此，應少吃醃製食物。

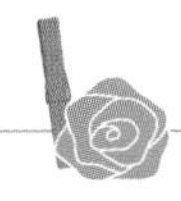

保護胃黏膜秘招

很多人做菜時喜歡勾芡。可別小看它，勾芡不僅會將湯中豐富的無機鹽、維生素等營養物質裹在原料上，減少食物中營養素的損失，還能起到保護胃黏膜的作用。

患了胃病怎麼食養？

慢性萎縮性胃炎患者、胃酸過少者，應經常吃一些酸味食物，如酸牛奶、酸性水果（蘋果、草莓）等，以刺激胃液分泌，幫助消化，增加食慾；胃酸過多者，可吃點蘇打餅乾，以中和胃酸。

1.5 寒冷的季節，心靈也易「感冒」

抑鬱是一種情緒障礙，也是最常見的心理疾患，曾被稱為心理疾患中的「感冒」。冬季來臨時，寒風瑟瑟，草木凋零。此刻，一些人會變得情緒低落、慵懶乏力、嗜睡和貪吃，對所有事情都興趣索然。一旦冰雪融化、大地回春。他們的這些症狀又會逐漸消失，情緒和精力也恢復了正常。這種現象稱之為「冬季抑鬱症」。

哪些人容易患冬季抑鬱症

- 女性發病率較高，尤其是青年女性和 50 歲以上的中老年女性。
- 性格內向、敏感、感情脆弱的人。
- 恰巧在冬季遭遇心理應激事件的人（如失業、離婚、親人離去等），沒有得到及時的宣洩和疏導。
- 在室內工作的人，尤其是體質較弱和極少參加體育鍛煉的腦力勞動者。
- 生活不規律和飲食不恰當的人。

冬季抑鬱症有何表現

每到冬季，因為氣候寒冷、陽光微弱，人會感到精神上有股無形的壓力，整天陷於鬱鬱寡歡的情緒之中，憂鬱沉悶，注意力不能集中，工作效率降低，好像整個世界都變得冷冷清清、沒有活力。

貪睡多夢、睡眠質量差、無精打采。這些人的食慾往往較差或貪吃，總喜歡吃碳水化合物含量高的食物，他們喜歡將自己關在屋裏，不願外出社交，對甚麼也不感興趣。嚴重者可影響正常的工作和生活。

六招教你避開冬季抑鬱

1 光線療法

上午 8 時到 10 時的陽光下最適於戶外活動，也可以嘗試選擇在室內有明亮燈光的地方照射 30 分鐘至 1 小時。上班族可利用午休時間，到戶外空氣清新、陽光充足的地方散步和倒走。如果不得不長時間處在室內，也要在白天拉開窗簾，保證室內的光照度。

2 飲食療法

多吃一些熱量高的肉類、豆類食物。合理控制飲食時間，避免因為情緒不佳而暴飲暴食，尤其不要在晚飯後攝入過多富含碳水化合物的甜食。此外，一些粗糧、麪包、牛肉、香蕉、柑橘、巧克力、咖啡和綠茶都是很好的「情緒補充品」。

3 社交療法

避免獨自在家，多參與集體活動。

4 宣洩療法

經常聽輕鬆愉快的音樂，多與朋友談心聊天，或讀一些健康向上的書籍，以活躍自己的情緒和思維。

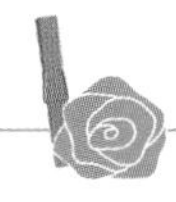

別讓抑鬱綑住心

抑鬱症其實並非不治之症，但也必須糾正一些錯誤的看法：其一，把抑鬱症與精神病混為一談。其實除了少數極重的抑鬱症有幻覺、妄想等精神症狀外，大多數抑鬱症病人是「非精神性」的。其二，要了解抑鬱症常伴有其他一些身體症狀，不應把抑鬱軀體化當作身體疾病的證據。

5 色彩療法

穿顏色明快的外套，紅色、黃色和白色都是不錯的選擇。

6 運動療法

在空氣清新、陽光充足的地方散步，對防治冬季抑鬱症有很好的療效。國外一項研究顯示，有氧運動可有效對抗抑鬱症，因為運動可以刺激大腦分泌產生令人愉悅的物質，從而使人情緒開朗、精神愉快。有氧運動包括游泳、慢跑、騎單車以及各種球類運動等。這類運動不很激烈，但對體能的提升很有幫助，最好每個星期進行 3 次以上，每次至少 20~30 分鐘。

調治抑鬱症，中醫有忘憂湯

中醫認為，抑鬱症多由憂思過度所致。病在心脾，導致氣血失和，進而產生氣滯、痰結、血瘀，以致心失所主，神志異常。萱草忘憂湯可解鬱忘憂，寧心安神，可治療氣、血、痰、濕、食諸般鬱症。

萱草忘憂湯配方及服用方法：合歡皮（花）、百合各 15 克，茯苓 12 克，鬱金 10 克，浮小麥、金針菜各 30 克，紅棗（去核）6 粒，豬瘦肉 150 克，煲湯吃肉。每週 3 次，2~4 週為 1 療程。

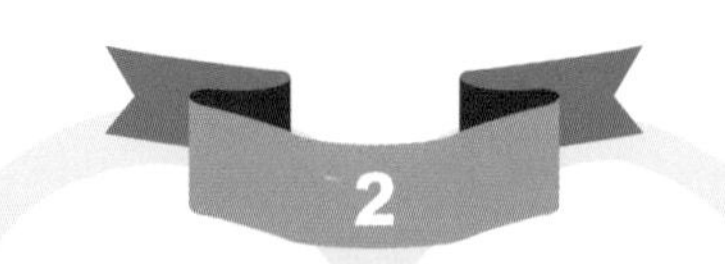

做一個暖手暖腳的聰明女人

2.1 女人一生需保暖的部位

脖子

天冷後，人們忘不了穿保暖內衣，卻往往忽視了頸部保暖。比如說冬季，如果不穿高領衣服，稍有點寒風鑽進脖子裏，全身都會冷得發抖。女人更是如此，因為女人的頸部最怕冷。尤其是長時間使用電腦的人群，本身易造成頸部肌肉僵硬，再加上受到寒風侵襲，可能會誘發落枕和頸椎病等。

天氣變冷，頸椎易受傷

天氣變冷以後，暴露在外的頸部肌肉的血液循環會變慢，代謝也緩慢，常導致局部發生腫脹。同時，頸部肌肉受到寒冷的刺激以後，局部肌肉會保護性收縮，以避免過分散熱。這樣，頸部張力增高，出現力的失衡，可導致頸椎間隙變窄，神經、血管受壓，增加了頸椎病發病的危險，這一反應在頸部有損傷的情況下更容易發生。

脖子保暖措施

天冷時可在頸部繫上一條圍巾、絲巾、薄紗巾。因為頸圍處，動脈血管貼近體表，在這個部位加溫保暖，可以事半功倍地提高升溫保暖效果。

晚上可以用熱水袋外敷頸部。亦可模仿「烏龜伸脖」的動作，前後伸縮脖子，之後再左右轉動，感覺到舒展、微熱即可。

胸部

寒冷刺激易使心臟血管收縮，本來就存在動脈粥樣硬化的病人，很有可能出問題。加上，有些老年人晨練時胸口迎着寒風吹，心臟、血管更容易收縮痙攣。因此，注意胸部保暖是冬季預防急性心肌梗死的重要措施。

每天熱敷或沖淋 10 分鐘，乳房能保持豐滿

女人怎樣才能讓乳房保持豐潤挺拔呢？據研究，及時給胸部補水，可以為胸部提供最好的呵護。研究同時發現，37℃的水最利於乳腺的吸收，原因是這溫度最接近人體溫度。每天用溫度與體溫相當的濕毛巾敷乳房 10~15 分鐘，可有效避免皮膚乾燥，並有助於乳房堅挺。此外，淋浴的時候，可以用花灑沖洗按摩乳房，以達到健美效果。

腹部

臍腹部是女性露臍裝所暴露的部位。中醫認為，人體的腹部為「五臟六腑之宮城，陰陽氣血之發源」。這個部位一旦受寒，會導致臟腑功能失調，人體氣血不足。比如，寒冷刺激容易使一些人原來患有的胃病復發，引發胃痛。處於經期的女性一旦腹部受涼，就容易導致月經不暢、經期延長、痛經等症狀。

腹部受涼，脾胃最受傷

腹部受涼，胃、腸等器官的消化功能就會降低，使營養物質的消化吸收發生障礙，從而引起腹痛、腹瀉、消化不良、胃灼熱、吐酸水等症狀。特別是體質較弱的老年人，嚴重時甚至會引發休克，危及生命。而對於曾患有腸胃疾病的人來說，腹部受涼導致的腹瀉不僅易引起舊病復發，還會加重病情。因此，腸胃病患者除了要注意腹部保暖外，還要進行適量運動來改善腸胃道的血液循環，增強身體對溫差的適應能力。

腹部保暖措施

- 腹部保暖應從天熱時就開始，不穿露臍裝。
- 少吃或不吃生冷食物，不喝冷水。
- 老年人天寒之時，在腹部貼身處佩戴肚兜。
- 時常按摩腹部有助於氣血運行。
- 晚上睡覺時用暖水袋暖胃，也有助於腹部保暖。
- 老年人一定要隨時關注天氣變化，隨外界氣溫冷暖及時增減衣服。衣服宜選用輕、柔軟、蓬鬆、保暖性強的材料，如棉毛等。
- 睡覺時，即便是小睡，也要注意蓋被，避免腹部受涼。

雙肩

「香肩婀娜許誰憑」，宋代詞人方千里在《浣溪沙》中這樣描寫女性的香肩。露肩裝是夏裝中最具風情的款式，那一抹香肩是一道炫人眼目的風景，展露着女性的婀娜與嬌柔、性感與可愛。然而，在氣溫較涼的季節裏，依然穿吊帶裝、露肩裝的女性，頸肩肌肉很容易因寒氣侵入誘發頸椎病。

肩部受寒，小心肩周炎

肩部受風寒濕邪侵襲，容易引起肩周炎，尤其以 50 歲左右的人發病率最高，故又稱「露肩風」、「五十肩」。患者輕則表現為肩部一處或幾處疼痛不適，重則由於肩關節周圍肌肉明顯痙攣，影響雙臂活動，導致不能梳頭，甚至不能穿衣服。預防肩周炎，最理想又簡單的方法是平時注意肩部保暖，防止風寒濕邪侵襲。

肩部保暖措施

女性在秋涼後應盡量少穿露肩、露背裝，以免頸椎、腰椎受寒。如果一定要穿，不妨在外加一件鏤空的小外套，或者披上質地柔軟的絲巾，既能夠保護肩背，又不失儀態。

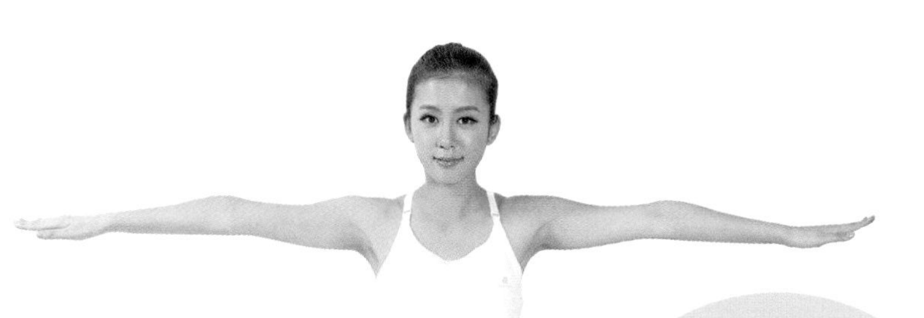

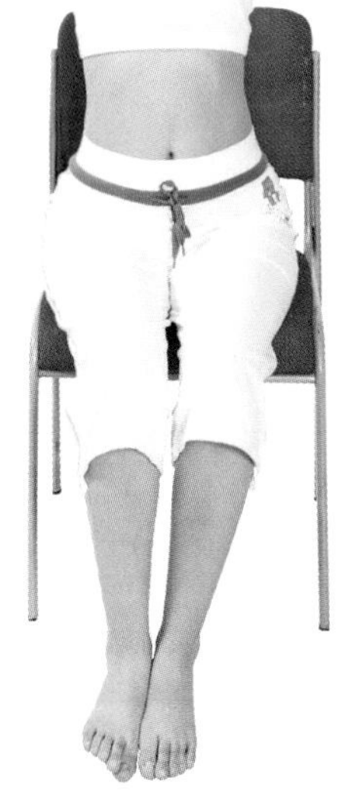

雙手向兩側平展，人的身形如「十」字。有助於舒緩肩部僵硬感。

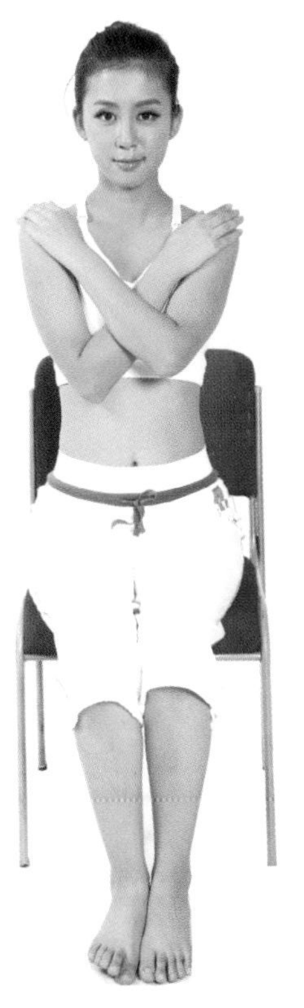

雙手胸前交叉搭肩，與肩同高，先靜止 1 分鐘，再揉肩至熱。有助於溫暖肩部。

背部

要提高保溫效率，最好重視背部保溫，因為背部褐色脂肪細胞分佈較多，褐色脂肪細胞有燃燒脂肪、調節體溫的作用。

背部受寒，心肺也受寒

從中醫的角度來看，「背為陽，心肺主之」。背部為足太陽膀胱經、督脈所過之地，是人類的第二內臟，上面遍佈諸如心俞、肝俞、脾俞、肺俞、腎俞、膽俞等重要穴位。從現代醫學來看，背部分佈着豐富的脊神經，支配着背部皮膚及內臟的生理活動。所以，背部是人體健康的屏障。背部若受寒，易引起心肺受寒，導致營養心臟的冠狀血管痙攣，誘發冠心病，還可導致氣管及肺受寒而發生氣管炎、支氣管哮喘，甚至肺炎等。

背部保暖措施

冬季要盡早加穿棉背心。

曬後背，能起到補陽氣的作用，戶外活動時多曬背部。春天曬曬後背，能祛除脾胃寒氣，有助於改善消化功能。對於有肺炎、慢性支氣管炎、哮喘、氣管炎以及有高血壓和心腦血管等各種慢性病的中老年人來説，一到冷天，背着陽光而坐，讓陽氣經由肩背的穴位輸送到體內，易逼出體內寒氣，使人健康。

睡覺時將熱水袋放在背部取暖，並且避免背部迎風受寒或背靠冷牆。

平時多做背部按摩，雙手半握拳，多做擦背、揉背及捶背等動作。如用雙手反交叉於後背，沿着腰背部脊柱兩旁適度用力上下來回搓摩，一上一下為一次，共搓摩 36 次，直到皮膚通紅發熱為止。

腰部

女人的腰是一道美麗的風景。有的時尚女性喜歡低腰褲，就是想露出小蠻腰。但是女性的腰部，不僅是風景，更是一處健康敏感區。腰痛是一種常見的病證，男女均有發生，以女性居多，因為寒冷會引發腰部纖維組織炎。這與月經、懷孕、分娩、哺乳等女性的生理特點有關，亦與「女為陰體，易受寒濕」的體格特徵有關。所以，女人的腰是保暖的重點。

腰部受寒，腎氣受損

中醫認為，腰為腎之府。腰部有腎臟，腎氣有溫煦全身陽氣的作用，而全身的正常運作正是靠陽氣維持。一旦腰部受寒，腎氣受損，人就會怕冷、無力，出現倦怠、食少、大便稀薄等症狀。關節炎、風濕病等也都與穿着和氣候變化有關，也就是「感受風、寒、濕之邪氣，會造成氣血經絡閉阻不通」，而感到酸軟、疼痛、麻木等。所以，對女人來說，養腎最重要的一項就是暖腰，別受寒。

腰部保暖措施

工作之餘或是晚上看電視時，可以將手掌搓熱後放在腰部，來回搓 50 次，促進腰部的血液循環。

月經期、生孩子等都可以損傷腎氣，這時尤其要注意腰部的保暖。必要時可以貼保暖貼或者敷熱水袋。

在辦公室內，除了適時添加衣物外，可在座椅和腰背之間放上一個厚度適中的靠墊，這樣既可以使腰部得到休息，又可以保暖。

可以選擇適合自己體形的護腰帶護腰，或是及早穿棉背心、馬甲等，有腰部疾病者夜間可使用電熱毯、熱水袋等取暖。

膝蓋

冬季天氣寒冷，仍擋不住一些女士愛美的熱情。腳蹬一雙長筒靴，下身配上一條短裙或五分褲，任由雙膝在寒風中美麗「凍人」。膝關節是人體在行走、負重中磨損最大的關節，如果女性在年輕時沒有做好膝關節的養護工作，關節炎就會早早找上門來，導致人未老，腿先衰，出現膝關節腫痛、行走困難等關節退行性病變的症狀。

膝蓋受寒，小心誘發關節炎

一雙漂亮的長筒高跟皮靴配上漂亮的短褲或短裙，這是很多愛美女士在秋冬季節的時尚裝扮。雖然身材顯得更加高挑，但是膝關節的保暖相對薄弱。低溫時關節周圍局部血液循環變慢，滑膜液的分泌受到影響，因此，受寒是誘發關節炎的原因之一。

膝蓋保暖措施

寒冷季節穿裙子，一定要搭配防寒保暖的襯褲或內搭褲。現在有很多品牌的襯褲都會在膝蓋處做加厚處理，有的還是雙層加厚，這樣能有效地保暖膝蓋。

即便天氣稍微轉暖，也不要輕易脱下毛褲、毛襪。

天冷時多扭動膝蓋。雙腳併攏，雙手扶着膝蓋做環狀運動，可促進膝關節血液流通。

生薑具有祛寒作用，把生薑搗成泥狀，加入能祛風止痙、散寒止痛的中藥，如獨活、秦艽等，最好根據自己的症狀諮詢中醫師後，選取藥材敷在關節處，過一會兒你就會感到寒氣從內往外透，特別熱，之後就會覺得很溫暖、很舒服。

夏天穿着裙子時可用披肩護住腿部，尤其是膝蓋。

足部

天氣變冷時，不少女生都知道戴圍巾、戴手套，卻常常在無意中忽視了足部的保暖，這會給人的身體健康帶來極其不利的影響。現代醫學認為，由於人的足部處於下肢末端，離心臟最遠，得到的血液供應比身體其他任何部位都少，再加上足部的皮下脂肪層很薄，保溫性能較差，所以雙足的溫度較低。人體足部最易受到寒邪侵襲，因而有「寒從腳起」之說。因此，足部保暖很重要。

足部受寒，百病纏身

民間素有「百病從寒起，寒從腳下生」的說法。足部受寒，容易影響人的腎氣、腎陽。受到虛寒以後，容易患上虛寒腿，就是我們平時說的「老寒腿」。另外，腳與上呼吸道黏膜之間存在着密切的神經聯繫，一旦腳部受涼，可反射性地引起上呼吸道的毛細血管收縮，纖毛擺動減慢，免疫力下降。此時，潛伏在鼻咽部的病毒就會乘虛而入，並大量繁殖，誘發感冒或支氣管炎，還可引發胃痛、痛經、腰腿痛等多種疾病。所以腳部保暖尤為重要。

足部保暖措施

除選擇寬鬆、柔軟、保暖性能好的鞋襪之外，腳易出汗者，鞋內還應放上吸濕性較好的鞋墊，雙足的表面溫度宜維持在 28℃~30℃ 最為舒適。

絲襪對怕冷的女子也是必需的，可防寒從腳下生。

洗完澡後要穿上襪子，以免熱量從腳底散失。

冬天應每天堅持熱水泡腳，可以祛寒邪，溫暖全身，尤其在臨睡前泡腳，可行氣活血，促進全身血液循環，及時消除疲勞。

2.2 泡腳促睡眠

睡前熱水泡腳摩腳

雙腳是女人的「第二心臟」。有濯足民謠：「天天泡腳，勝吃補藥。」、「春天洗腳，升陽固脱；夏天洗腳，暑濕可袪；秋天洗腳，肺潤腸濡；冬天洗腳，丹田溫灼。」睡前泡腳摩腳可使關節通利，邪氣得泄，消除一天的疲勞，並且助眠。用溫熱水泡雙腳，可使全身經絡通暢，既能禦寒保暖，又能補腎強身，延緩衰老。

泡腳的功效

堅持熱水泡腳，可有效通暢腎經氣血，改善陽氣通行之道，減輕手足冰冷、腰膝酸軟等命門火衰的證候；對風濕病、脾胃病、感冒、頭痛、失眠等疾病都有一定的療效；對糖尿病、高血壓、慢性支氣管炎、腎虛、腎功能紊亂、腰椎間盤突出症、更年期綜合症等疾病也有一定的輔助治療作用。

泡腳的方法

泡腳最好選用木盆，先將腳放入37℃左右的水中，開始時水不宜過多，浸過腳板就行，浸泡一會兒後，再逐漸加熱水至踝關節以上（中途可加熱水1~2次），熱水水溫一般保持在40℃~50℃。水溫過高（超過55℃）會對皮膚造成刺激；過低（低於30℃）會使人受涼，泡腳時要時常搓動雙腳。

泡腳時間不宜過長，以15~30分鐘為宜（如果時間太長，容易增加心臟負擔，引發出汗、心慌等症狀）。

泡腳後用潔淨的乾毛巾擦乾腳部，坐在床邊或椅子上。

趴在床上兩肘支撐上半身，抬頭，兩小腿向後蹺起，兩隻腳相互磕打3~4分鐘，然後雙腿併攏左右擺腿4~5分鐘。此動作可以預防和緩解頸椎病、腰椎病、靜脈曲張等疾病。

摩腳的方法

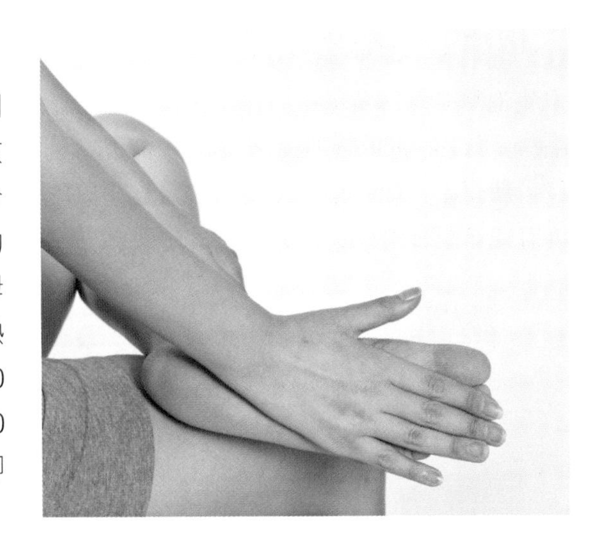

腳心的湧泉，位於足前部凹陷處第 2 和第 3 趾趾縫紋頭端與足跟連線的前三分之一處，是足少陰腎經的起點（配穴）。平時可用拇指快速按揉湧泉，直到有熱感為佳，每天早晚按揉 100 下，再接着揉搓各腳趾 100 下，可補腎壯陽，能讓手腳快速升溫暖和。

對於易失眠的人來説，泡腳後最好用掌心搓腳心，或者用手心拍打腳心。因為手心是心包經上的勞宮，腳心是腎經上的湧泉，掌心搓腳心意味着心腎相交，以此達到陰陽調和，促進睡眠。

此外，按摩湧泉時要注意做到《類經》上指出的「志意和，精神定」，即安閒清靜，沒有一切雜念的境界，切不可三心兩意。

泡腳的注意事項

飯前、飯後 1 小時內不宜泡腳，以免影響腸胃的消化。

病情嚴重而且還在不穩定期，如血壓很高、血糖很高、心衰嚴重，都需要謹慎泡腳。

嚴重心臟病患者、腦出血未治癒者、足部有炎症、外傷或皮膚燙傷者、出血性疾病、敗血病患者、嚴重血栓患者、孕婦都不宜泡腳。

按摩結束後 30 分鐘內最好喝一杯溫開水，以利於氣血運行。

祛寒小妙招

在熱水中加入生薑片、花椒等，使祛風散寒效果更佳。比如説，如果白天受了風寒，或者感到疲累，在泡腳水裏加入熬好的薑水，再喝上一杯熱水，出點汗，各種不適症狀將很快消除。

用中藥泡腳法袪寒

中藥泡腳能緩解頭暈、頭痛、失眠、耳鳴、感冒、腹脹腹瀉、風濕性關節痛、足跟痛、腰痛、坐骨神經痛、高血壓、糖尿病及「冷氣綜合症」等病證。使用不同的中藥煎液足浴，適應不同的病證，應結合自身具體情況諮詢有臨床經驗的中醫開具足浴的中藥處方。

風寒感冒泡腳方

艾葉、紫蘇葉各 15 克，桔梗、麻黃各 10 克，生薑 5 片。風寒感冒者往往打噴嚏、流鼻涕、周身緊痛、惡寒、口淡、沒有胃口、噁心嘔吐、大便溏稀，感冒的急性期在家泡泡腳能幫助身體盡快恢復健康。

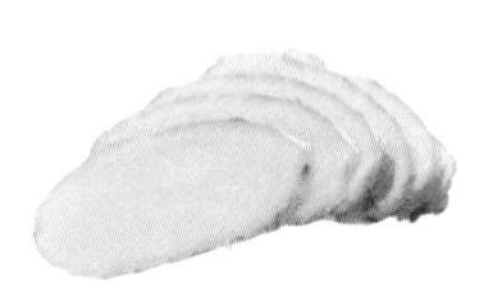

生薑

- 解表發汗
- 袪寒除濕

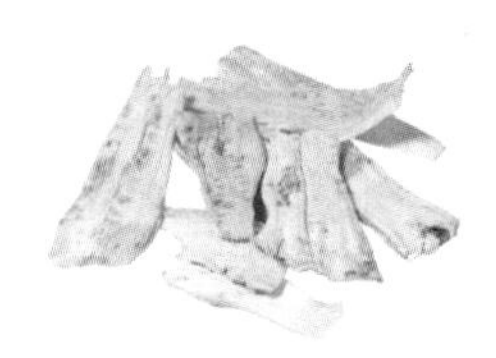

桔梗

- 宣暢肺氣
- 化痰止咳

老寒腿藥浴方

威靈仙、伸筋草、雞血藤各 30 克，透骨草、桑寄生、當歸、川牛膝各 20 克，蘇木、獨活各 15 克，製乳香、製沒藥各 10 克。將上述藥材用 4 公升水煎煮沸後換小火煎 15 分鐘，將藥液倒入藥浴桶內，趁着藥液的蒸氣先薰膝關節和踝關節，等藥液溫度合適時再浴腿。每天一次，每次 30 分鐘左右，進行兩天。

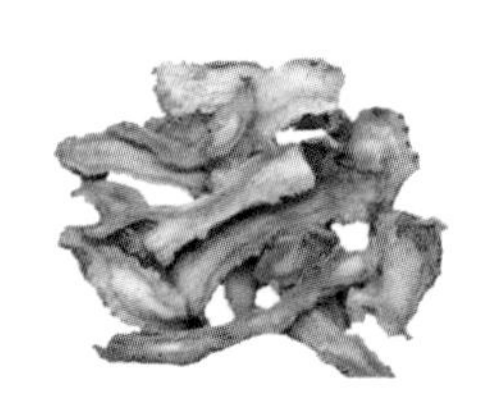

當歸

- 補血活血
- 散寒止痛

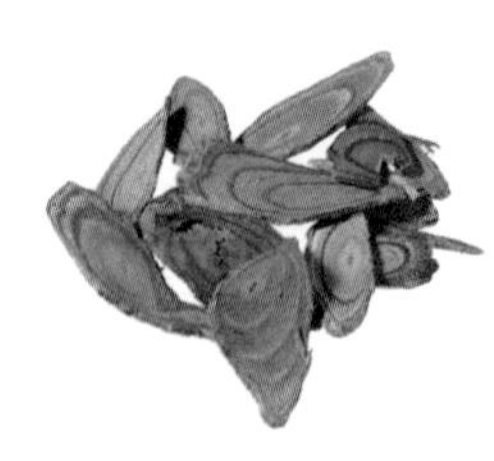

雞血藤

- 補血行血
- 舒筋活絡

痛經泡腳方

取艾葉 30 克、生薑 100 克、白酒 100 毫升。將艾葉和生薑洗淨，生薑切成厚片，與艾葉一起放入鍋中，加水適量，煎煮 30 分鐘，去渣取汁，放進盆中，倒入白酒，先用蒸氣薰蒸，然後泡足。薰蒸水的溫度應在 90℃左右，但要防止燙傷，待水溫下降至 40℃左右時，再將雙腳浸于水中。藥液宜泡至雙足踝關節處，泡腳的同時揉搓足心湧泉穴、足趾、足跟部。每晚 1 次，每次 20～30 分鐘。於月經前 7 天開始泡，至月經結束。此方有溫經散寒、活血止痛的效果。

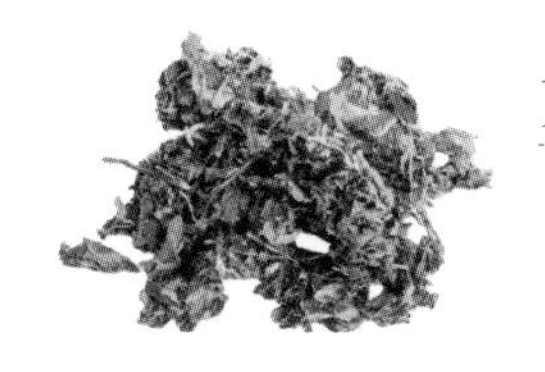

艾葉

- 補血活血
- 散寒止痛

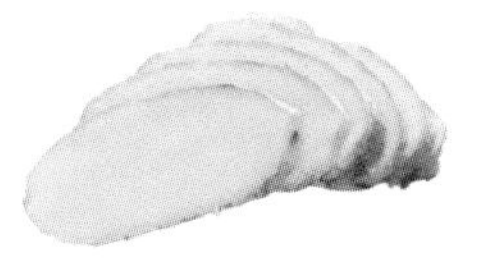

生薑

- 解表發汗
- 祛寒除濕

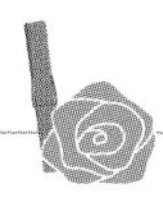

中藥浸泡部位很重要

中藥足浴治療時，浸泡部位很重要，即水位應達到膝蓋。因為小腿肌肉豐厚，淺靜脈多，血運豐富，且小腿角質層薄，面積大，藥物易於吸收。另外，從踝關節到膝關節，分佈着六經的部分經穴、合穴、絡穴和郄穴及六腑的下合穴，以藥液浸泡這些穴位，能促使經脈開通、促進氣血運行、加強臟腑功能。因此，市面上那些只泡到腳踝的足浴服務可以起到保健作用，但難以達到治病效果。

3

讓女人渾身暖洋洋的飲食

3.1 常吃提高體溫的溫熱性食物

薑

性味歸經

辛，微溫；歸脾、胃、肺經

主要功效

健胃止嘔、辟腥臭、消水腫、解表發汗、活血、除濕。

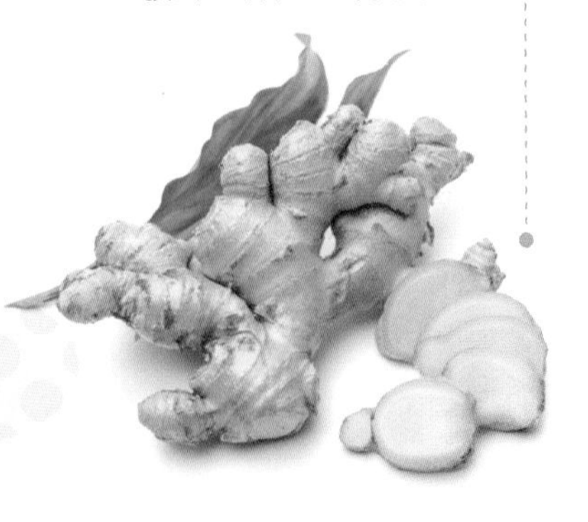

生薑內含薑辣素，對心臟及血管有刺激作用，可以加速血液流動，使身體產生溫熱的感覺。在《傷寒論》和《金匱要略》中，生薑常用來解表、和胃散飲、止嘔等，且具有解表發汗而不傷津液的作用。後世醫學家稱生薑為「胃家聖藥」。現代醫學認為，生薑含有揮發性薑油酮和薑油酚，具有活血、祛寒、除濕、發汗等功能。

食物妙用

傷風感冒時，吃幾片生薑能促進血液循環，使全身發熱出汗，減輕感冒症狀。在民間，很多人冬季喝生薑湯來治療輕微的風寒感冒。體質偏寒，平時怕冷的人還可以多吃些生薑來預防凍瘡。如果患上了輕度凍瘡，可用生薑、紅糖煎水內服，同時用生薑切片塗抹患處。

食用提醒

生薑不能一次吃得過多或長時間過量食用，否則適得其反。

不宜人群

陰虛火旺、目赤內熱者或患有癰腫瘡癤、便秘、痔瘡者，都不宜服用。

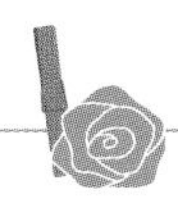

生薑止嘔方

材料 生薑汁 1 湯匙，蜂蜜 2 湯匙。

製法 把生薑汁和蜂蜜，加適量水煮開。

用法 趁熱服用，每日 3 次。

主治 乘車前喝些薑汁還可防止暈車嘔吐。

生薑紅糖水 ………………… 解表散寒

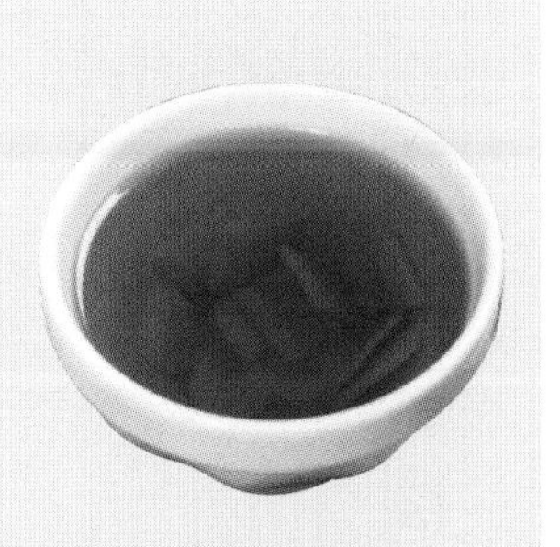

材料 生薑適量，紅糖 15 克。

製法 將生薑片、紅糖一起放入杯中，倒入熱開水，加蓋焗泡約 5 分鐘後飲用。

白芍薑糖茶 ………………… 健脾暖胃

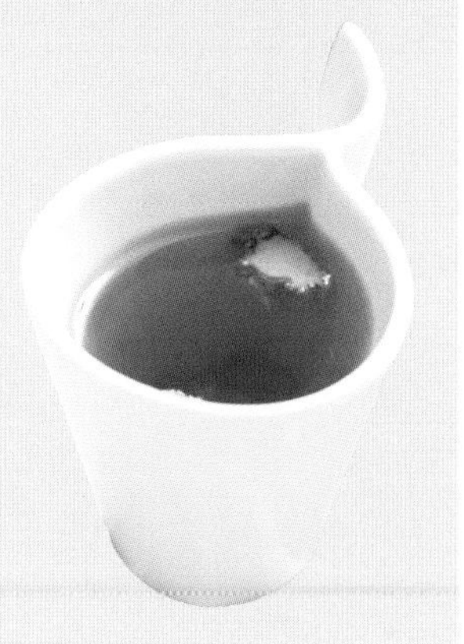

材料 白芍 10 克，薑 3 克，紅糖 5 克。

製法
1. 將所有材料一起放入杯中，沖入熱開水。
2. 加蓋焗泡約 15 分鐘，調勻後即可飲用。

雞肉

性味歸經

甘，溫；歸脾、胃經。

主要功效

溫中益氣、補虛損。

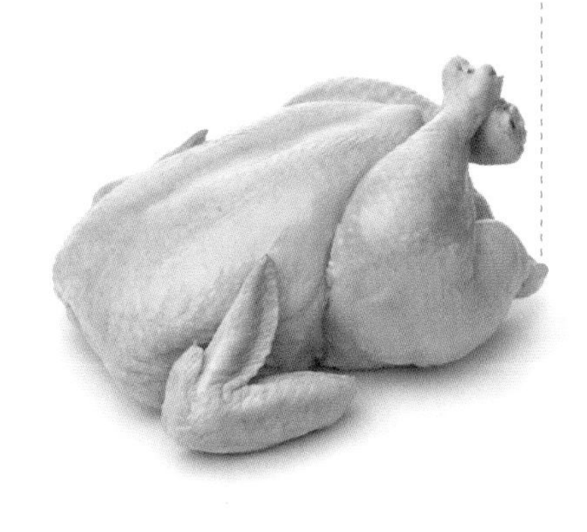

雞的全身上下大部分都可以食用，更是一種「濟世良藥」。中醫認為，雞肉可以治療由身體虛弱而引起的乏力、頭暈等症狀。民間在女人產後，常燉一隻母雞來補身。同樣地，女性來月經時，流失很多血的時候，也可以燉點雞湯，讓氣血補得旺一點。有些女性到了中年，上有老，下有小，經常會感到力不從心，於是身體漸差，花容日衰，面容憔悴無光，這時可喝些雞湯。

食物妙用

雞肉含有牛磺酸，牛磺酸可以增強人的消化能力，提高人體免疫力。尤其是烏雞、火雞等品種，牛磺酸的含量更高，比普通雞肉的滋補作用更強。女性可以常用烏雞進補。

食用提醒

雞不同部位的肉，營養成分有所差異。雞胸的脂肪含量很低，而且含有大量維生素；雞翅膀含有較多脂肪，想減肥的人宜少吃；雞肝中的膽固醇很高，膽固醇高的人不要多吃；雞屁股是儲存病菌和致癌物的倉庫，應棄掉不要。

不宜人群

雞肉性溫，感冒伴有頭痛、乏力、發熱的人及內火偏旺、痰濕偏重、熱毒癤腫之人慎食。

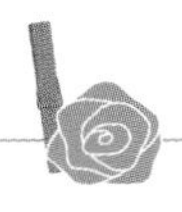

雞肉補益方

材料 黃雌雞1隻(約1公斤)，百合30克，米250克。

製法 黃雌雞從背部切開加入百合、米後縫合，加調味品煮熟。

用法 去百合、米，吃肉喝湯。

主治 滋養五臟，補精益髓，治療身體虛弱所致的虛勞羸瘦、產後諸虛、乳少、病後虛損等證。

紅棗蓮子雞湯 益氣補血

材料 雞肉100克，紅棗10克，蓮子5克，枸杞子4克，鹽適量。

製法 1. 枸杞子洗淨；紅棗洗淨，去核；雞肉洗淨，切塊；蓮子洗淨，用水浸泡4小時。

2. 把以上材料放入水中，大火煮沸，撇去浮沫，改小火煮至雞肉軟爛，加鹽調味即可。

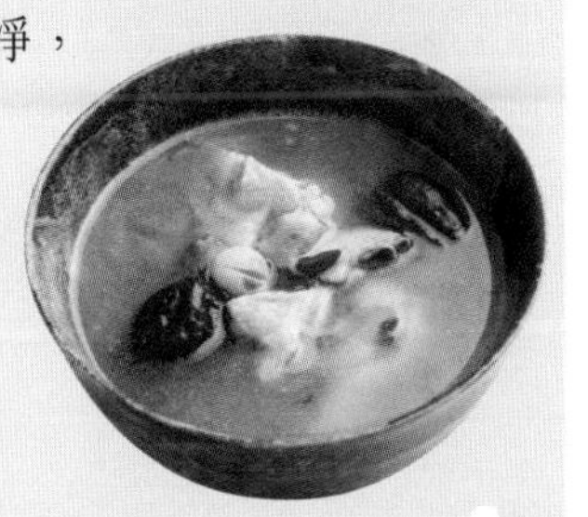

山藥雞蓉粥 健脾益腎

材料 大米80克，山藥、烏雞肉各100克，鹽3克，蔥末、薑末各5克，麻油少許。

製法 1. 大米洗淨，用水浸泡30分鐘；山藥去皮，切碎丁；烏雞肉洗淨，剁成細蓉。

2. 鍋內加適量清水燒開，加入大米，大火煮開後轉小火煮25分鐘，放入山藥丁、雞蓉，攪勻再煮10分鐘後，放入薑末和蔥末，加鹽調味，滴上麻油即可。

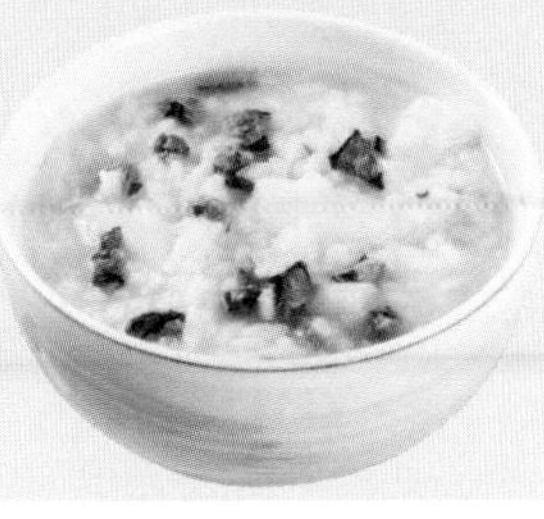

羊肉

性味歸經

甘，溫；歸脾、胃、腎、心經。

主要功效

益氣補虛、補血助陽。

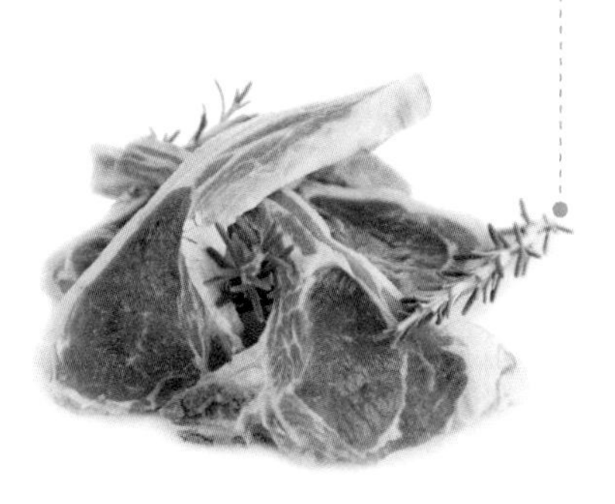

《本草綱目》中記載，羊肉能補中益氣，主治虛勞寒冷、五勞七傷。《本草拾遺》更是將羊肉與人參相提並論，認為它是溫補、強身、壯體的肉類上品。其實，羊肉有山羊肉、綿羊肉之分。山羊肉是涼性的，可以預防血管硬化，適合高脂血症患者和健康老人食用；綿羊肉是熱性的，可益氣補虛、補血助陽、禦寒生熱，適合冬補，尤其適合體虛胃寒者、陽虛者食用。

食物妙用

羊肉適合清燉、燜煮、煨湯；當歸生薑羊肉湯、蘿蔔羊肉湯自古就是溫補祛寒的良方。為去除羊肉的膻味，可在燉煮時放點山楂；炒時可放入蔥、薑、孜然等調料。

食用提醒

吃羊肉要細嚼慢嚥，且一次不要吃得太多。最好同時吃些白菜、粉絲、冬瓜、金針菇、蘑菇、豆腐等。

吃羊肉後不宜馬上喝茶，以免發生便秘。

不宜人群

綿羊肉性熱，吃多了易上火，因此有發熱、牙痛、眼紅、口舌生瘡、咳嗽、吐黃痰等上火症狀者不宜食用；高血壓、腎病，尤其是患肝臟病的老人應慎食。

羊肉溫中散寒方

材料 羊肉 500 克，肉桂、豆蔻仁、小茴香各 5 克，生薑 10 克。

製法 將上述材料加清水，一起燉熟。

用法 吃肉喝湯。

主治 可溫中散寒，適用於反胃、消化不良、腹部隱痛、腰膝冷痛等脾胃虛寒導致的症狀。

羊肉紅蘿蔔粥 ……………………………… 禦寒補身

材料 羊肉、紅蘿蔔各 50 克，米 100 克，陳皮、葱末、薑末各 5 克，鹽 3 克，胡椒粉適量。

製法
1. 米、羊肉、紅蘿蔔洗淨，羊肉、紅蘿蔔切丁，大米浸泡 30 分鐘。
2. 鍋置火上，加入適量清水煮開，加米，待米煮熟時，加羊肉、陳皮、紅蘿蔔、薑末熬煮至米呈黏稠狀，加鹽、胡椒粉調味，撒上葱末即可。

手抓羊肉 ……………………………… 溫腎壯陽

材料 羊肉 500 克，鹽 4 克，薑片、葱段各 15 克。

製法
1. 羊肉切大塊，用清水沖洗乾淨，冷水下鍋，大火燒開，去浮沫，加入鹽、薑片、葱段。
2. 小火慢燉，待葱快爛時用筷子夾出，煮至肉軟爛後撈出裝盤即可。

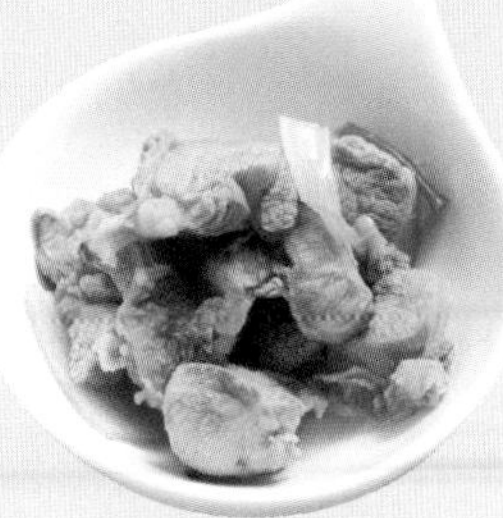

豬肝

性味歸經

甘、苦，溫；歸肝經。

主要功效

補肝明目、養血安神

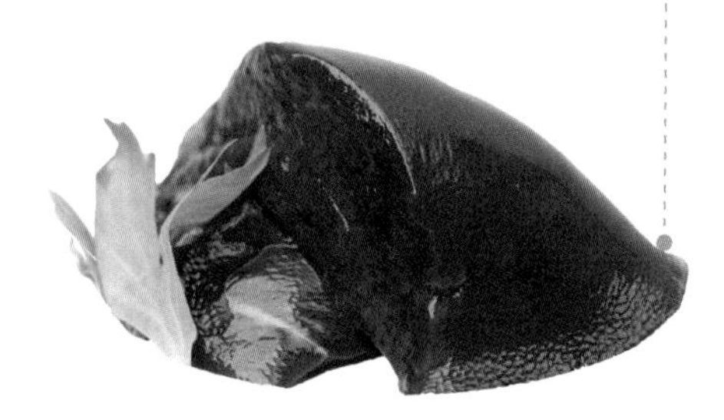

《本草綱目》中說豬肝「補肝明目，療肝虛浮腫」。中醫認為，豬肝適用於血虛萎黃、目赤、腳氣、水腫等。現代醫學認為，豬肝是補血食物，它除含有大量的蛋白質和維生素 A 外，還含有豐富的鈣、磷、鐵及維生素 B_1、B_2 等，可以調節、改善貧血病人造血系統的生理功能，防止缺鐵性貧血、惡性貧血和佝僂病。

食物妙用

豬肝是豬體內最大的解毒器官，豬肝中積累了毒素，如果不徹底清洗，吃多了可能會中毒。因此，應將剛買回的鮮豬肝放在自來水下沖洗 10 分鐘，然後切成片放在淡鹽水中浸泡 30 分鐘，反覆換水至水清為止。

食用提醒

健康人每週吃兩次豬肝，每次 100 克，就可以很好地滋補身體，也不會造成當日膽固醇攝入量過高。在吃豬肝的同時，吃一些黃豆及豆製品，既可以減少膽固醇的吸收，又可以很好地滋補身體。

不宜人群

豬肝含膽固醇較高，高血壓和冠心病患者應少吃。

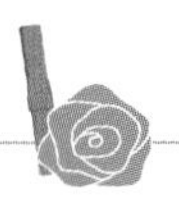

豬肝治貧血方

材料 黃豆、豬肝各 100 克。

製法 將黃豆加水適量，煮至八成熟，再加入洗淨的豬肝煮熟。

用法 每日分 2 次服用。

主治 有養血、補血之功效，可治療缺鐵性貧血。

豬肝菠菜粥 ……………… 補血明目

材料 菠菜150克，米、豬肝各100克，薑絲10克，酒5克，鹽3克。

製法 1. 米洗淨，用清水浸泡 30 分鐘；菠菜洗淨。

2. 豬肝洗 3 次，去血水，切薄片，用酒醃 10 分鐘；菠菜放入熱開水焯燙 10 秒鐘，撈起，切小段備用。

3. 鍋內倒入清水煮開，放入米、薑絲煮 20 分鐘，再放入豬肝熬煮 5 分鐘，放入菠菜段、鹽，小火熬煮 1 分鐘即可。

豬肝決明枸杞湯 ……………… 活血補肝

材料 豬肝 100 克，決明子、枸杞子各 12 克，薑片 5 克，鹽適量。

製法 1. 豬肝洗淨，切薄片。

2. 鍋中加水煮開，放入豬肝片、決明子、枸杞子、薑片，燉煮 20 分鐘，待熟後加鹽調味即可。

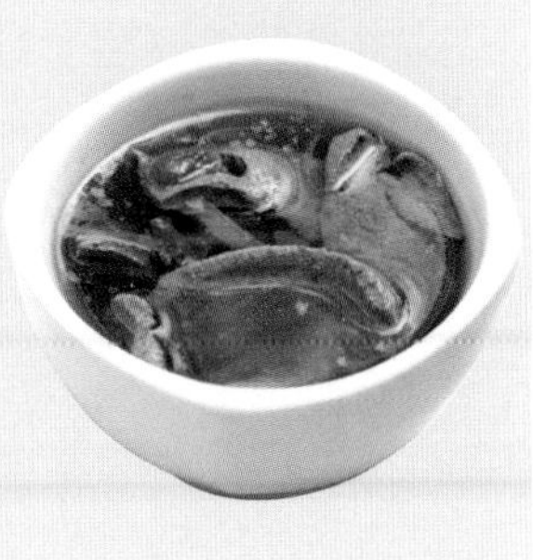

鯽魚

性味歸經

甘，溫；歸脾、胃、大腸經。

主要功效

健脾和胃、利尿消腫、滋養通乳、活血通絡。

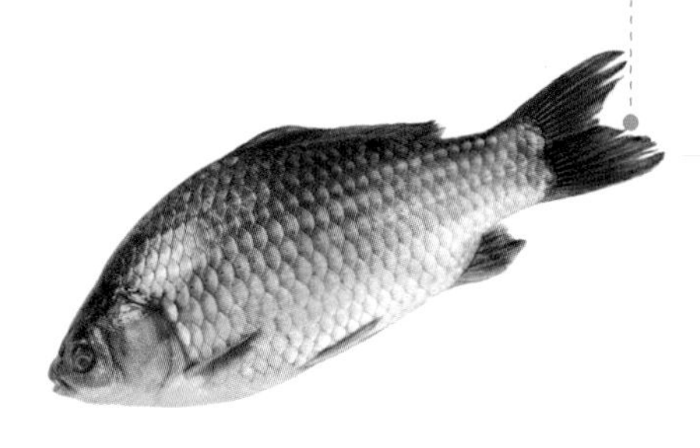

中醫認為，鯽魚是脾胃虛弱、食慾缺乏、腎炎水腫、肝病腹水、產後缺乳、胃痛等患者的食療佳品。民間有「魚生火」的說法，但鯽魚是個例外，據《本草綱目》記載：「諸魚屬火，獨鯽屬土，有調胃實腸之功。」

食物妙用

鯽魚肉嫩味鮮，最好是清蒸吃或煮湯吃，若經煎炸，食療功效就會打些折扣。鯽魚豆腐湯是民間常用的最佳吃法之一，非常適合健康中老年人、病人和虛弱者食用。

食用提醒

清洗鯽魚時，人們都知道去鱗挖鰓並取出內臟，卻很少有人會去掉其咽喉齒（位於鰓後咽喉部的牙齒），這樣做出來的鯽魚湯，其湯汁味道就欠佳，且有較重的泥腥味。因此，鯽魚下鍋前最好去掉其咽喉齒。

不宜人群

陽虛遺尿、腎衰竭、肝性腦病、肺結核、出血性疾病及大病初癒者慎食鯽魚。

歸芍活血補血方

材料 當歸、白芍、鬱金、香附各 9 克，陳皮 6 克，新鮮鯽魚 1 條，鹽適量。

製法 當歸、白芍、鬱金、香附、陳皮加水煮出藥液後除去藥渣，放入新鮮鯽魚，煮熟後加入適量的食鹽調味。

用法 吃肉喝湯。

主治 此方活血補血，也適合乳腺癌患者調養。

木瓜鯽魚湯 ……………………………… 補虛下乳

材料 木瓜片 250 克，鯽魚（洗淨）300 克，鹽 4 克，酒 10 克，葱段、薑片各 5 克，芫茜段少許，油適量。

製法 1. 燒熱油鍋，將鯽魚煎至兩面金黃。

2. 將煎好的鯽魚、木瓜放入湯煲內，加入葱段、酒、薑片，加入適量水。大火煮開，轉小火煲 40 分鐘，加入鹽、芫茜調味。

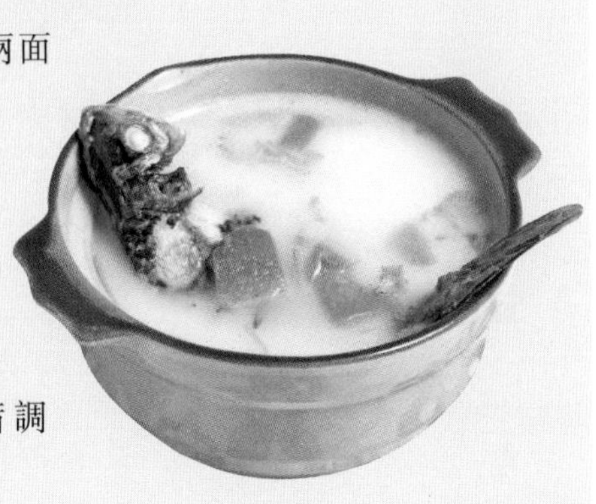

鯽魚豆腐湯 ……………………………… 補腦益智

材料 鯽魚 1 條，豆腐塊 300 克，薑片、葱段、蒜片各 10 克，鹽、酒、油各適量。

製法 1. 鯽魚去鱗去鰓洗淨，擦乾，在魚身兩邊各劃 3 刀，用酒、鹽塗抹均勻。

2. 燒熱油鍋，將鯽魚用小火煎至兩面金黃，加入適量水、酒，放入葱段、薑片、蒜片。

3. 轉大火燒開，待湯汁變白時加入豆腐，小火慢燉至湯汁濃稠，加鹽調味，再燉 3 分鐘即可。

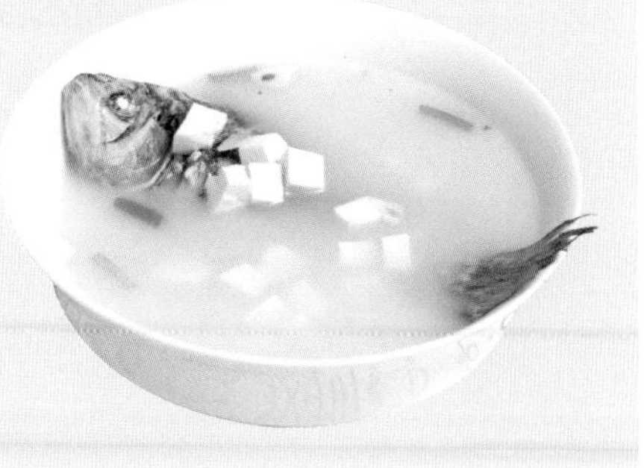

荔枝

性味歸經

甘、酸，溫；歸脾、肝經。

主要功效

生津益血、健脾止瀉、開胃止嘔、溫中理氣、降逆、悅顏。

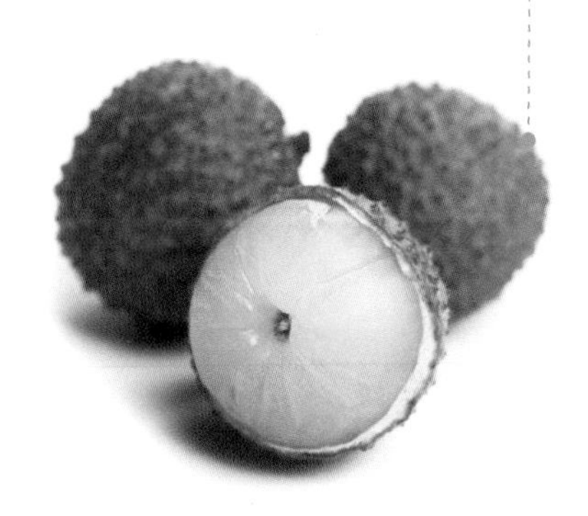

楊貴妃為何如此青睞荔枝呢？ 原來，荔枝皮殼有「紅顏」，果肉似「玉肌」，適量食之，能使人面色紅潤。中醫認為，荔枝能夠治療貧血、氣虛胃寒、呃逆等，適用於婦女產後血虛及老年體弱多病者。

食物妙用

直接食用荔枝果肉，有益於補充人體能量、提高耐力、增強人體免疫功能、改善失眠與健忘情況。

食用提醒

荔枝性溫，多吃容易上火。成年人每天吃荔枝一般不要超過 300 克，兒童一次不要超過 5 粒。

若空腹大量食用荔枝後容易產生突發性低血糖，發生「荔枝病」，輕則頭暈、噁心、出汗、肢冷，重則抽搐昏迷。故荔枝不宜食用過量，更不能空腹食用。由於這種低血糖是短暫性的狀態，並非可以降血糖，因此不適合糖尿病患者的飲食。

不宜人群

對荔枝過敏的人、糖尿病患者、陰虛火旺者要禁止食用或慎用。

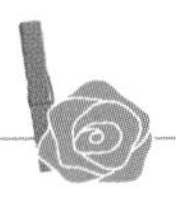

荔枝紅棗養顏方

材料 荔枝乾、紅棗各 10 粒。

製法 荔枝乾、紅棗煮水。

用法 每日 1 劑。

主治 久服能補益心脾、養血悅色，使人皮膚潤澤。此方也適合婦人貧血、身體虛弱者。

荔枝紅豆粥 ………………… 祛斑美白

材料 紅豆 60 克，荔枝 50 克，米 40 克，糖 5 克。

製法
1. 紅豆洗淨，浸泡 4 小時；米淘洗乾淨，浸泡 30 分鐘；荔枝去皮，去核。
2. 鍋中加適量清水煮沸，放入紅豆，用大火煮沸，轉小火熬煮，加入米煮至軟爛，再加入荔枝略煮，放入糖調味。

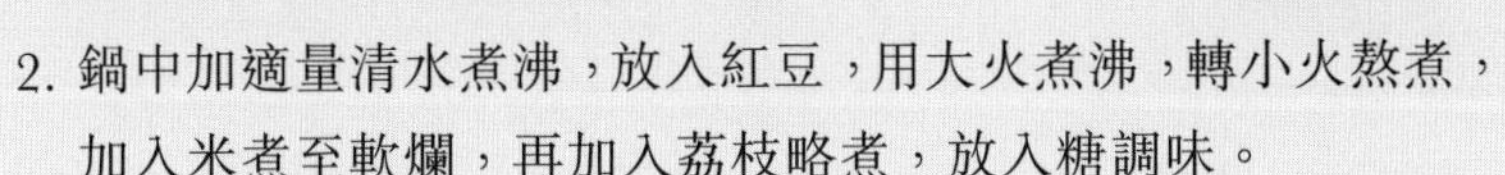

山楂荔枝紅糖湯 ………… 健脾養血

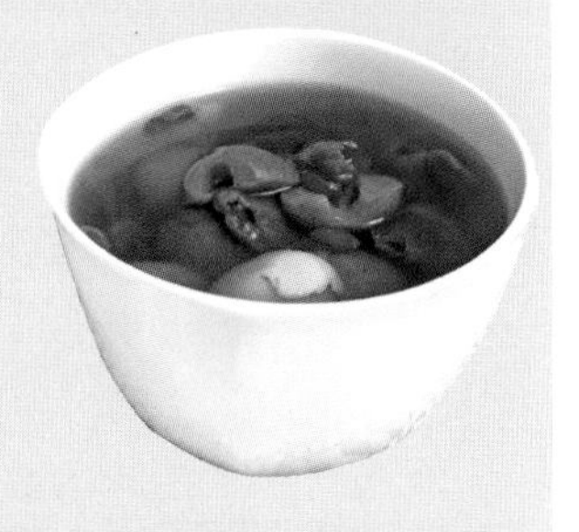

材料 山楂肉、荔枝肉各 50 克，桂圓肉 20 克，枸杞子 5 克，紅糖適量。

製法
1. 山楂肉、荔枝肉洗淨；桂圓肉稍浸泡後洗淨；枸杞子稍浸泡後洗淨，撈出瀝水。
2. 鍋中加適量清水，放入山楂肉、荔枝肉、桂圓肉，大火煮開後改小火煮約 20 分鐘，加入枸杞子繼續煮約 5 分鐘，加入紅糖拌勻即可。

杏仁

性味歸經

苦，微溫；歸肺、大腸經。

主要功效

止咳平喘、生津止渴、潤腸通便、防癌抗癌。

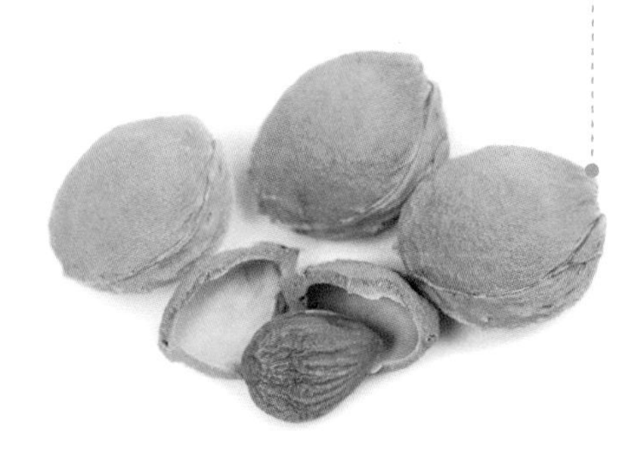

杏仁一般分為兩種：一種味苦，名為苦杏仁或北杏仁，多用作治療；一種味甜，叫作甜杏仁或南杏仁，專供食用。只有中國產的南杏仁才有潤腸通便之效。日常做潤肺美容等食療用，以南杏仁為主；若用於治療咳嗽多痰，則以北杏仁為主。

食物妙用

可以用攪拌機將甜杏仁打成碎粒，早餐時在粥裏撒上一小把，或調入乳酪、果汁中。

食用提醒

從外觀上看，甜杏仁較大，表面是淡黃棕色，左右對稱，味微甜；苦杏仁較小，表面是紅棕色，左右不對稱，味微苦。

杏仁有微毒，不可過量食用（每日食用量不宜超過 10 克）。如果苦杏仁食用過多，可引起頭暈、心悸、噁心、嘔吐等。發現中毒症狀，應及時去醫院搶救，切不可自行處理。

不宜人群

急、慢性腸胃炎患者食用杏仁會加重病情，須忌食。

杏仁美肌通便方

材料 南杏仁 10 克，北杏仁 5 克。

製法 南杏仁、北杏仁洗淨搥碎，放入有過濾網的小茶壺內，沖入沸水泡 20 分鐘即可。

用法 每日飲用。

主治 這種杏仁茶連喝兩三個星期，便會有顯著的潤肺美肌、潤腸通便之效。

栗子杏仁雞湯

補氣強身

材料 童子雞1隻，栗子肉150克，南杏仁10克，核桃仁100克，紅棗10粒，生薑1片，鹽7克。

製法
1. 栗子肉、南杏仁分別放入熱開水中燙過，入冷水，撈出剝去外衣，洗淨。
2. 童子雞斬去腳，去內臟、雞皮及脂肪，洗淨，放入熱開水中焯燙，取出，濾乾。
3. 瓦煲內放適量清水煮開，放雞、紅棗、南杏仁、薑片大火煲滾。轉用小火煲1小時，放核桃仁及栗子肉大火煲滾，再轉用小火煲1小時，加鹽調味即可。

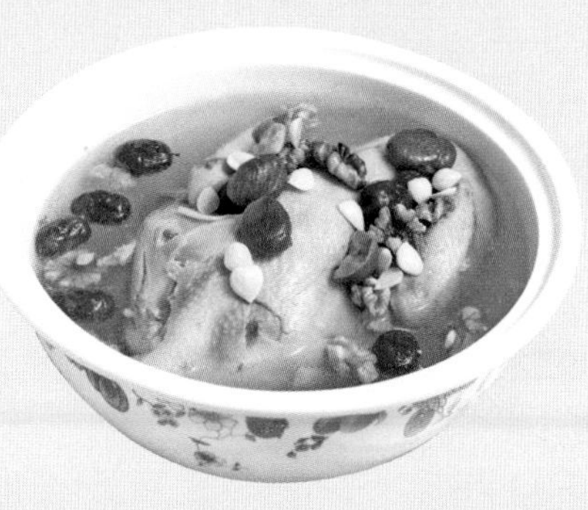

核桃杏仁露

健腦益智

材料 黃豆40克，核桃仁20克，杏仁10克。

製法
1. 黃豆洗淨，浸泡一夜；杏仁洗淨，浸泡3小時；核桃仁洗淨。
2. 將黃豆、杏仁、核桃仁一起放入豆漿機中，加水至指定水位線，啟動程序，待熟後飲用即可。

核桃

性味歸經

甘，溫；歸腎、肺、大腸經。

主要功效

健腦益智、增強記憶力、補腎強腰。

中醫認為，核桃可用於體質虛弱、神經衰弱、健忘、失眠多夢、腰酸乏力、動則氣喘等。核桃是目前被證實的對阿爾茨海默病非常有改善作用的食品。因為核桃含人腦必需的脂肪酸，其中的磷脂對大腦神經尤為有益，能補腦健腦。美國飲食協會建議人們，每週最好吃兩三次核桃，尤其是中老年人和絕經期婦女，因為核桃中所含的精氨酸、油酸、抗氧化物質等能保護心血管。

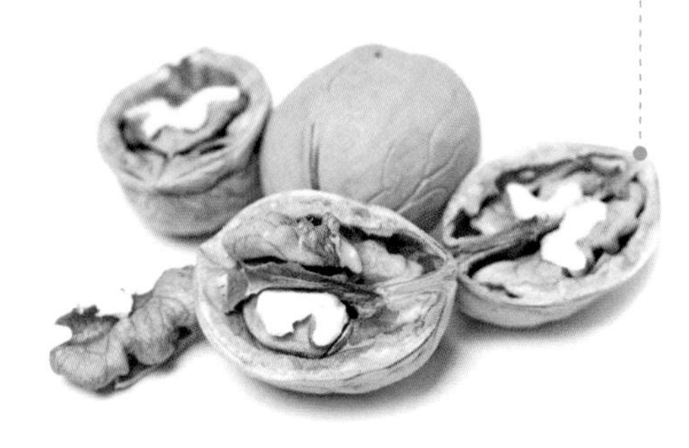

食物妙用

可做家常零食、糕點餡料、烹調菜餚點心，任意選用。食用時不要剝掉核桃仁表面的褐色薄皮，以免損失掉一部分營養。

食用提醒

核桃仁所含的脂肪，雖然有利於清除膽固醇的不飽和脂肪酸，但脂肪本身具有很高的熱量，如果過多食用又不能被充分利用，就會被人體作為膽固醇儲存起來，結果適得其反。一般來説，每天食用 20~40 克核桃仁就能滿足人體的需要，也就是每天吃 4、5 個核桃即可。同時應適當減少其他脂肪的攝入，以避免熱量攝入過高。

不宜人群

陰虛火旺、陰虛內熱體質及患熱性病者應慎食。

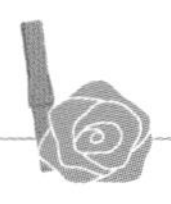

核桃補氣血秘方

材料 核桃、紅棗各 20 克，黑芝麻、阿膠、冰糖各 5 克。

製法 核桃、紅棗、黑芝麻、阿膠、冰糖一起煮，小火熬至膏狀。

用法 每日 1 劑。

主治 有活血化瘀、補氣補血的功效，適合貧血、體虛的人食用。

核桃仁炒韭菜 ………… 補腎暖陽

材料 韭菜 200 克，核桃仁 50 克，鹽 3 克。

製法

1. 韭菜洗淨，切段；核桃仁浸泡，瀝乾，炒至金黃色盛出。
2. 鍋內留底油燒熱，下韭菜段，加鹽炒勻，倒入核桃仁翻炒幾下即可。

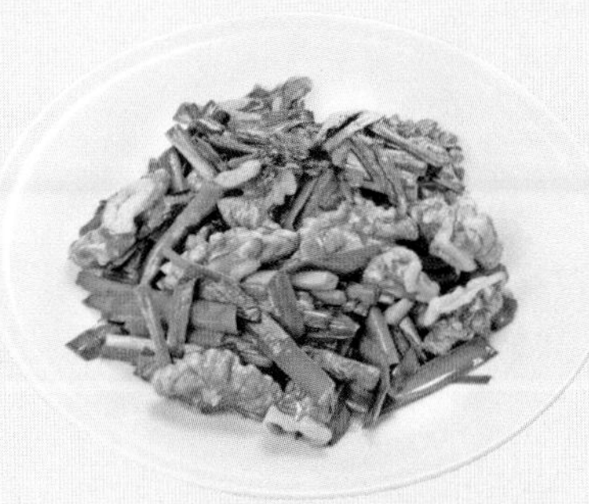

芝麻核桃粥 ………… 烏髮美容

材料 黑芝麻 30 克，核桃 10 粒，糙米 60 克，糖 10 克。

製法

1. 將核桃洗淨，切碎；糙米洗淨後用水浸泡 30 分鐘，使其軟化易煮。
2. 將核桃碎、黑芝麻連同泡好的糙米一起入鍋煮至熟爛，加糖調味即可。

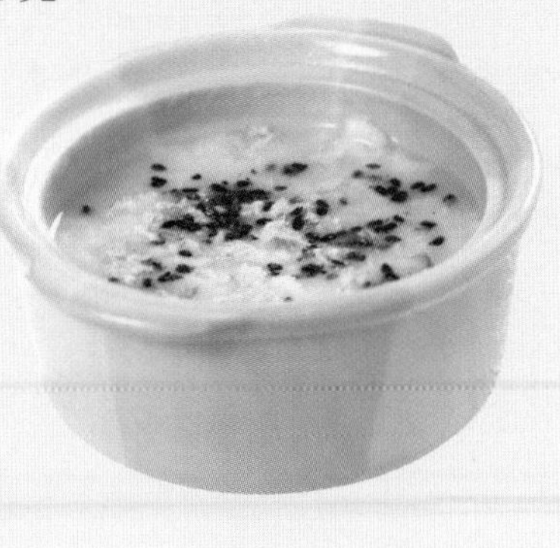

木瓜

性味歸經

酸，溫；歸肝、脾經。

主要功效

消食、驅蟲、清熱、祛風。

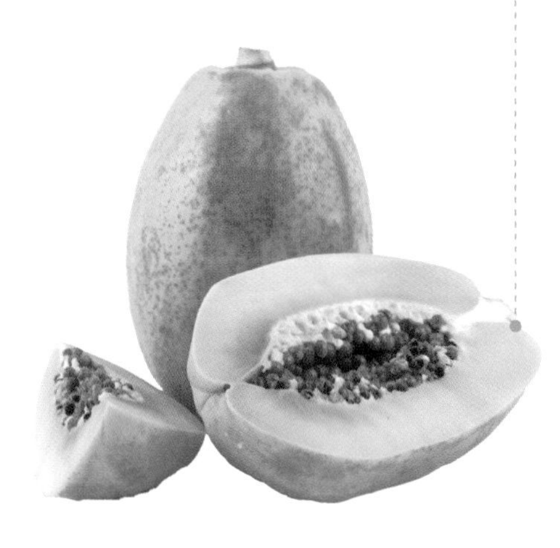

木瓜又叫萬壽果，李時珍在《本草綱目》中記載木瓜性溫味酸，平肝和胃。在臨床上，可用木瓜治療胃痛、肺熱乾咳、乳汁不通、濕疹、寄生蟲病、手腳痙攣疼痛等。現代醫學認為，木瓜可以通乳，很適合哺乳期婦女吃；可以減肥瘦身；可以幫助溶解毛孔中堆積的皮脂和老化的角質。

食物妙用

木瓜最好生吃，熟吃會失去一些營養成分。飯後吃少量木瓜，還可以幫助腸道消化難以吸收的肉類。

食用提醒

木瓜中含有的番木瓜鹼對人體有微毒，所以每次不宜多吃。

不宜人群

對木瓜過敏的人應慎食，尤其是孕婦應忌食木瓜，因為食用後易引起子宮收縮和腹痛。

凍出來的「冰凍腿」

如果是由商場裏的冷氣「凍」出來的風濕性關節炎，造成了關節腫痛，可服用木瓜薏苡仁羊肉粥。需要木瓜 20 克、薏苡仁 30 克、粳米 30 克、羊肉 50 克。將木瓜、薏苡仁、粳米和焯過水的羊肉一道放入鍋內，加適量冷水，用大火煲開後，再用小火燉到酥爛狀即可食用，每日或隔日食用。

銀耳木瓜排骨湯 …………護肝養顏

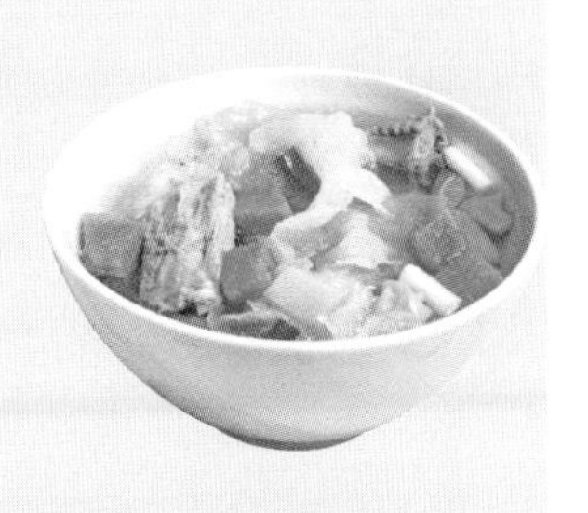

材料　豬排骨 250 克，乾銀耳 5 克，木瓜 100 克，鹽 4 克，葱段、薑片各適量。

製法　1. 乾銀耳泡發，洗淨，撕成小朵；木瓜去皮、籽，切成滾刀塊；排骨洗淨，切段，焯水備用。

2. 湯鍋加清水，放入排骨、葱段、薑片同煮，大火燒開後放入銀耳，小火慢燉約 1 小時。

3. 把木瓜放入湯中，再燉 15 分鐘，加鹽調味即可。

桂圓紅棗木瓜茶 …………豐胸美容

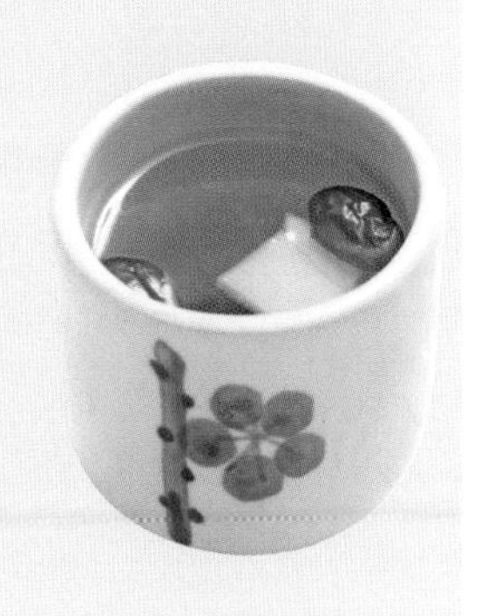

材料　桂圓肉 10 克，紅棗 5 粒，木瓜果肉 20 克。

製法　1. 將木瓜果肉切片，紅棗去核、切片。

2. 將所有材料一起放入杯中，加入熱開水，加蓋焗泡約 8 分鐘後飲用。

櫻桃

性味歸經

甘、微酸，溫；歸脾、肝經。

主要功效

補中益氣、祛風。

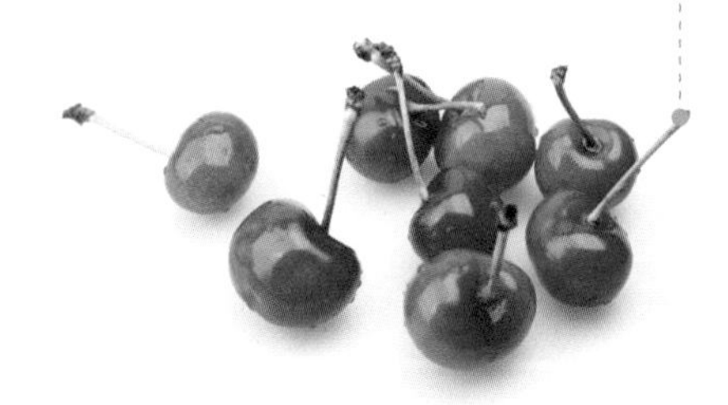

櫻桃色澤紅豔光潔，自古就是美容果，古籍稱它能「滋潤皮膚」、「令人好顏色，美態」。中醫認為，常吃櫻桃能起到止痛、抗貧血、防治麻疹、治療風濕、養顏駐容的作用。櫻桃中含鐵量極其豐富，如今有些女性不愛吃肉，是導致缺鐵的一個原因。鐵是合成人體血紅蛋白的原料，而女人又以陰血為本，因此，櫻桃除能美膚外，還可輔助治療孕婦、哺乳期女性貧血及月經過多、崩漏等多種婦科病症。櫻桃全枝皆是婦科良藥。

食物妙用

櫻桃核中含有一種叫氰苷的成分，它水解後能產生有毒物質氫氰酸，因此在吃櫻桃時要盡量去核。

食用提醒

櫻桃性溫熱，一次不宜多吃。如果吃多了櫻桃發生氰化物中毒症狀，可口服甘蔗汁清熱解毒。

櫻桃經雨淋後，內部易生小蟲，肉眼難見，最好清洗後用水浸泡 5 分鐘再吃。

不宜人群

櫻桃性溫熱，患熱性病及虛熱咳嗽者忌食。

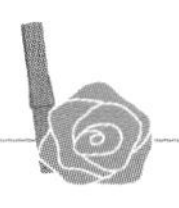

櫻桃米酒補氣血秘方

材料　鮮櫻桃 1,000 克，米酒 2,500 克。

製法　櫻桃洗淨去核，置罎中，加米酒浸泡、密封，每 2~3 天攪動 1 次，15~20 天即成。

用法　每次飲用 20 毫升，每天 3 次。

主治　祛風勝濕、活血止痛，可治療風濕病、關節痛，適用於風濕腰腿疼痛、屈伸不利及凍瘡等病症。

櫻桃蔬菜沙律 …………… 美容養顏

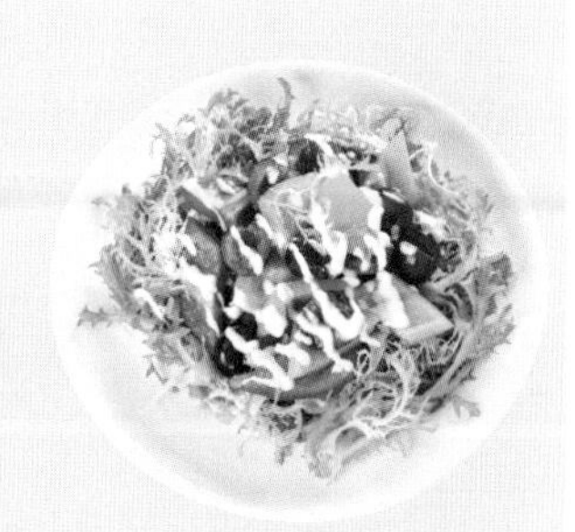

材料　櫻桃 200 克，苦菊、紅甜椒、黃甜椒各 100 克，乳酪適量。

製法　1. 櫻桃洗淨，去核；苦菊洗乾淨，切段；紅甜椒、黃甜椒洗淨，切塊。

2. 準備好的食材放入盤中，在上面淋上乳酪，拌勻即可。

櫻桃汁 ………………………… 潤澤肌膚

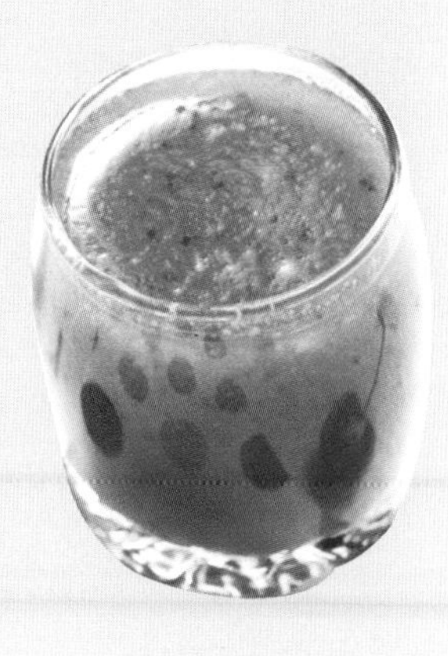

材料　櫻桃 300 克。

製法　櫻桃洗淨，去核，榨汁 30~50 毫升，置杯內隔水蒸 10 分鐘即可。

桂圓

性味歸經

甘，溫；歸心、脾經。

主要功效

補益心脾、養血寧神、補精益智。

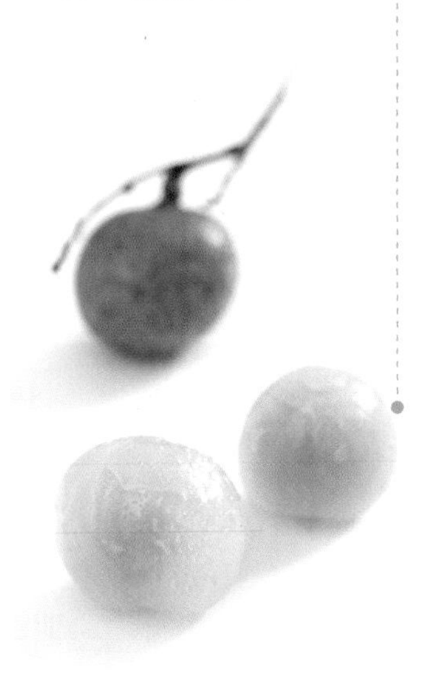

桂圓又名龍眼。李時珍説：「龍眼大補。」、「食品以荔枝為貴，而資益則龍眼為良」。中醫認為，桂圓適用於病後體虛、血虛萎黃、心血不足、心悸怔忡、失眠健忘、自汗盜汗、脾虛泄瀉、神經衰弱等病症。對於體弱貧血、年老體衰、久病體虛的人來説，經常吃些桂圓是很有補益作用的。特別是婦女產後，因桂圓富含鐵質和維生素 B_2，可以減輕子宮收縮及宮體下垂感，常吃大有益處。

食物妙用

桂圓作為水果宜鮮食，一般在兩三天內吃完。一旦發現桂圓顏色變深，且果肉呈深，就説明保存時間太長，不能吃了。

食用提醒

很多人認為桂圓不用刻意清洗，直接剝了皮就能吃果肉。其實，桂圓多成串採摘，果皮上會沾有很多細菌污物。另外，為延長桂圓的保質期限，種植者可能會用硫黃等化學物質來處理水果。因此，進食前須在流動水下徹底清洗。可以整串沖洗，或用剪刀連果蒂一併剪下再洗。切記未經清洗，不宜直接去啃咬桂圓皮。

吃桂圓應適量。桂圓畢竟是溫性食物，多食易生內熱，所以不能吃得太多。

不宜人群

脾胃有痰火及濕滯停飲者應慎食桂圓，最好忌食。

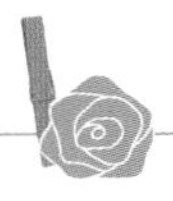

桂圓紅棗補血益身方

材料 桂圓、紅棗各 12 克，花生 15 克，糯米 50 克，紅糖 3 克。

製法 桂圓、紅棗、花生、糯米、紅糖熬粥。

用法 早晚各 1 次。

主治 可治貧血及身體虛弱。

黑芝麻桂圓粥 …………… 補養心脾

材料 米 50 克，熟黑芝麻 10 克，龍眼乾 12 個。

製法

1. 龍眼乾去殼，洗淨；米洗淨，用水浸泡 30 分鐘。
2. 鍋內加適量清水燒開，加入米和桂圓肉，大火煮開後轉小火煮 30 分鐘後，撒上熟黑芝麻，繼續煮 5 分鐘即可。

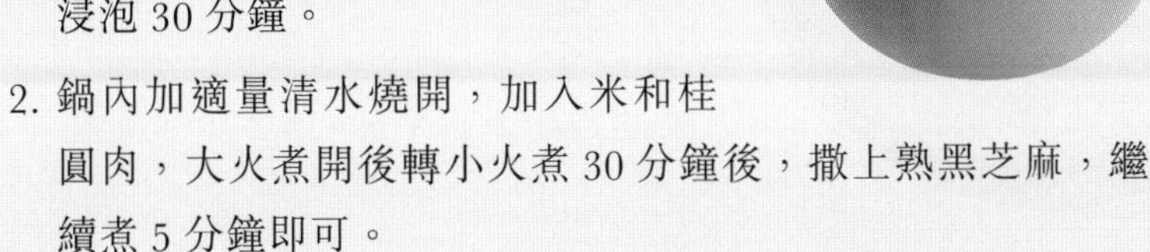

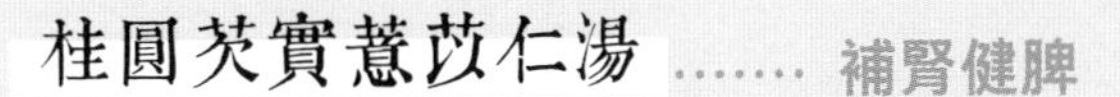

桂圓芡實薏苡仁湯 ……. 補腎健脾

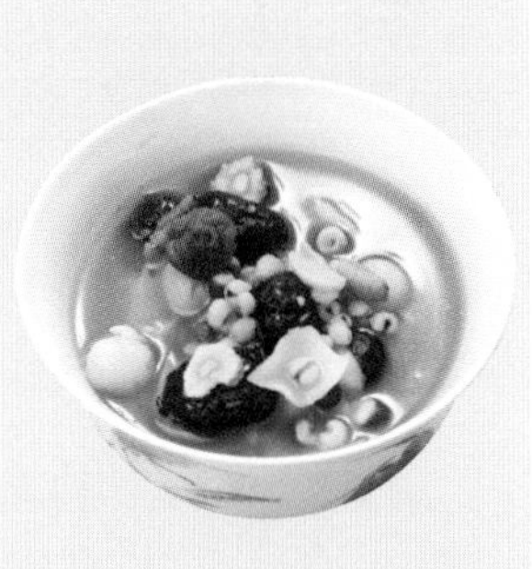

材料 芡實 50 克，薏苡仁 40 克，桂圓、蓮子、百合、沙參、玉竹各 20 克，紅棗 4 粒，冰糖適量。

製法

1. 薏苡仁、蓮子、沙參洗淨，用水浸泡 4 小時；桂圓、芡實、百合、玉竹洗淨，泡軟；紅棗洗淨，去核。
2. 湯鍋中放入芡實、薏苡仁、蓮子、紅棗、百合、沙參、玉竹，加入適量清水，大火煮開後轉小火煮 1 小時，加入桂圓煮 15 分鐘，加入冰糖調味即可。

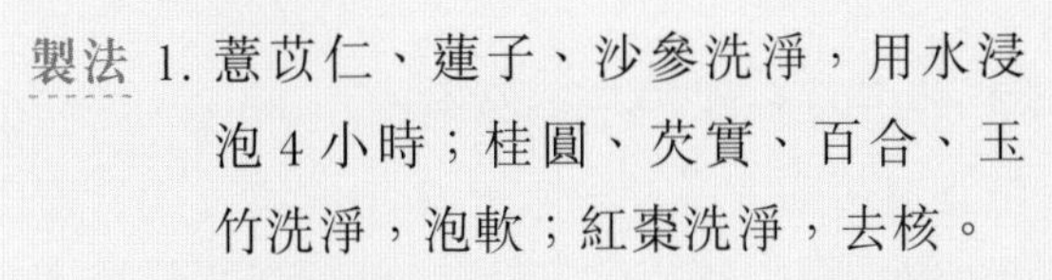

酒釀

性味歸經

甘，溫；歸肝、肺、腎經。

主要功效

活氣養血、活絡通經。

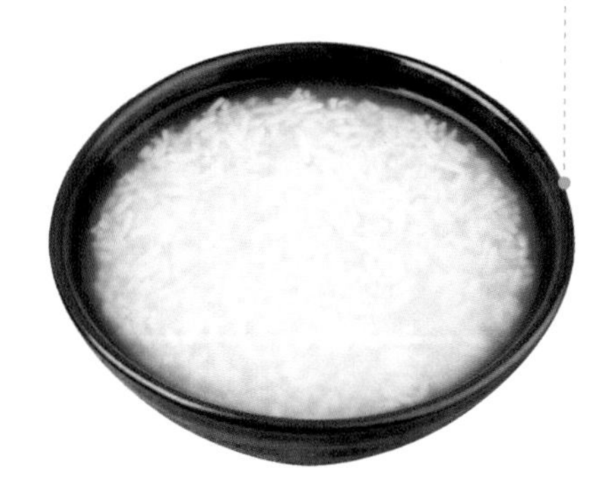

酒釀也叫醪糟，因主要原料是江米，所以也叫江米酒，北方一般稱它為「米酒」或「甜酒」。中醫認為，酒釀為溫補強壯之食品。明代李時珍的《本草綱目》中說：「通血脈，厚腸胃，潤皮膚，散濕氣，消憂發怒，宣言暢意。養脾氣，扶肝，除風下氣。」現代醫學研究發現，酒釀中有能促進女性胸部細胞豐滿的天然荷爾蒙，其酒精成分也有助於改善胸部血液循環，所以有一定的豐胸功效。

食物妙用

酒釀通常有 3 種，一是甜酒釀，就是在煮沸的酒釀中加入適量的白糖；二是雞蛋酒釀，碗內打雞蛋一個，攪拌均勻，用煮沸的甜酒釀沖入，使雞蛋呈絮狀；三是桂花酒釀，在甜酒釀煮沸時加入桂花等，使甜香更醇厚。

食用提醒

酒釀中含有少量的酒精成分，其酒精含量為 2%~3%。一般情況下，成人每天飲用 150~200 毫升較為適宜。

酒釀煮雞蛋對女人很滋補

酒釀煮雞蛋，年輕女性每月月經前後，早晚各一碗，滋陰養顏又豐胸，還可以緩解痛經；產婦在坐月子時食用，能幫助下惡露、清潔子宮。酒釀煮雞蛋的做法很簡單：取酒釀 3 大匙、雞蛋 1 個、清水適量、紅糖 5 克、生薑末 1 茶匙，在熱開水中加入紅糖、生薑，然後打進雞蛋，關火，將蛋與湯盛入碗中，放入酒釀即成。

不宜人群

患有肝病（急、慢性肝炎，肝硬化等）者不宜喝酒釀，因酒精對肝細胞有直接刺激作用，對病情不利。

酒釀土雞湯 …………………… 促進消化

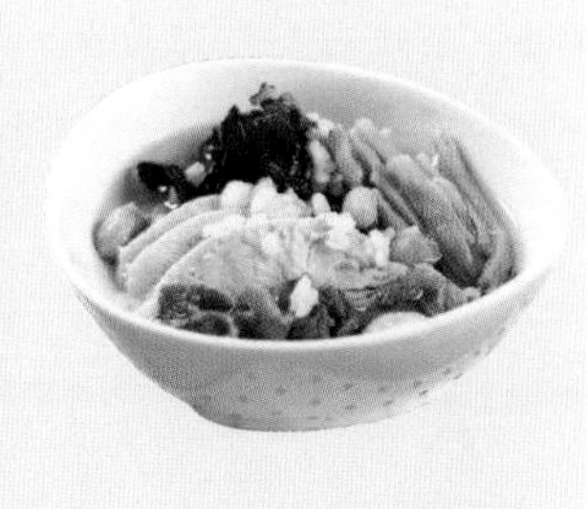

材料 土雞半隻，乾金針菜、乾木耳各20克，花生30克，酒釀、老薑片、糖各適量。

製法
1. 土雞洗淨，取肉切薄片。雞骨入鍋加水，放入老薑，燉約40分鐘。
2. 花生煮熟煮透，撈起連同除雞肉片之外的所有食材，用熱開水稍微汆一下。
3. 雞湯倒入鍋中，中火煲煮約10分鐘，再放入所有食材，加適量酒釀，中小火微煮5分鐘，加鹽調味。至煮開，加糖調味即可。

紅豆黑米酒釀粥 ………… 補血益氣

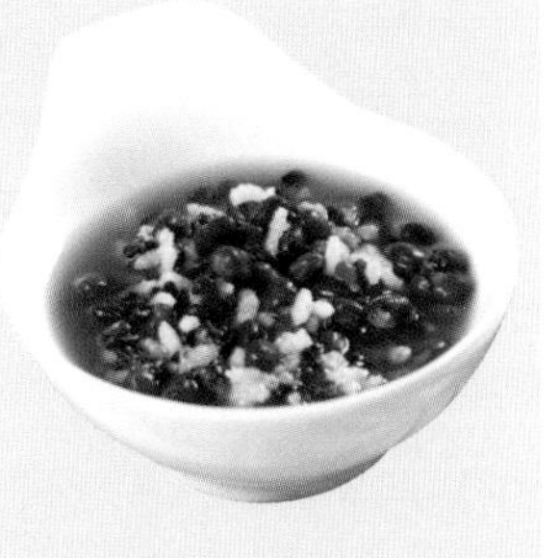

材料 紅豆、黑米各30克，紅棗5粒，酒釀50克，紅糖適量。

製法
1. 紅豆、黑米洗淨，用水浸泡4小時；紅棗洗淨，去核。
2. 鍋內加適量清水，加入紅豆、黑米，大火煮開後轉小火。
3. 煮50分鐘後，加入紅棗，煮至所有材料軟糯後，趁熱拌入酒釀及紅糖即可。

3.2 多吃補氣血的食物

紅糖

性味歸經

甘，溫；歸脾經。

主要功效

益氣補血、健脾暖胃。

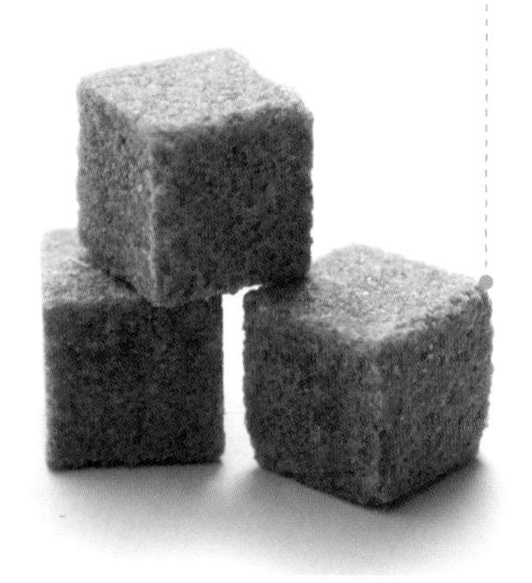

紅糖的好處在於「溫而補之，溫而通之，溫而散之」，也就是我們俗稱的溫補。紅糖性溫，有化瘀生津、散寒活血、暖胃健脾、緩解疼痛之功效。中醫認為，紅糖很適合怕冷、體質虛寒的人食用。對老年體弱，特別是大病初癒的人，紅糖也有療虛進補的作用。

食物妙用

有中氣不足、食慾缺乏、營養不良等問題的人，平常可適量飲用紅糖水。紅糖水中的紅糖必須用煮沸的開水沖泡。

食用提醒

女性只需在坐月子、來月經期間，適當地補充一些紅糖即可，不用每天都吃。

紅糖若沒保存好，會結成硬塊。遇到這種情況，用錘敲打不可取，應將其放在濕度較高的地方，蓋上兩三層擰過的濕布，讓它重新吸收水分即可慢慢散開。

不宜人群

胃酸高的人，包括糜爛性胃炎、胃潰瘍患者，糖尿病患者都不宜食用紅糖。

紅糖溫補女人

受寒腹痛、月經來潮時、易感冒的人，可用紅糖薑湯祛寒。孕婦產後失血多，體力和能量消耗大，在產後的 7~10 天中喝一些紅糖水，有利於產後體力的恢復，且對產後子宮的收縮、恢復、惡露的排出以及乳汁分泌等，也有明顯的促進作用。在民間，常用紅糖 30 克、紅棗 30 克、生薑 15 克，一同放入砂鍋中，加清水 3 碗煎至 1 碗半，一次服完。此方可祛風散寒，治傷風咳嗽、胃寒刺痛等疾病。

紅糖小米粥 ………………… 暖養脾胃

材料 小米 100 克，紅糖 10 克。

製法 1. 將小米淘洗乾淨，放入開水鍋內，大火燒開後，轉小火煮至粥黏稠。

2. 加入適量紅糖攪勻，再煮開，盛入碗內即成。

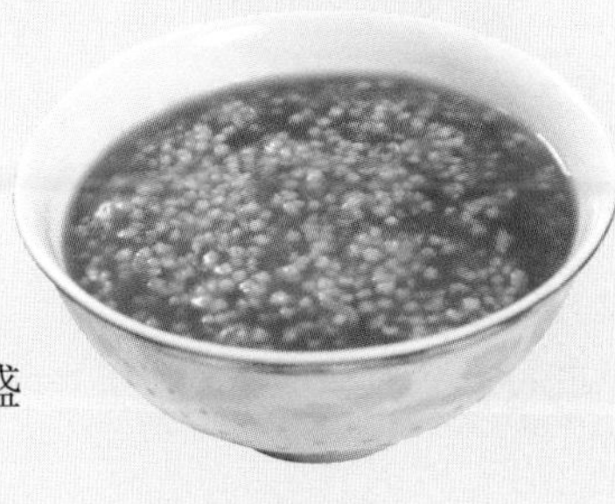

紅糖薑汁蛋包湯 ………… 調經活血

材料 紅糖 50 克，雞蛋 2 個，老薑 5 克。

製法 1. 老薑洗淨，放入水中用小火煮 10 分鐘。

2. 在薑水中打入雞蛋成荷包蛋，煮至雞蛋浮起，加入紅糖攪勻即可。

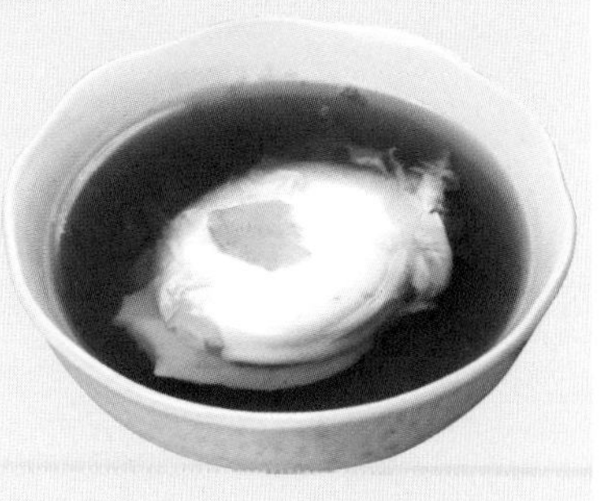

紅棗

性味歸經

甘，溫；歸脾、胃經。

主要功效

補中益氣、養血安神。

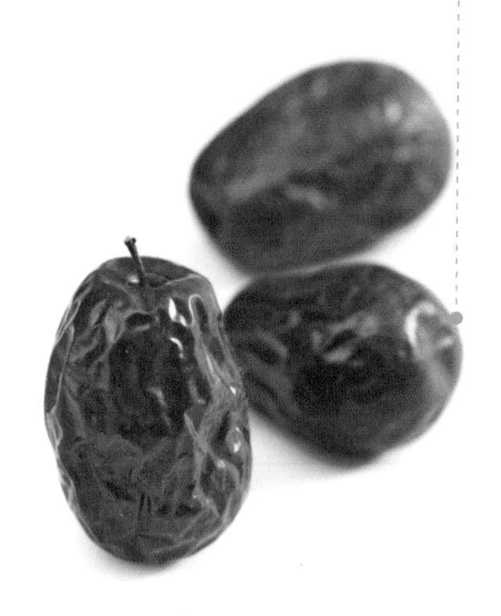

紅棗含糖量高，產生熱量大，因此特別適合在冬天食用。中醫認為，常吃紅棗對於經血過多而引起貧血的女性可起到改善面色蒼白和手腳冰冷的補益功效。因此，生活中常常受到女性朋友的青睞。

食物妙用

蒸、燉、煨、煮均可，最常用的方法是將紅棗煎水服用。食用前用小刀在其表皮劃出直紋，以幫助養分溢出，然後加適量的水煮 1 小時左右即可。

食用提醒

沒有在鐵鍋裏炒硬、炒黑的紅棗泡茶喝是沒有用的，因為外皮包裹住了棗子，營養成分出不來。而經過炒製的紅棗，經開水一泡，表皮都裂開了，裏面的營養成分才會滲出來。紅棗在鐵鍋裏炒黑後泡水喝，可以治療胃寒、胃痛。

不宜人群

在月經期間，一些女性常會出現眼腫或腳腫的現象，其實這是濕重的表現，這類人群就不適合服食紅棗，以免加重水腫症狀。另外，偏燥熱的女性朋友，也不適合在經期服食，因為這很可能引起經血過多而傷害身體健康。

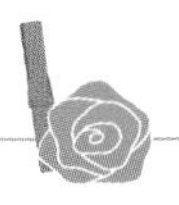

一顆紅棗就是一顆駐顏丹

紅棗的養生美容功效主要體現在它補血益氣的方面，因為氣血好，所以膚色好。女性氣血充盈了才會漂亮，月經量多的女性尤其要注意補血。有沒有簡便的方法呢？當然有！黑木耳 10 克、紅棗 50 克，加適量的水一起煮，煮熟後加些糖，在月經前一星期到月經結束這段時間每天或隔天飲用，健脾、補血、調經的功效特別顯著。

紅棗蜂蜜茶 …………………… 活血暖體

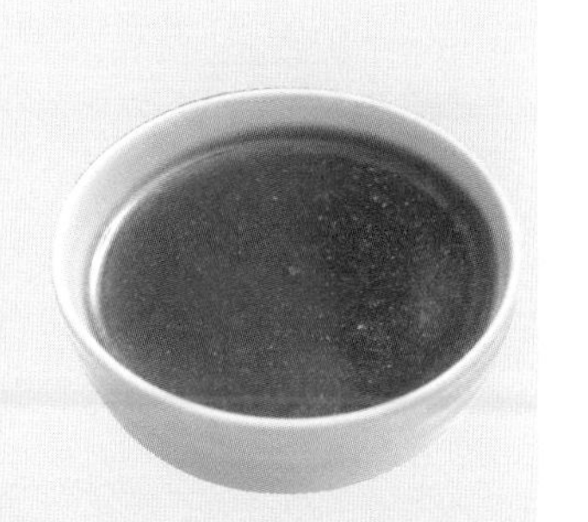

材料 紅棗（去核）150 克，蜂蜜 250 毫升，冰糖 50 克。

製法
1. 紅棗、冰糖加 350 毫升水煮熟，收乾水分，搗成棗泥。
2. 再加入蜂蜜拌勻，盛在乾淨的玻璃瓶中，飲用時取 1 茶匙加入溫開水即可。

小麥紅棗粥 …………………… 補養心神

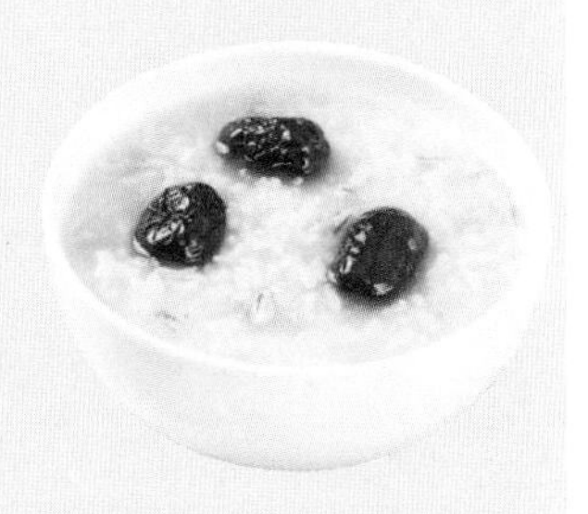

材料 小麥仁 50 克，紅棗 6 粒，糯米 80 克。

製法
1. 小麥仁、糯米洗淨，浸泡 30 分鐘；紅棗洗淨，去核。
2. 將小麥仁、糯米、紅棗一起放入鍋中，加適量清水，用大火煮沸，改小火煮至粥黏潤、爛熟。

桃子

性味歸經

甘，溫；歸肝、大腸經。

主要功效

補心活血。

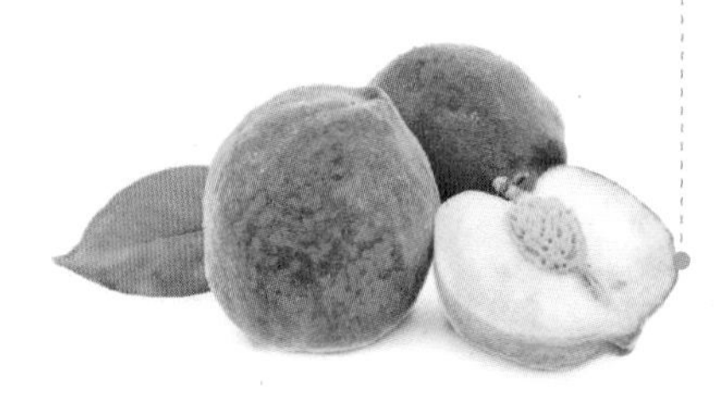

桃子營養豐富、味道鮮美，廣受人們歡迎。孫思邈稱桃為「肺之果」，其富含維生素C、果膠等營養成分，具有潤肺生津、延緩衰老、緩解便秘的功效。另外，桃子含鐵量居水果之冠，是缺鐵性貧血患者理想的輔助食物，能幫助女性朋友補氣活血、美容養顏。

食物妙用

桃子洗淨去核後，放入攪拌機中榨汁飲用。飲用桃汁可以益肺養心、助消化，適合肺病、心血管病患者食用。

食用提醒

沒有完全成熟的桃子最好不要吃，吃了可能會引起腹脹或腹瀉。

不宜人群

因桃子性溫，所以內熱偏盛、易生瘡癤、脾胃虛弱者不宜食用。

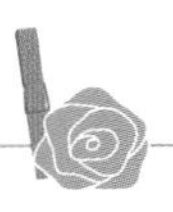

桃乾蜂蜜水，益肺養心

桃子洗淨後切成兩半，去核曬乾後，拌上蜂蜜，放入帶蓋瓷盅內隔水蒸 2 小時；蒸好冷卻後裝瓶備用。每次飯後吃 1~2 塊桃乾片，用溫開水沖桃蜜水半匙服食。桃乾搭配蜂蜜水有助於補益心肺、生津潤腸。

蘋果蜜桃茶 ………………潤肺益氣

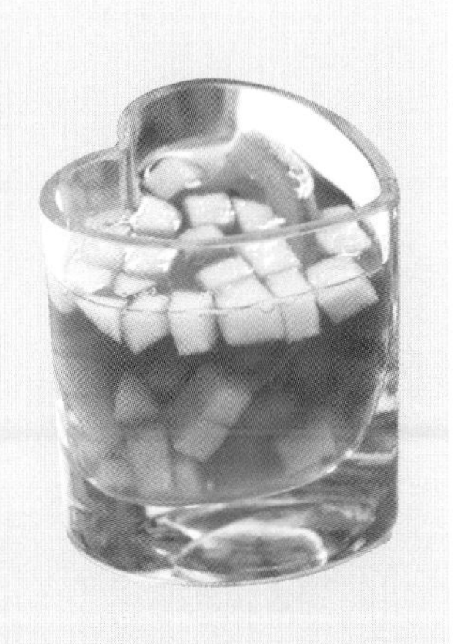

材料 蘋果丁、水蜜桃丁各 25 克，鮮檸檬 1 片，紅茶 1 包，蜂蜜 5 克。

製法
1. 將蘋果丁與水蜜桃丁放入茶壺中，再放入檸檬片、紅茶包。
2. 倒入熱開水，加蓋焗泡約 8 分鐘，待茶水溫度降至溫熱後，調入蜂蜜即可。

梅酒仙桃 ………………潤膚美容

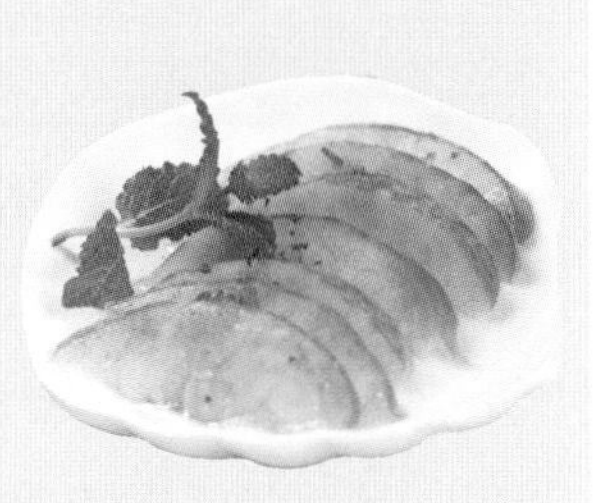

材料 水蜜桃 2 個，青梅酒 100 克，檸檬汁 30 克，乾薄荷、鮮薄荷各少許。

製法
1. 水蜜桃洗淨，去皮、去核，切片。
2. 青梅酒倒入容器中，倒入檸檬汁；乾薄荷揉碎，放進青梅酒中。
3. 水蜜桃片擺放在容器內，淋入調好的青梅酒，浸泡 15 分鐘左右取出，點綴鮮薄荷即可。

牛肉

性味歸經

甘，平；歸脾、腎經。

主要功效

補精血、溫經脈、滋養脾胃、強筋健骨、消腫利水。

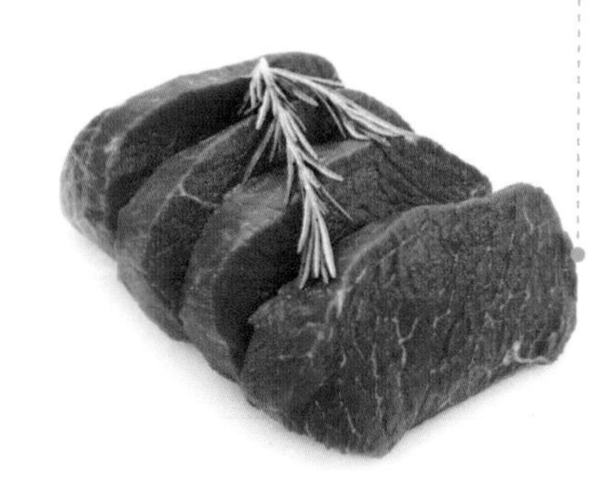

牛肉是補氣血的佳品。牛肉能補脾胃、益氣血、強筋骨；對於中氣下陷、中氣不足、氣血兩虧、氣短體虛、貧血久病、顏面蒼白及面黃目眩的人，尤其適合多吃牛肉。

食物妙用

牛肉最好煮或燉着吃。燉煮牛肉時加適量生薑，可增加溫陽祛寒的作用；加少量山楂，不僅可加速燉熟，還可增加補氣血的功效。

食用提醒

牛肉不宜熏、烤，以免產生苯並芘和亞硝胺等致癌物質。另外，牛肉不宜常吃，以一週一次為宜。

不宜人群

黃牛肉因其性偏熱，口舌生瘡、有內熱的人應少吃，以防助熱生痰。另外，患皮膚病、肝病、腎病的人應慎食牛肉。

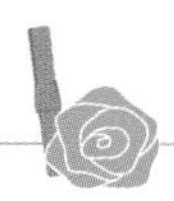

阿膠牛肉湯健脾養血

阿膠與牛肉配伍，熬製成湯，有健脾養血之功，是南方人尤其是廣東人常用的方法之一。因為阿膠補血止血、護膚養顏，牛肉健脾養血、溫經脈，配伍後溫中補血。所以，凡脾虛、氣血不足者，都可服用阿膠牛肉湯。虛弱者，以及病後或老年體力衰弱、貧血萎黃者，常飲此湯，對身體大有補益。

本湯材料包括：牛肉 100 克、阿膠 15 克、米酒 20 毫升、生薑 10 克。牛肉去筋切片後與生薑、米酒一起放入砂鍋。然後加水以小火燉 30 分鐘，加入阿膠及其他調味料，溶解即可。

番茄燉牛腩 補血養顏

材料 牛腩 400 克，番茄 250 克，酒、醬油各 15 克，葱末、薑末各 5 克，鹽 4 克，油適量。

製法 1. 牛腩洗淨，切塊，汆水，撈出備用；番茄洗淨、去皮，取一半切碎，另一半切塊。

2. 油鍋燒熱，爆香薑末，放入番茄碎，大火炒幾下之後轉小火煮成醬。

3. 加牛腩、醬油、酒、鹽翻勻，倒入砂鍋中，加水燉至熟爛，放番茄塊燉 5 分鐘，撒葱末即可。

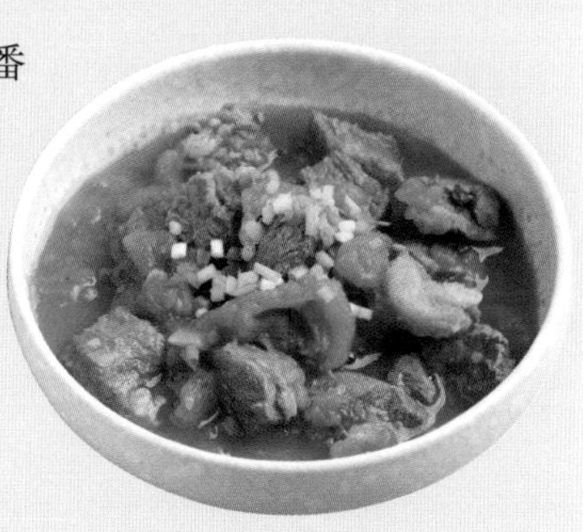

大麥牛肉粥 滋養脾胃

材料 大麥 75 克，牛肉 50 克，紅蘿蔔 25 克，紅椒絲 15 克，薑絲 10 克，葱花、鹽各 4 克。

製法 1. 大麥洗淨，用水浸泡 1 小時；牛肉洗淨，切碎；紅蘿蔔切丁。

2. 鍋中倒入適量清水燒開，放入大麥，大火煮開後換小火熬煮；粥將熟時加紅蘿蔔丁，熬煮 5 分鐘後再加入牛肉碎、薑絲，煮至牛肉熟透時加鹽調味，撒上葱花、紅椒絲即可。

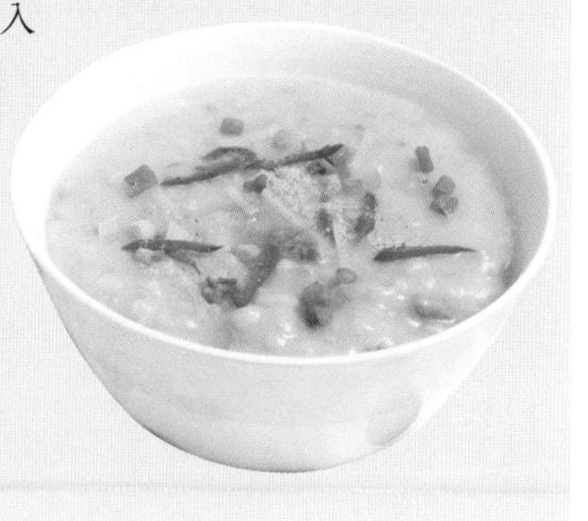

墨魚

性味歸經

甘、鹹，平；歸肝、腎經。

主要功效

滋肝腎、補氣血、清胃去熱。

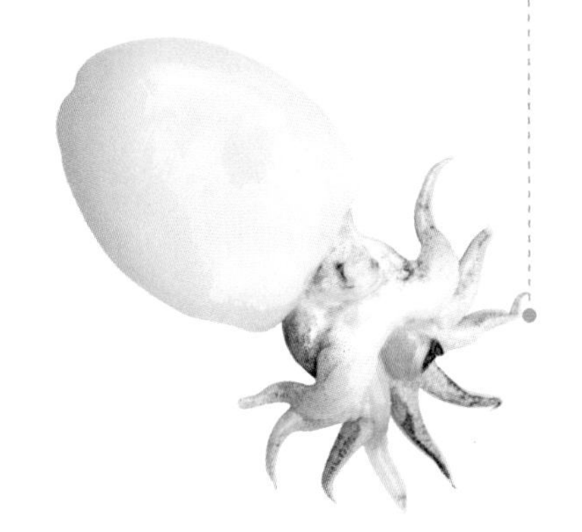

墨魚又稱烏賊、墨斗魚。李時珍稱它為「血分藥」，是治療女性貧血、血虛經閉的良藥。中醫認為，墨魚是女性的保健食品，有養血、明目、通經、安胎、利產、止血、催乳等功效。女人一生不論經、孕、產、乳各期，食用墨魚都有好處。

食物妙用

墨魚常用來燉湯和煲粥，補氣補血功效最佳。

食用提醒

乾墨魚要先放在冷水裏浸泡 8~12 小時，直至墨魚全軟，再進行烹製。

不宜人群

痛風患者須慎食墨魚。

對女性有益的墨魚

墨魚可謂是婦科良藥，常用墨魚治療各種女性疾病。

治月經過少或閉經：可用墨魚 30 克、核桃仁 6 克一起煮食，每日 1 次至月經來潮為止。

治白帶過多：可將鮮墨魚 2 個洗淨，同豬瘦肉 250 克切片燉熟，食鹽調味，每日 1 次，5 日為 1 個療程。

治產後乳少：用墨魚 100 克與豬蹄 1 隻清燉熟食，每日 1 次，5 日為 1 個療程。

芹菜拌墨魚

平肝清熱

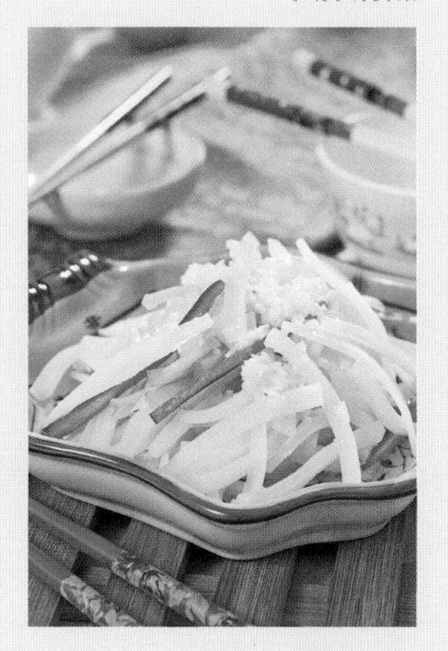

材料 墨魚絲200克，芹菜段100克，紅椒絲10克，蒜末15克，鹽、麻油各5克。

製法
1. 芹菜段和墨魚絲分別放入沸水中焯熟，撈出，瀝乾，晾涼，和紅椒絲一起裝盤。
2. 取小碗，放入蒜末、鹽、麻油攪拌均勻，做成調味汁。
3. 將調味汁淋在芹菜段和墨魚絲上，最後加上紅椒絲即可。

墨魚尖椒

潤膚美容

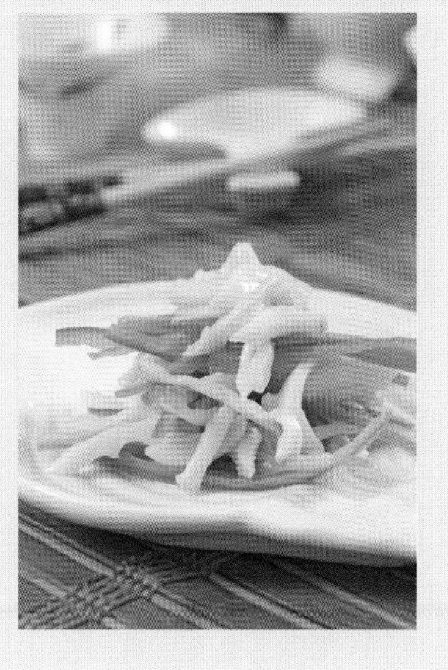

材料 墨魚200克，尖椒100克，蔥花、薑絲、鹽、油各適量。

製法
1. 墨魚去除墨囊，抽去軟骨，洗淨，切絲；尖椒洗淨，去蒂除籽，切絲。
2. 炒鍋加適量油，待油溫燒至七成熱，放蔥花、薑絲炒香，放入墨魚絲翻炒至捲曲，倒入尖椒絲炒熟，加鹽調味即可。

山藥

性味歸經

甘，平；歸肺、脾、腎經。

主要功效

補肺健脾、固腎、益精、止瀉、斂汗、化痰涎、潤皮毛。

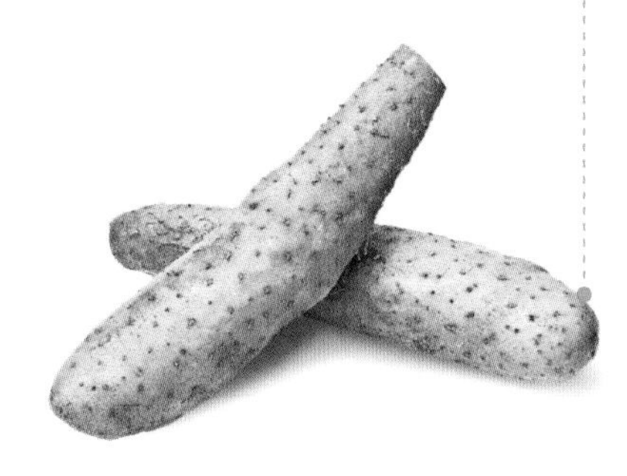

山藥人被稱為「神仙之食」。《本草綱目》裏説山藥「益腎氣，健脾胃，止泄痢，化痰涎，潤皮毛。」中醫認為，山藥入肺、脾、腎三經，適合各種體質的人，中醫常用山藥來治療慢性腸胃炎、肺虛咳嗽、脾虛久瀉、腎氣不足等症。現代醫學研究表明，山藥富含甘露聚糖，熱量低，是降血糖、減肥的佳品。

食物妙用

一般可用鮮山藥 100 克，洗淨後蒸 30 分鐘，去皮食用，或蘸白糖少許食用，或將山藥與粳米、糯米熬成粥食用。

食用提醒

新鮮山藥一定要蒸熟煮透，因山藥中含有一種鹼性物質，在高溫下才能被破壞，如果沒熟透，口腔會發麻，甚至還會引起噁心、嘔吐等中毒症狀。

不宜人群

山藥中的澱粉含量較高，大便乾燥、便秘者最好少吃。此外，山藥甘平且偏熱，體質偏熱、容易上火的人也要慎食。

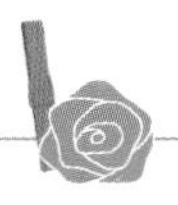

山藥既美容又補腎

秋季皮膚易乾燥，毛髮枯槁，而山藥能生津潤燥，有滋潤皮膚和毛髮的功能，故有美容作用。可以用山藥煮粥、煲湯，如老鴨山藥湯等。手腳發涼常對女性「情有獨鍾」，而山藥烏雞湯有很好的補中、益氣、養血作用，特別適合手腳發涼的患者食用。

牛肉山藥枸杞子湯 ………… 補腎

材料 牛腱子肉 150 克，山藥塊 100 克，蓮子 15 克，桂圓肉、枸杞子各 10 克，鹽 5 克，葱段、薑片、酒各適量。

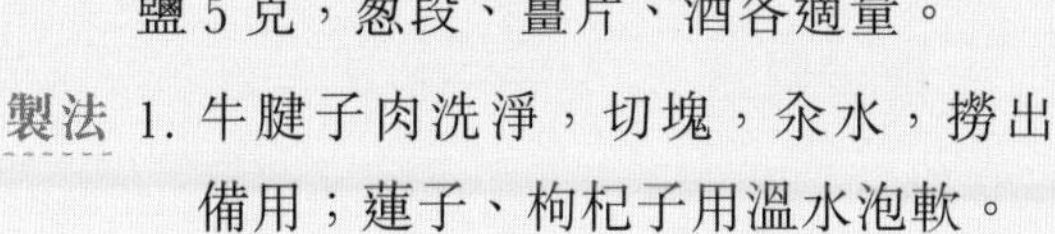

製法
1. 牛腱子肉洗淨，切塊，汆水，撈出備用；蓮子、枸杞子用溫水泡軟。

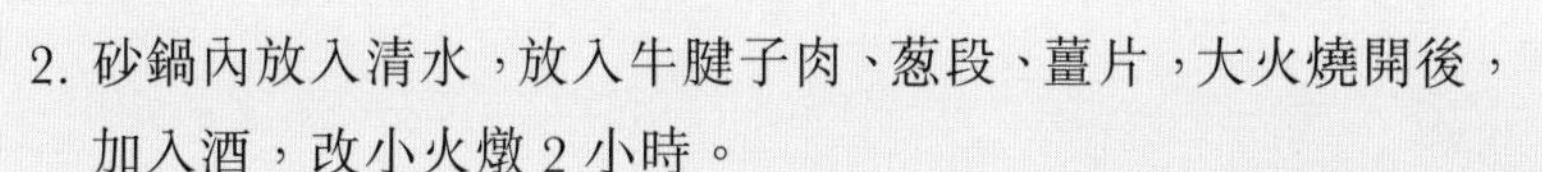

2. 砂鍋內放入清水，放入牛腱子肉、葱段、薑片，大火燒開後，加入酒，改小火燉 2 小時。

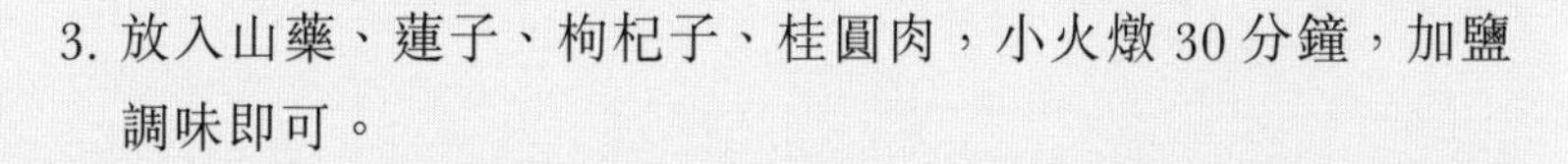

3. 放入山藥、蓮子、枸杞子、桂圓肉，小火燉 30 分鐘，加鹽調味即可。

百合山藥枸杞甜湯 ………… 潤肺

材料 山藥150克，乾百合15克，枸杞子10克，冰糖適量。

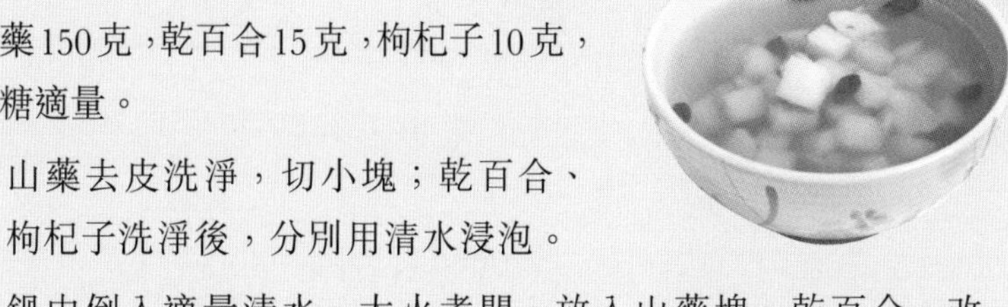

製法
1. 山藥去皮洗淨，切小塊；乾百合、枸杞子洗淨後，分別用清水浸泡。
2. 鍋中倒入適量清水，大火煮開，放入山藥塊、乾百合，改小火煮至山藥塊熟爛，加入枸杞子用小火煮約 5 分鐘，加冰糖調味即可。

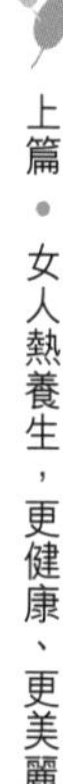

香菇

性味歸經

甘，平；歸脾、腎經。

主要功效

益氣不飢、治風破血、化痰理氣、益味助食。

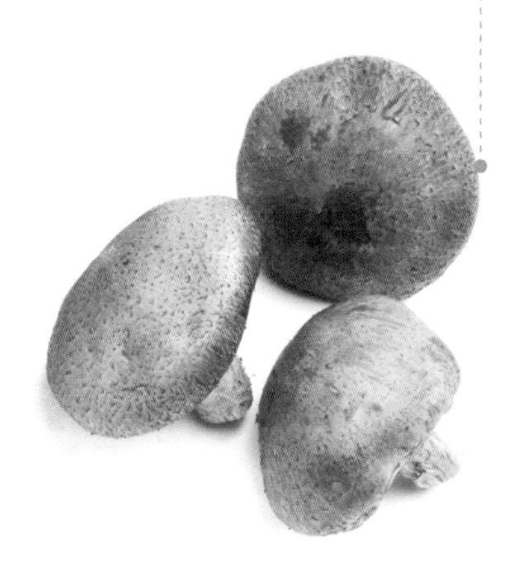

香菇是「四大山珍」之一，有「植物皇后」，「素中之葷」的美稱，對於氣血虧虛、經常乏力的人有很好的調理作用。現代營養學認為，香菇中含有 30 多種酶和 18 種氨基酸，是人體酶缺乏症和補充氨基酸的首選食物。

食物妙用

香菇的食用方法有很多，可單獨食用，也可以與雞肉、豬肉、鴨肉等相配。

在口感上，如果選擇燉雞、燉鴨、燉魚等，最好選擇乾香菇，可提升香菇的香味。但如果是炒菜，比較講究口感，最好用新鮮的香菇。

食用提醒

將乾香菇浸泡的時候，最好用 20℃~35℃的溫水。而且乾香菇浸泡後的水含有較高的香菇嘌呤（可以降血脂，保護心血管系統，還能有效防止動脈粥樣硬化），所以，最好不要倒掉水，可以一同放到鍋裏燉煮食用。

不宜人群

由於香菇富含鈣、磷、鐵、鉀，因此嚴重腎功能減退及尿毒症、高血鉀患者，都不能吃香菇，以免加重病情。

香菇抗衰老

韓國女性每日必吃乾香菇。女人過 50 歲後，腰就會彎，身高也會降低，預防的最好措施就是提前補充鈣以及幫助鈣吸收的維生素 D，而乾香菇正是含有這兩種營養元素的食物。

香菇油菜 ⋯⋯⋯ 潤腸通便

材料　小棠菜250克，香菇100克，生粉、鹽、油各適量。

製法　1. 香菇浸軟，洗淨去蒂，切成片；小棠菜洗淨，對半切開。

2. 用適量浸泡香菇的水，加入生粉攪拌均勻待用。

3. 鍋中水燒開後加鹽，分別放入小棠菜和香菇焯熟擺盤。

4. 鍋裏倒入油，燒熱後倒入生粉水熬至黏稠，淋在小棠菜和香菇上即可。

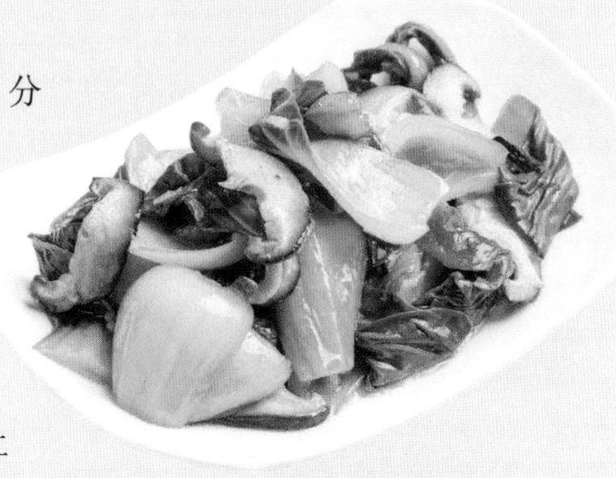

香菇海參小米粥 ⋯⋯⋯ 補腎溫陽

材料　鮮香菇、海參各50克，小米80克，薑片、葱末、鹽適量。

製法　1. 小米洗淨；海參用純淨水泡發，去除內臟，洗淨，切塊；香菇洗淨，切片。

2. 鍋內加適量清水燒開，加入海參塊、葱末、薑片，大火煮開，轉小火。

3. 加入小米煮20分鐘後，加入香菇片，煮10分鐘後加鹽調味即可。

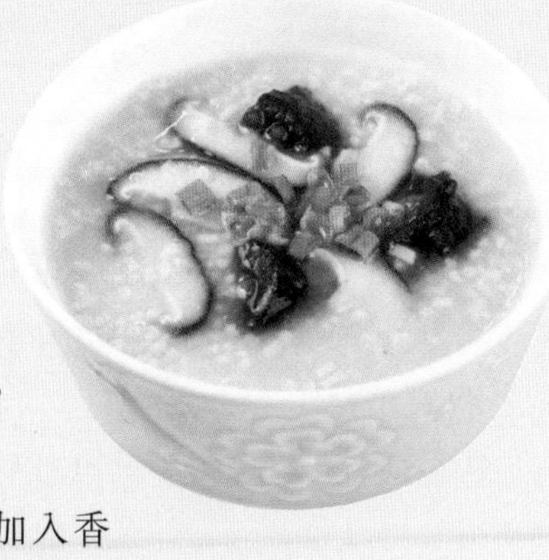

花生

性味歸經

甘，平；歸脾、肺經。

主要功效

健脾和胃、潤肺化痰、養血調氣。

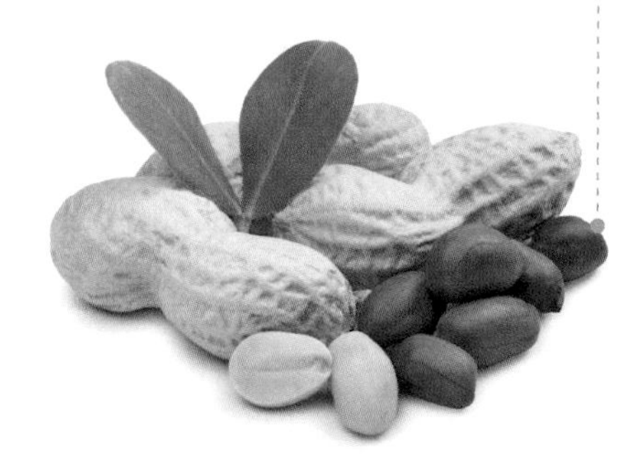

中醫認為，花生有調和脾胃、補血止血、潤肺化痰、清咽止咳等功效，其中「補血止血」主要就靠花生仁外那層紅皮，中醫叫「花生衣」。中醫理論認為，「脾主統血」，氣虛的人就容易出血，花生紅衣正是因為能夠補脾胃之氣，所以能達到養血止血的效果。

食物妙用

花生的吃法很多，可以生吃、炒吃、油炸吃、煮着吃、做成糕點吃。《藥性考》說花生：「生研用下痰。炒熟用開胃醒脾、滑腸，乾咳者宜餐，滋燥潤火。」

食用提醒

想減肥的人可以選擇水煮花生、炒花生米，直接當零食來吃。還可用花生醬代替牛油、忌廉等，既美味又能減少攝入的熱量。

不宜人群

體寒濕滯、脾虛便泄，以及有腸胃道疾病的人不宜食用花生，否則會加重腹瀉；有肝膽疾患的人，吃花生會加重肝臟負擔，也不宜食用。

花生衣是女性的保護神

花生是女性抗衰老的佳品，這主要歸功於其富含維生素 E，同時還有防止褐色素沉着於皮膚的作用，避免色斑、蝴蝶斑的形成。有個謎語，叫「麻屋子，紅帳子，裏邊養個白胖子」，謎底就是我們平常吃的花生。可是很多人吃炒花生的時候，習慣把那層「紅帳子」，也就是花生仁外面的紅皮搓掉，只吃仁。其實，這樣的吃法很不好，要知道那層紅皮對人體有很好的保健作用。

花生紅棗山藥粥 …………………………… 補血養血

材料 米80克，山藥50克，花生仁、紅棗各30克，冰糖5克。

製法 1. 米洗淨後用水浸泡30分鐘；山藥去皮，切塊；花生仁洗淨；紅棗洗淨，去核。

2. 鍋內加適量清水煮滾，加入米和花生仁，大火煮開後轉小火。

3. 待粥快熟時，倒入山藥塊、紅棗繼續熬煮至米爛粥熟，加冰糖小火煮5分鐘，待冰糖完全融化即可。

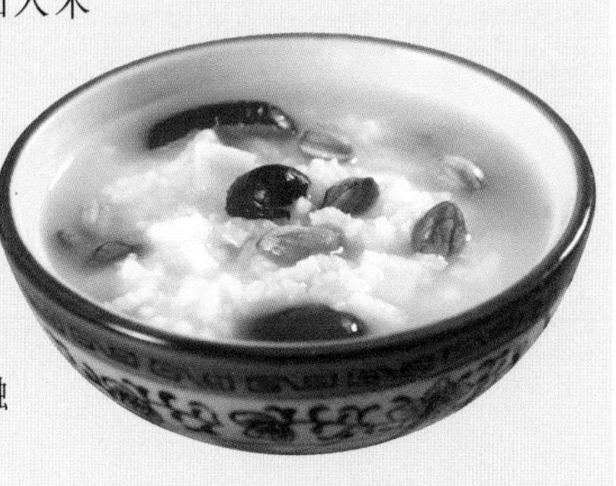

紅豆花生紅棗粥 …………………………… 滋陰補血

材料 米、紅豆、花生仁各50克，紅棗15克，紅糖10克。

製法 1. 紅豆、花生仁分別洗淨，浸泡2小時；紅棗洗淨，去核；米洗淨，浸泡30分鐘。

2. 鍋內加適量清水煮滾，放紅豆、花生仁、紅棗大火煮開，加米，用小火慢熬成粥，加紅糖即可。

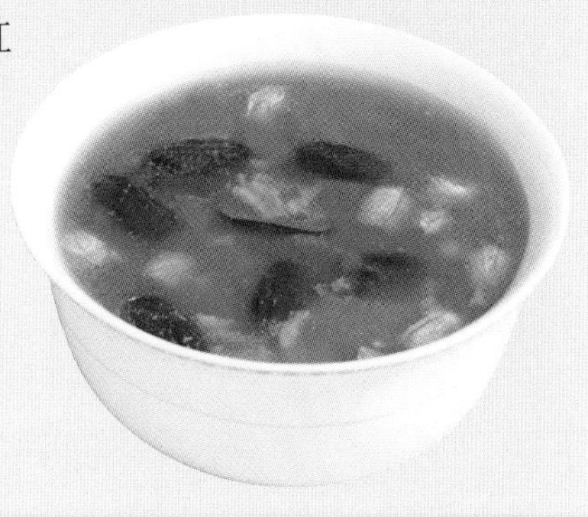

小米

性味歸經

甘、鹹，涼；歸腎、脾、胃經。

主要功效

健脾和胃、補益虛損、和胃安眠。

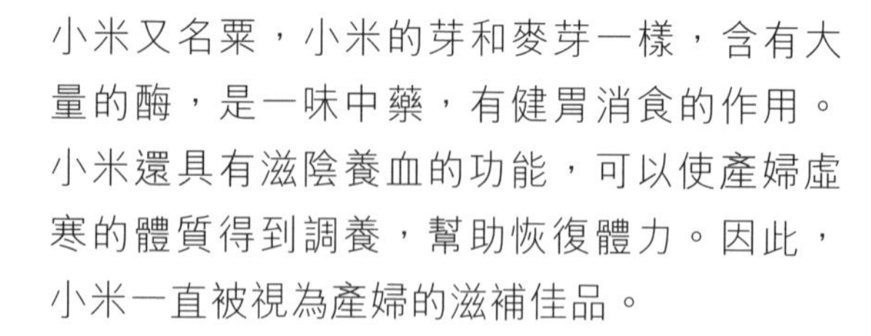

小米又名粟，小米的芽和麥芽一樣，含有大量的酶，是一味中藥，有健胃消食的作用。小米還具有滋陰養血的功能，可以使產婦虛寒的體質得到調養，幫助恢復體力。因此，小米一直被視為產婦的滋補佳品。

食物妙用

小米以煮粥吃最好。小米粥熬好以後放置一會兒，粥的最上層會凝聚一層膜狀物，這就是「米油」，它有保護胃黏膜、防治十二指腸潰瘍的作用。

另外，熬煮小米粥時，不宜太稀薄，以免影響口感及營養。

食用提醒

儘管小米熬粥是非常好的做法，但本着營養均衡、全面的原則，五穀要雜吃，可在小米粥中加入如馬鈴薯、番薯、紅棗、蓮子、百合等食材一同熬煮，使營養均衡。

不宜人群

小米性涼，素體虛寒、小便清長者不宜多食。

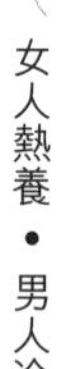

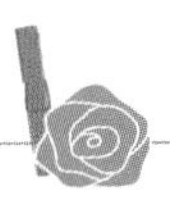

小米粥補元氣

小米能補元氣，早晨喝點小米粥對身體很補。《黃帝內經》中說，人久病之後，不能隨意地多吃，也不能吃肉，因為這有可能引發後遺症，或使舊病復發，只要稍稍地吃點粥就好了。體虛的病人，可用湯匙撇出小米粥上層的精華——米油，空腹喝下，有很好的養脾胃作用，每天早晚均可服用。

雞蛋紅糖小米粥 ………… 溫補身體

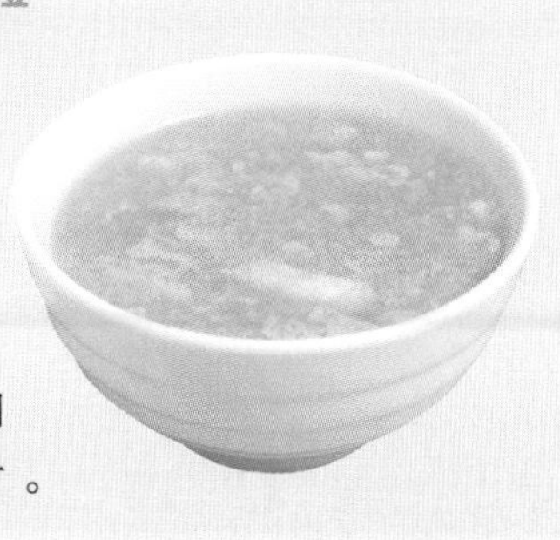

材料 小米100克，雞蛋2個，紅糖10克。

製法 1. 小米清洗乾淨，雞蛋打散成蛋液備用。

2. 鍋中加適量清水煮滾，加小米大火煮沸，轉小火熬煮，待粥爛，加蛋液攪勻，稍煮，加紅糖攪拌即可。

荷香小米蒸番薯 ………… 健脾和胃

材料 小米80克，番薯250克，荷葉1張。

製法 1. 番薯去皮，洗淨，切條；小米洗淨，浸泡1小時，撈出；荷葉洗淨，鋪在蒸屜上。

2. 將番薯條在小米中滾一下，沾滿小米，排入蒸籠中，蓋上蒸蓋，待蒸籠出現蒸氣後，蒸30分鐘即可。

豆漿

性味歸經

甘，平；歸胃、肺經

主要功效

健脾益氣、寬中下氣、利大腸、補虛潤燥、通便解毒、清肺化痰。

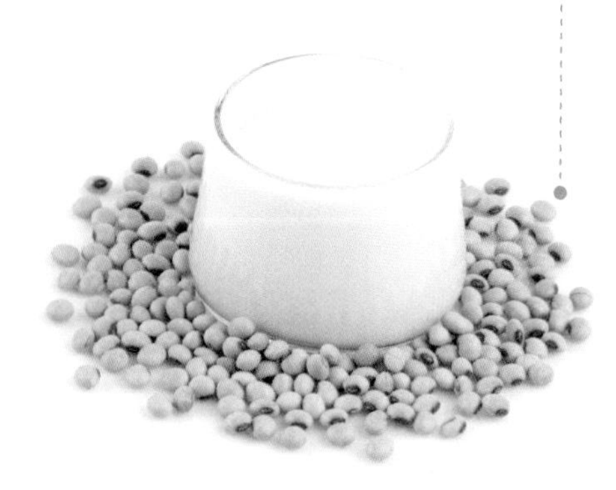

現代醫學研究認為，女性青春的流逝與雌激素的減少密切相關，而鮮豆漿中含有植物雌激素黃豆苷原、豆蛋白、異黃酮、卵磷脂等物質，不僅對乳腺癌、子宮癌等有一定的預防作用，還是一種天然的雌激素補充劑。女性每天喝 300~500 毫升鮮豆漿，能起到調節內分泌的作用，延緩皮膚衰老，養顏美容。

食物妙用

將豆漿徹底煮熟後喝。豆漿適合與澱粉類的食物搭配食用，比如，饅頭、包子、麪包、麪條等。因為豆漿含有豐富的蛋白質，而蛋白質在澱粉的作用下，能與胃液充分發生酶解作用，使人體更容易吸收其中的養分。

食用提醒

豆類中含有抑制劑、皂角素和外源凝集素，這些物質對人體都不好。對付它們的最好方法就是將豆漿煮熟，長期食用豆漿的人不要忘記補充微量元素鋅。

為了控制血糖濃度，減少熱量攝入，不在豆漿中加糖是有利健康的。另外，每次不要過量飲豆漿。

不宜人群

患有嚴重腎臟疾病的人忌喝豆漿；腎臟疾病及痛風、消化性潰瘍、胃炎的病人，應少喝豆漿。

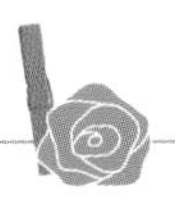

一部豆漿機，自己補氣血

家裏的黃豆、黑豆、紅豆、綠豆，還有小米、黑米、大米、薏苡仁、燕麥，以及紅棗、花生、枸杞子、桂圓等，這些食材統統能讓人補充氣血。每天打一壺豆漿或米糊，各種豆類和米任意搭配，加點紅糖或蜂蜜調調口味，就可以很好地補充氣血。

桂圓紅棗豆漿 …………… 補養心血

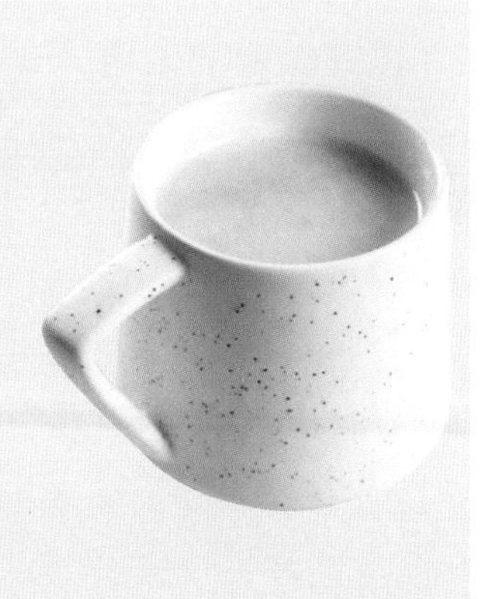

材料 黃豆150克，紅棗20克，桂圓肉20克。

製法
1. 黃豆洗淨，用清水浸泡10~12小時；紅棗浸軟去核，切碎；桂圓肉切碎。
2. 將所有材料倒入全自動豆漿機中，加水至上下水位線之間，啟動程序，完成及過濾後即可。

小米百合葡萄乾豆漿 … 補養肝腎

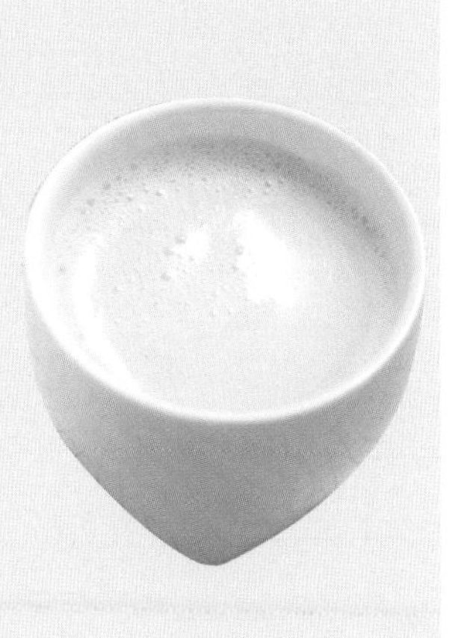

材料 黃豆50克，小米30克，鮮百合、葡萄乾各15克。

製法
1. 黃豆用清水浸泡10~12小時，洗淨；小米淘洗乾淨，用清水浸泡2小時；百合洗淨，分瓣。
2. 將材料中所有食材一同倒入全自動豆漿機中，加水至上下水位線之間，啟動程序，完成及過濾後即可。

3.3 對症飲食，擺脫易寒體質

脾胃虛寒怎麼吃

中醫認為，脾胃是氣血生化之源。女性若長期脾胃虛寒，就會導致陽氣無法傳送到四肢的末端，那麼就會出現手足冰涼、面色發黃、不思飲食、消化不良等症狀。脾胃虛寒，也就是中醫所說的脾陽虛衰，這時一定要溫補脾胃，提升陽氣。

脾胃虛寒的表現

- 胃腹脹痛，喜熱敷、喜按壓，食慾不好。
- 腸鳴噯氣，大便稀薄，小便清長。
- 面色蒼白無光澤，形體消瘦，少氣懶言，四肢不溫，口流清水。

飲食上做到「兩多一少」

多吃些健脾升陽的食物，如山藥、紅棗、生薑、洋葱、桂圓、紅糖、牛肉、羊肉等。

適當吃一些溫熱性質的水果及堅果，如荔枝、桃、櫻桃、椰子、榴槤、杏、核桃、板栗、杏仁。

切勿貪食生冷，要少喝涼水、少吃冷飲、少吃涼性食物和海鮮。

巧加調料去寒

脾胃虛寒的人適量吃點芫茜，可起到溫胃散寒、助消化、緩解胃痛的作用。在煮粥時放入消食理氣的果皮、溫胃散寒的生薑，在即將出鍋時撒入芫茜末，做成芫茜粥來喝。

祛胃寒小妙招

胃脹、胃痛伴有胃怕涼者，多屬脾胃虛寒，可用艾灸肚臍，每天5~10分鐘。

蘿蔔羊排湯 …………………………………… 補虛暖胃

材料 羊排骨250克，白蘿蔔150克，薑片、蔥段各10克，酒15克，蔥花、芫茜、鹽各適量。

製法 1. 羊排骨洗淨，剁成大塊，在熱開水汆燙後撈出，用溫水沖淨備用；白蘿蔔去皮洗淨，切厚片。

2. 煲中加適量清水，放羊排骨、蔥段、薑片、料酒大火煮沸後改小火燉1小時，再加白蘿蔔片繼續燉煮約30分鐘，撒上蔥花、芫茜，加鹽調味即可。

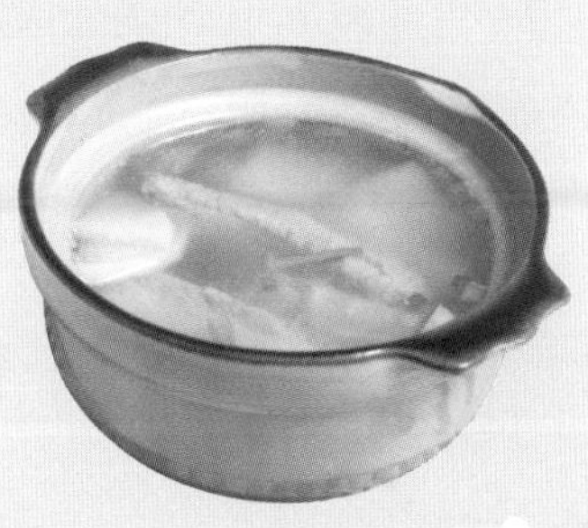

南瓜牛肉湯 …………………………………… 強筋壯骨

材料 南瓜塊500克，牛肉250克，鹽適量。

製法 1. 牛肉去筋膜，洗淨切成2厘米左右的方塊，放入沸水中焯燙至變色後撈出，洗去血沫備用。

2. 在砂鍋內放入約1,000毫升清水，用大火煮開以後，放入牛肉和南瓜，煮沸，轉小火煲約2小時，加鹽調味即可。

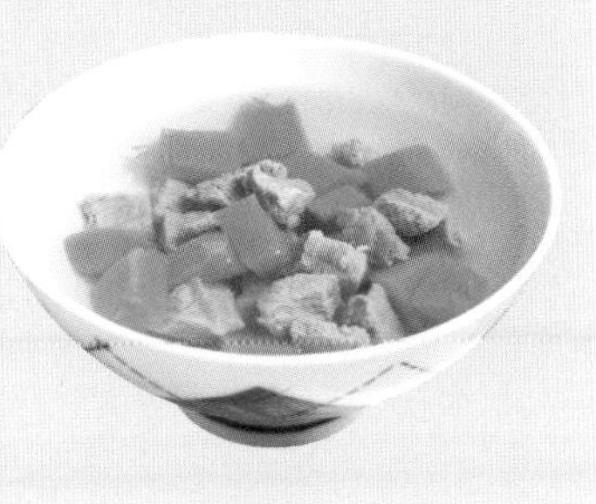

腎陽不足怎麼吃

中醫認為，「腎陽」是腎臟生理功能的動力，也是人體熱能的源泉。當女性腎陽不足時，就會出現手足冰涼、怕冷、神疲氣短、夜尿多等症狀。

腎陽不足的表現

- 陽虛則寒，怕冷是腎陽虛的典型症狀，腰膝冷痛酸軟，四肢發冷、畏寒，尤其是腰以下發涼，平時總比別人多穿兩件衣服。
- 夜尿頻多，小便清長、失禁或不利，月經不調，性冷淡或不孕。
- 腿腫，腳腫。
- 面色青白，頭暈耳鳴，疲倦乏力，舌苔發黑。

飲食上做到「兩多一忌」

- 可多吃羊肉、牛肉、雞肉、韭菜、泥鰍、蝦等。
- 多吃溫補腎陽的天然中草藥，如肉桂、桑寄生、鹿茸、淫羊藿、肉蓯蓉、巴戟天等食材。
- 忌吃生冷、冰凍、性寒等易傷陽氣的食品。

補腎陽小偏方

韭菜子 10 克，米 100 克，鹽少許。先將韭菜子洗淨，研為細末備用。再將米淘洗乾淨，加清水適量煮粥，待熟時，調入研細的韭菜子、鹽等，煮為稀粥服食，每日 1 劑。可補腎助陽，固精止遺，健脾暖胃。適用於脾腎陽虛所致的腹中冷痛，泄瀉或便秘，女子白帶過多、腰膝酸冷、月經痛、崩漏不止等。

補腎陽中成藥

腎陽不足的患者可採用補腎助陽、溫中散寒的方法進行治療。可遵醫囑服用龜齡集、金匱腎氣丸、右歸丸、附子理中丸等中成藥。

杜仲茶 …… 補肝強筋

材料 杜仲葉 12 克，紅茶 3 克。

製法 將杜仲葉切碎，與茶葉一同用熱開水沖泡 10 分鐘，飲用茶水即可。

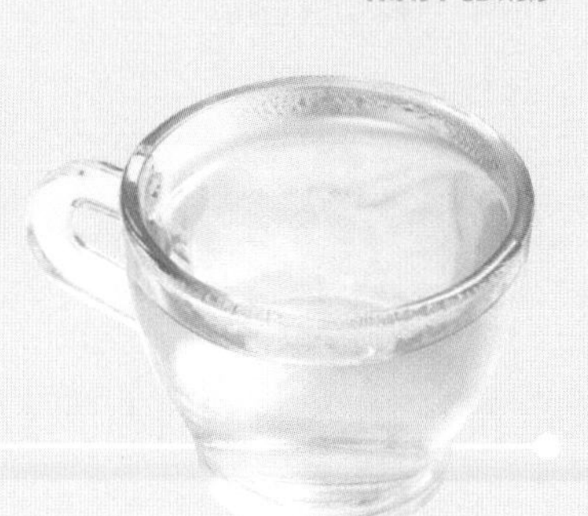

核桃紫米粥 …… 補腎暖胃

材料 紫米 40 克，核桃仁 25 克，米 30 克，冰糖 5 克。

製法
1. 紫米洗淨後用水浸泡 4 小時；米洗淨，用水浸泡 30 分鐘；核桃仁洗淨後，用刀壓碎。
2. 鍋內加適量清水燒開，加入紫米、米，大火煮開後轉小火煮 40 分鐘後，放入核桃仁碎繼續熬煮，粥將熟時加冰糖煮 5 分鐘，至冰糖融化即可。

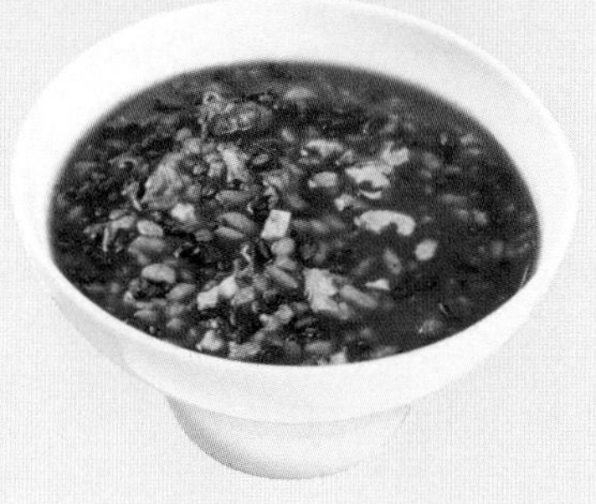

血虛寒凝怎麼吃

血虛寒凝的人常因氣血虛弱，無力將血液傳送至四肢末端而出現手足冰涼。正所謂陽虛則血滯寒凝，此類患者多為月經失調的婦女。中醫認為，血虛證多見於肝、心疾患。因此，補血養肝和補血養心應為血虛體質者的主要滋補方法。但是，氣虛可導致生血不足，所以在補血的同時應補氣，方可奏效。因此，血虛體質者應注意攝入高鐵、高蛋白和高維生素的飲食。

腎陽不足的表現

- 面色蒼白、舌淡瘀紫；
- 手足冰涼，頭暈；
- 肢麻體痛；
- 月經量少、色暗。

飲食上多吃六類食物

多吃補血類食物，如鴨血、桂圓、葡萄、紅棗、菠菜、榛子、花生、黃豆、豬肝、羊肝、雞肝、紅糖等。

多吃含鐵量較多的食物，如黑鯉魚、黑木耳、海帶、紫菜、黑芝麻等。

可選用高蛋白食物，如各種豆製品及蛋類、帶魚、黃花魚、魷魚、海參、蝦、豬肉、牛奶、兔肉、蘑菇等。

多吃富含維生素 A 的食物，如紅蘿蔔、蟹、牛肝、鴨蛋、番薯、翠玉瓜、椰菜、蘆筍等。

多吃富含維生素 C 的食物，如綠葉蔬菜、柑橘等水果。

配搭活血補血類中藥，如當歸、熟地黃、阿膠、製何首烏、白芍、枸杞子、雞血藤、柏子仁等。

補血通脈中成藥

血虛寒凝的女性可採用養血散寒、溫經通脈的方法進行治療，可遵醫囑服用當歸四逆湯、當歸補血丸等中成藥。

桂圓當歸茶

補益心脾

材料 桂圓肉 10 克，當歸 5 克。

製法 將桂圓肉、當歸一起放入杯中，倒入熱開水，加蓋焗泡約 15 分鐘後飲用。

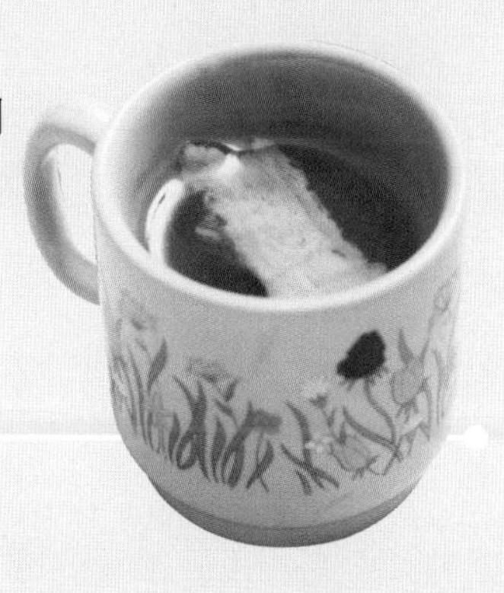

玫瑰燕麥粥

化瘀排毒

材料 燕麥、米各 50 克，玫瑰花 5 克，紅棗 5 粒、熟黑芝麻適量。

製法
1. 燕麥、米分別洗淨，浸泡 30 分鐘；紅棗洗淨，去核。
2. 把玫瑰花倒進鍋裏（可保留幾片花瓣作裝飾用），加適量水煮 3 分鐘至花瓣發白，取出玫瑰花，留玫瑰水。
3. 鍋內加玫瑰水燒開，加入米、燕麥、紅棗，大火煮開後轉小火。
4. 煮約 40 分鐘，至米粒軟爛，盛出裝碗，撒上熟黑芝麻和玫瑰花瓣即可。

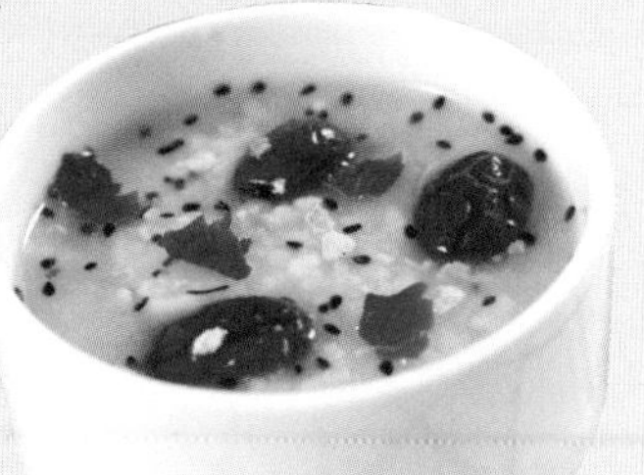

寒濕重怎麼吃

寒濕為陰邪，傷人體陽氣。寒濕重的人多陽氣不足，經絡不通。濕寒病多見於現代醫學的慢性咽炎、頸椎綜合病、肺炎、胸間積液病、冠心病、濕寒造成的多種胃病、肝病、腎病、風濕性關節炎、骨質疏鬆症、坐骨神經痛等。

寒濕重的表現

- 頭部昏蒙、咽鬱塞堵、頸肩強硬、咳嗽痰多、嘔逆食少、胸悶氣短等上焦病變。
- 舌苔發白、腹脹嘔逆、食少納差、腸鳴泄瀉等中焦病變。
- 水腫身重、尿少身冷，表現為腎性水腫、腎炎、腎綜合症等下焦病變。
- 關節疼痛沉重或拘攣麻痺，疼痛的部位愈多，時間愈長，代表體內寒濕愈重。

寒濕重宜吃甚麼

寒濕重可多吃木瓜。木瓜性溫，入肝經，而肝主筋。木瓜有祛風、祛濕除痺、活筋絡的功效，可用於風濕痺痛、筋脈拘攣。臨床上，常用木瓜治療濕疹、手腳痙攣疼痛。

適當吃些具有健脾除濕作用的食物，如白扁豆、綠豆、赤小豆、薏苡仁、山藥、芡實、蓮子等。

脾腎陽虛之人，可用溫腎健脾的中藥助陽調補，如乾薑、白朮、茯苓、肉桂等。

寒濕重忌吃甚麼

寒濕重的人忌食芹菜、生青瓜、柿子、柿餅、西瓜、螃蟹、田螺、蚌肉等生冷性涼的食物，更不可貪吃冷食冷飲。

蜜棗白菜羊肉湯 …………………… 暖補氣血

材料 羊肉 300 克，白菜 100 克，蜜棗、杏仁各 5 克，芫茜段、鹽各適量。

製法 1. 羊肉洗淨，切塊，汆水備用；白菜洗淨，切片；蜜棗、杏仁分別洗淨。

2. 羊肉塊、白菜片、蜜棗、杏仁放入鍋中，加入適量清水，大火煮沸後轉小火煲 2 小時，加鹽調味，最後撒上芫茜段即可。

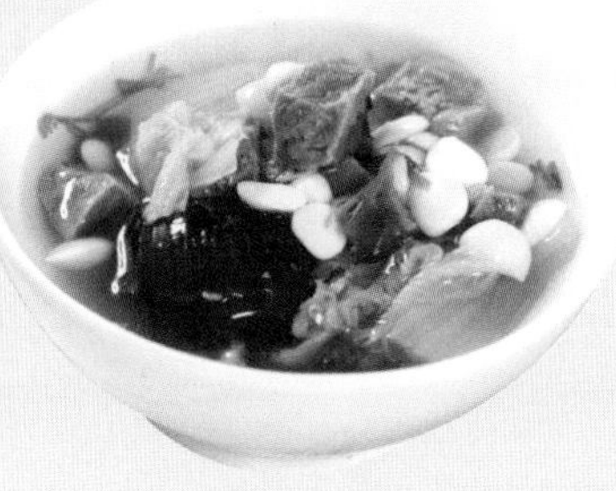

暖胃養生粥 …………………… 健脾暖胃，祛寒

材料 小米50克，黑米、薏苡仁各30克，赤小豆、黑豆各20克，砂仁5克，紅棗 5 粒，枸杞子、桂圓各 10 克，紅糖適量。

製法 1. 小米、黑米、薏苡仁、赤小豆、黑豆洗淨後，用清水浸泡 1 小時；紅棗、枸杞子、桂圓肉、砂仁洗淨後，用溫水浸泡 10 分鐘。

2. 鍋內清水燒開，加入材料中的米類和豆類煮沸，轉小火熬煮 30 分鐘。加入紅棗、桂圓肉、砂仁繼續熬煮 20 分鐘。最後加入紅糖、枸杞子略煮至粥稠即可。

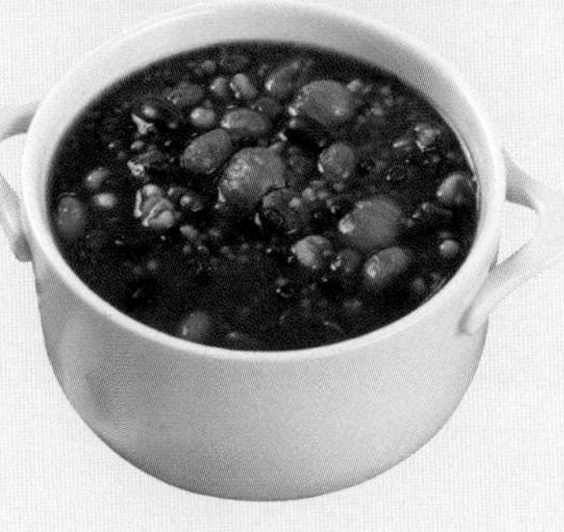

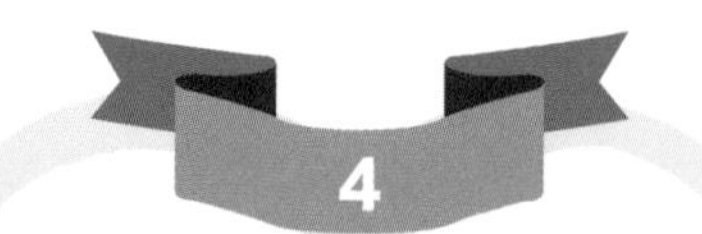

4 熱養有招，女人的問題女人解決

4.1 溫水防婦科病

做家務最好多用溫水

做家務最好多用溫水。有數據顯示，溫水是冷水清潔和殺菌效果的5倍，不僅舒適，還能預防關節炎和婦科病。長者們普遍都有勤儉節約的習慣，即使到了冬天，洗碗、洗菜時，怕浪費電力及水而不肯用溫水洗滌，寧可用冷水。事實上，無論從自身健康，還是生活中洗碗洗菜的需要方面來看，使用溫水都是必要的。

溫水做家務，衞生

飲食衞生、健康角度來看，用溫水洗菜洗碗有着諸多的好處。首先，溫水洗碗更能徹底清除餐具上的污垢；其次，如果用冷水洗碗，勢必會使用更多洗潔精，既有洗潔精殘餘影響健康之嫌，也對環境保護不利。洗水果、蔬菜也是溫水才好，因為溫水比涼水更容易去除蔬果表面的農藥殘留。不要怕溫度太高的水會破壞果蔬中的營養物質，只要水是溫熱而不燙的就可以放心洗滌。

如果每天用冷水做家務，不但會加重老年女性的畏寒症狀，甚至會導致風濕等嚴重疾病。

經期不宜涉冷

女性在月經期免疫力下降、易着涼，較為虛弱。因此，經期應注意保暖，避免過度疲勞。如果受到過強或突然的冷刺激，子宮及盆腔內血管將過度收縮，影響盆腔血液循環，有可能引起經血減少或突然停止，甚至可誘發痛經。所以，經期應避免淋雨、涉水作業、游泳、冷水洗澡等。

經期體溫的變化

因為雌激素能夠擴張血管，女性的體溫會受雌激素水平的影響。女性在月經週期開始時，雌激素水平很高，血管擴張，血液循環隨之擴張到全身皮膚的末梢，這時身上就比較溫暖。因為女性在排卵以後，由於孕激素的分泌，體溫會上升 0.3~0.5℃（稱雙向型體溫），並持續 12~14 天，然後一直下降到下次月經。如無排卵，體溫不上升，整個周期間呈現低平體溫，稱單向型體溫。

月經期間哪些事情不能做

月經期間有哪些事情不能做，除我們已熟知的不宜過性生活、不宜穿緊身衣褲外，還有一些小細節常被忽視。如不宜受冷，否則會影響盆腔的血液循環，引起經血減少或月經突然停止，甚至痛經。因此，經期應避免受寒、涉水、淋雨及冷水洗澡。

盡量不穿低腰褲。

禁止浸浴及游泳，也不要用冷水沖腳，否則可引起月經不調、閉經。

不宜太勞累，但要適當活動，以促進血液循環，使月經通暢。

不宜捶腰背部。捶打可使盆腔進一步充血，血流加快，引起月經過多或經期過長。

經期衛生怎麼做心

經期以淋浴或擦浴為主。應保持外陰部的清潔衛生，每晚可用溫開水沖洗外陰，洗時注意不要讓污水進入陰道內。大小便後用衛生紙從前向後抹拭，以防污染內、外生殖器，要選用柔軟、色淡、無菌的衛生巾。

不宜過度唱歌、大聲説話。女性在月經期間，由於體內性激素水平變化，聲帶毛細血管充血，呈現輕度水腫，血管壁也比平時脆弱。這時如果過多唱歌、大聲説話，會使聲帶過度疲勞，毛細血管發生破裂，造成聲帶出血和聲音嘶啞。

經期不該多吃的食物

不吃生冷的食物，生冷食物可引起經血凝滯，導致痛經或經期延長。

少吃一些屬性偏涼的食物，例如，冰品、茄子、苦瓜、冬瓜、青瓜、蟹、田螺、海帶、竹筍、雪梨、柿子、柚子、西瓜、奇異果、香蕉、哈密瓜等。

經期應少吃苦瓜等性寒之物。

避免食用辛辣及有強烈刺激性的辛熱食品，如芥末、辣椒、花椒、胡椒、油炸物等。因為辛辣刺激之物可引起痛經、經量增多。

不喝濃茶、咖啡等。

經期應該多吃的食物

經期內應多吃黑木耳、黑芝麻、花生、南瓜、紅蘿蔔、雞蛋、雞肉、鯽魚、核桃、荔枝、桂圓、蘋果、櫻桃、葡萄、紅棗等。

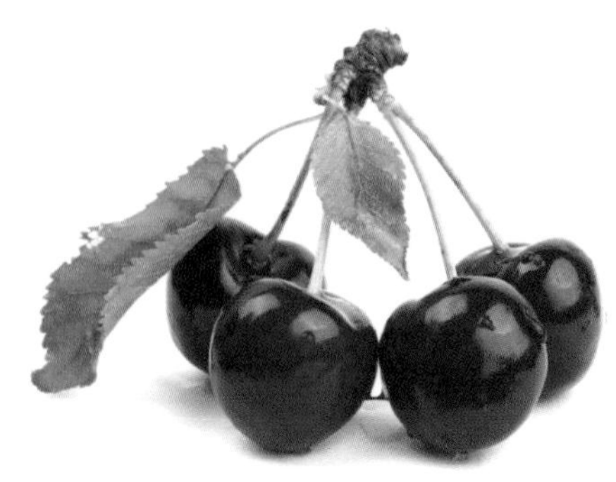

經後可以補血

經期後需要多補充含蛋白質及鐵、鈣、鉀、鎂的食物，如肉、蛋、奶類及動物肝臟等。有失血較多情形的女性，可多吃紫菜、菠菜、蜜棗、紅菜苔、葡萄乾、黑豆等食物來補血。

	紫菜（乾）	黑豆
鐵 /mg	54.9	7
鉀 /mg	1796	1377
鈣 /mg	264	224
鎂 /mg	105	243

以上數據均為每 100 克食材可食部分所含的無機鹽量。

月經失調用食補

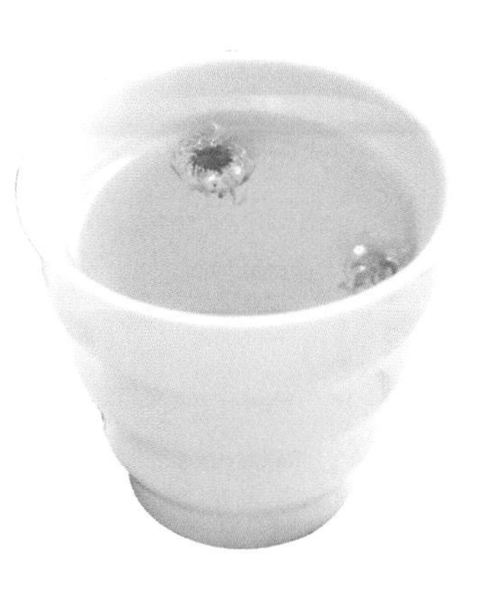

如果是月經遲來、量少，腹痛，怕冷，拉肚子，平日要忌吃生冷食物，多吃紅棗蓮子湯來補血。

如果是月經過多、口乾舌燥、頭痛、失眠，平日要少吃辛辣、上火的食物，多吃黑木耳、綠豆、百合、菊花茶等清涼食物以改善體質。

祛寒小妙招

如果在經期內，不小心吃了冰冷的食物，或是忍不住吃了雪糕，可以多喝紅糖生薑水來平衡體內的血液循環，促使血流通暢。

4.2 暖體護子宮

女人的生殖系統最怕冷

中醫常說「暖宮孕子」，健康、「幸孕」的小肚子都是暖暖的。女人的生殖系統「最怕冷」，下半身受涼，會導致女性宮寒，除了手腳冰涼、痛經外，還會造成性冷淡。宮寒造成的瘀血，會導致白帶增多，陰道內衛生環境下降，從而引發盆腔炎、子宮內膜異位症等，嚴重的會引起不孕。

低溫是婦科疾病的罪魁禍首

女人身體受寒，易導致月經失調，並產生痛經、腰痛等症狀。女性在月經來前 4 天左右，因為雌激素分泌量急劇減少，從而影響自主神經，使血管收縮，血液循環受阻，所以容易畏寒。受寒會導致女性排卵障礙，使月經失調，從而引發各種婦科疾病。

寒凝血瘀易致婦科病

俗語說：「男怕傷精，女怕傷血。」中醫認為「婦人以血為本」，女性的月經、白帶、懷孕、生產、哺乳一直到絕經，都離不開大量血的支持。中醫理論認為，「溫則通，寒則凝」，血得溫而行，得寒則凝。寒冷會導致血液瘀滯，而陰血需要流動才能起到滋養、濡潤的作用，一旦停滯，如同地上積的髒水坑、凝固的冰塊，就可能形成結節、包塊、腫物，不暢則少，不通則閉，不通而痛。經前明顯的乳房脹痛、閉經、痛經及月經不調，都是經脈不暢、氣血逆亂的典型表現。

因此，中醫認為婦科病多與血相關，且多為寒證。大凡人體之血「貴在流通」，流通則盛，瘀則為病，女性更是如此。所以對女人來說，保持血的充盛和暢通，是預防婦科病的重中之重，而要想血液暢通，就得從下半身的保暖做起。

房事後暖好肚子

一番激情後，難免會出一身汗。有些人習慣敞衣休息一會兒，以散發掉熱氣。殊不知，此時若不及時穿衣服，尤其是不注重保暖腹部，極易誘發一些疾病。

腹為陰海，女人養陰必暖腹

中醫認為，腹部是「五臟六腑之宮城，陰陽氣血之發源」。腹部內有肝、膽、脾、胃、腎、小腸、大腸、膀胱等臟腑，並為足少陰腎經、足厥陰肝經、足太陰脾經、足陽明胃經、陰維脈、陰蹺脈、任脈、沖脈、帶脈等經脈循行之處。因此，腹部為全身經脈走循最多、穴位分佈極密的部分。

由於手足三陰經及任脈都循行於腹，故腹部為陰脈之海，掌握陰氣的盛衰。腹部十二募穴內通五臟六腑，特別是腹部還有神闕（肚臍中央）、氣海（臍下 1.5 寸）、關元（臍下 3 寸）等要穴，是調養脾胃、腎氣及沖任之氣的要地。而脾胃、腎氣及沖任之氣，主管女人的氣血問題及月經、生育等。

女人為陰，養陰須養好腹部。激情後如果不及時給腹部保暖，女性易出現宮寒，除了手腳冰涼、月經不調、痛經外，還會造成性冷淡。另外，宮寒造成的瘀血，可能會使白帶增多，從而誘發盆腔炎、子宮內膜異位症等婦科病。

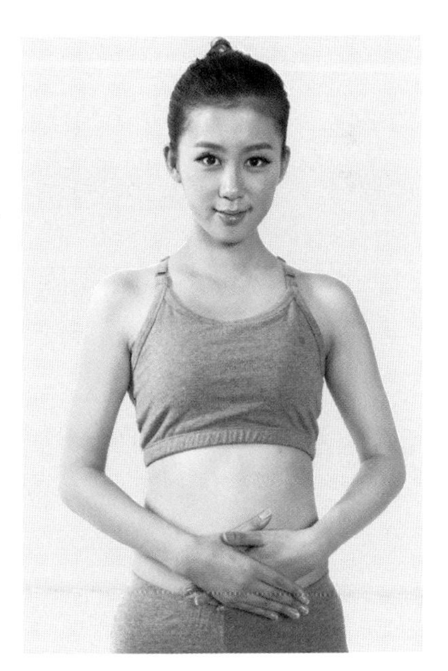

按摩腹部祛寒

在日常生活中，可以通過按摩腹部提高自身的祛寒能力。每次按摩，以腹部感到微微發熱為宜。

女性宮寒怎麼辦

女性朋友在看中醫的時候，常會聽到「宮寒」這個詞。顧名思義，所謂宮寒，就是「子宮寒冷」的意思。但中醫所說的宮寒並不是說子宮內的溫度低，而是指子宮、卵巢等多種生殖器官的功能處於一種相對低下的狀態。女性宮寒了，不僅會引發痛經、月經推遲、色斑等疾病，甚至可能引起不孕。據說一代美女趙飛燕得寵數十年而不孕，就是宮寒的緣故。

這些寒證症狀你有嗎

1. 經常氣色很差、精力不濟，痛經、小腹部有冰冷的感覺。
2. 白帶多且清稀，聞起來有股腥味。
3. 經期不是提前就是滯後，而且量少、顏色偏暗。
4. 照鏡子，發現自己的舌苔白且水滑。怕冷，經常腰膝酸冷、手腳冰涼。
5. 面色暗黑或蒼白無華，性趣不高，備孕好久都沒動靜。

你是否有以上症狀中的大多數？如果是，那麼你很可能屬通常所說的「宮寒女」。

哪些女性更易患「宮寒」

- 平日裏就怕冷，手腳容易發涼的女性。
- 特別愛吃冷飲和甜食的女性。
- 貪圖涼快，常處於冷氣環境中的女性。
- 在冬天也衣着單薄的女性。
- 快速減肥的女性。健康的減肥應循序漸進，如果迅速瘦身，身體在短時間內會丟失大量能量，寒邪很容易乘虛而入，攻擊子宮。

患了「宮寒」應怎麼調養

1 飲食得當

避免吃生冷食物。

平時最好少吃寒涼的食物。陽氣是溫熱之氣，凡屬性質寒涼的食物，均會導致人體陽氣的損傷。

少吃屬寒涼的食物，包括：

雪糕、綠茶、冰鎮啤酒與飲料；
螃蟹、蛤蜊、生蠔等海鮮；
西瓜、梨、柿子、香蕉等水果；
苦瓜、青瓜、百合、蓮藕、萵筍、白蘿蔔、白菜等蔬菜；
綠豆、蕎麥等雜糧。

多吃陽性溫補的食物，以溫陽暖宮：

羊肉
溫補強身
韭菜
助陽暖胃
核桃
溫肺補氣
桂圓
溫養強體
紅棗
補益脾胃
花生
滋養補氣

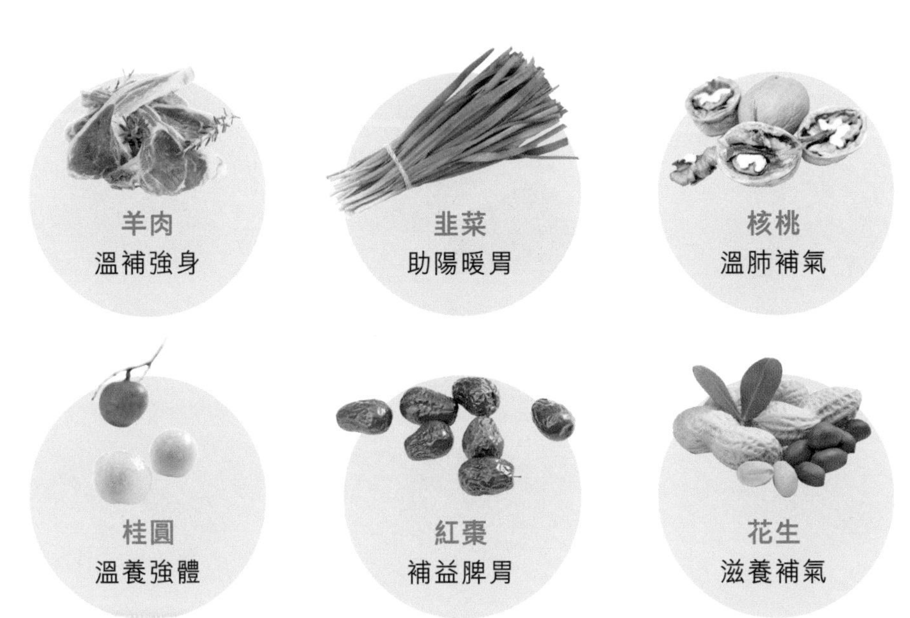

黑色食物可入腎，應多吃黑色食物，以提升體內的陽氣：

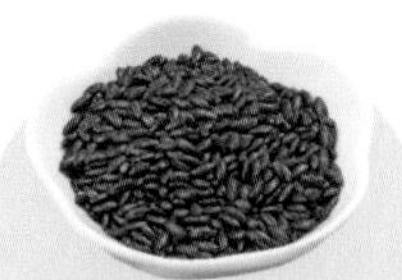

黑米
滋陰補腎

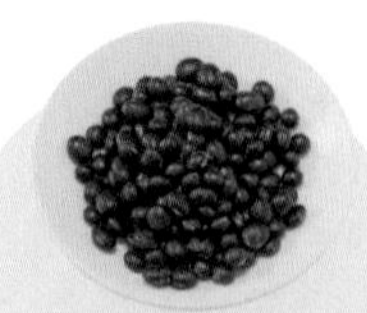

黑豆
補腎強身

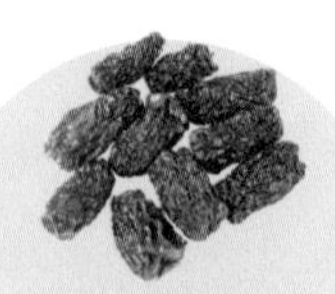

黑棗
補腎養胃

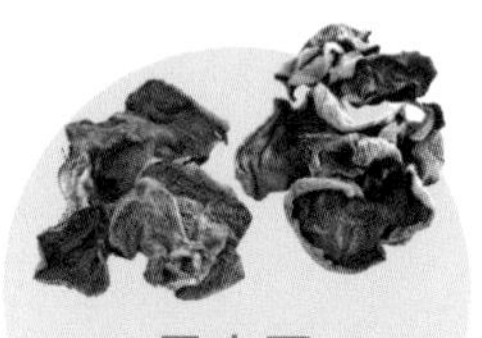

黑木耳
補氣活血

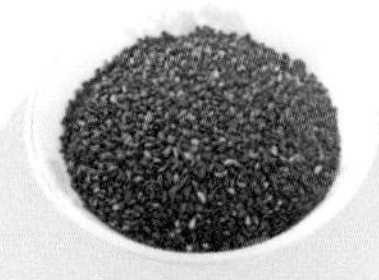

黑芝麻
滋養肝腎

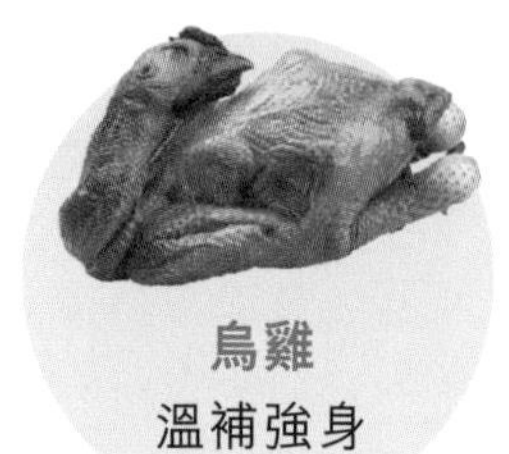

烏雞
溫補強身

② 中藥調理

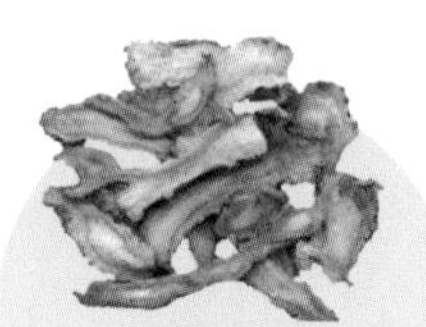

當歸
補血調經

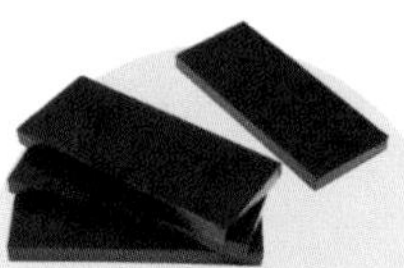
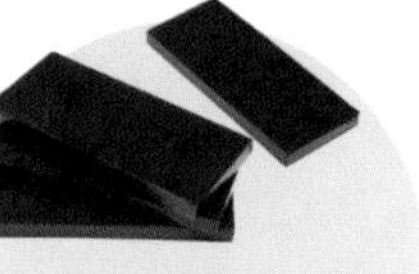

阿膠
補血止血

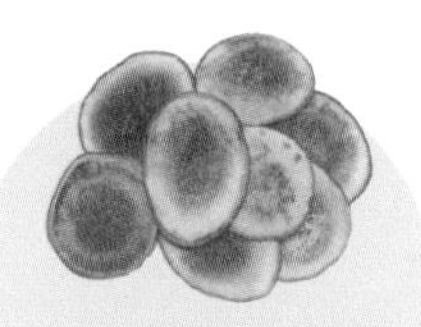

鹿茸
養血益陽

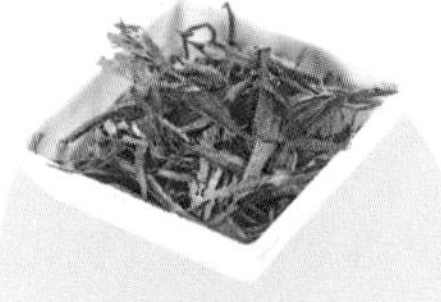

艾葉
溫經散寒

丁香
溫腎助陽

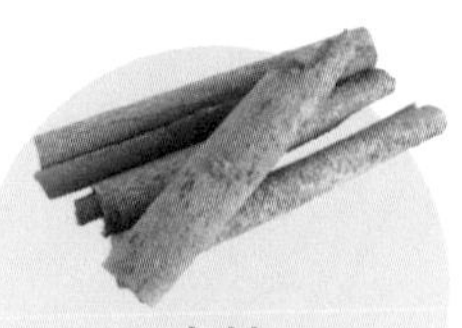

肉桂
補火助陽

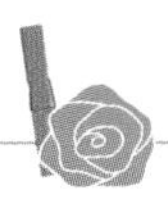

宮寒引起痛經，怎麼辦？

如果宮寒引起痛經，可用棉花棒蘸一些酒精進行耳道按摩，直至有溫熱漲感為止，可達到緩解痛經的目的。

祛寒小偏方

薑醋蛋、酒釀對輔助治療宮寒療效較好，宮寒女性可以常吃。受涼的女性，也可以在房事後飲用一杯薑糖水，祛寒暖體。

③ 做到防寒保暖

夏天待在有冷氣的室內一定要注意保暖，上衣盡量穿長一點的，護住腰腹。外出時，不要坐在地上或石椅上，以免受寒。特別是在寒冷的冬季，「冰雪美人」是要不得的。

④ 多參加運動

「宮寒」的人還應適當加強運動，一般來説，宮寒的人偏於安靜沉穩。中醫認為「動則生陽」，寒性體質者需要通過運動來增加陽氣，尤其要參加有氧運動，如快走、游泳、慢跑等。運動中和運動結束後也要注意保暖，特別是出汗後，毛孔張開，寒邪很容易乘虛而入。

每天快步走 30 分鐘，子宮血液循環速度可提高 10%。

每週游泳 2 小時，可使宮縮能力提高 10% 以上。宮縮能力提高了，就能保持子宮內溫度。

每週做 3~4 次「暖宮操」。

練習暖宮操

1

雙膝自然分開，跪在墊子上，挺直腰部。

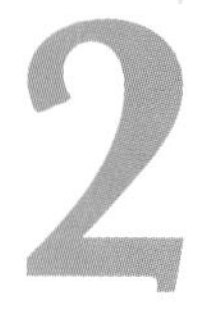

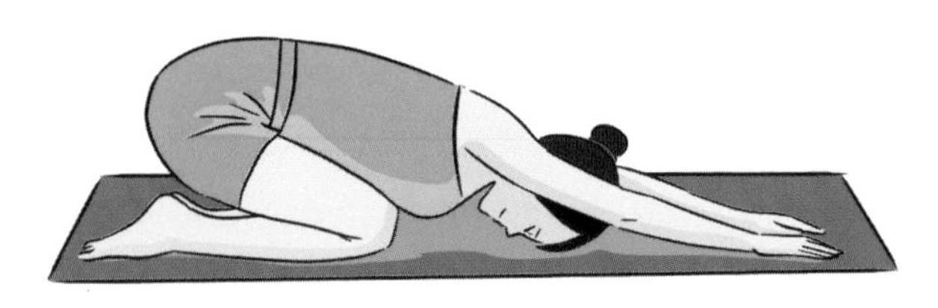

向前彎腰，讓胸部盡量接近墊面，保持 5 分鐘。

3

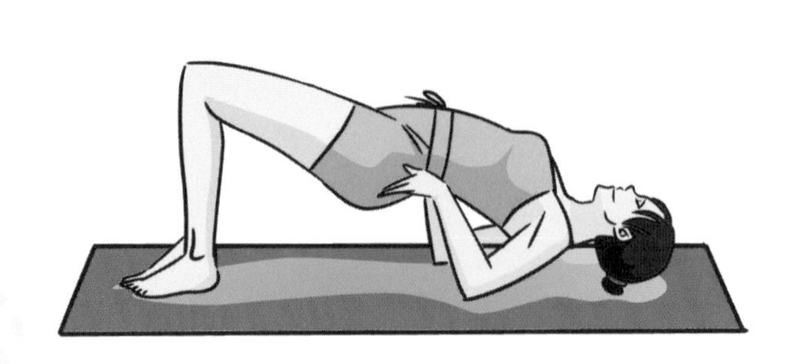

接着平躺在墊子上，做收腹提臀運動，臀部在空中盡量保持 3~5 分鐘，感覺子宮隨身體一起收縮。

⑤ 自我按摩穴位

可經常按摩湧泉穴，對固護陽氣、預防宮寒大有益處。除此之外，每隔3~5天，用刮痧板刮拭腰骶部、腹部至發紅發熱，也是治療宮寒的好辦法。

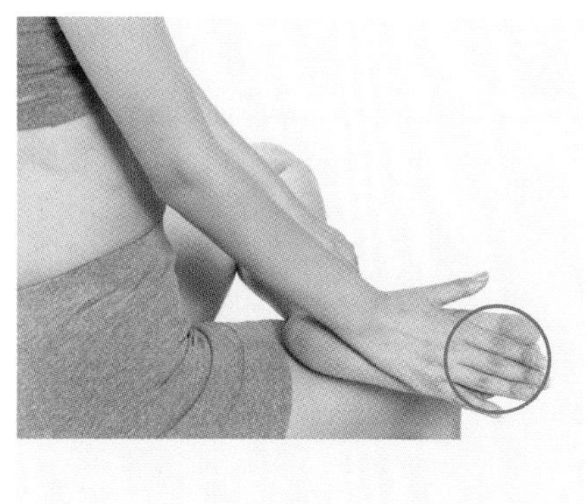

按摩湧泉穴

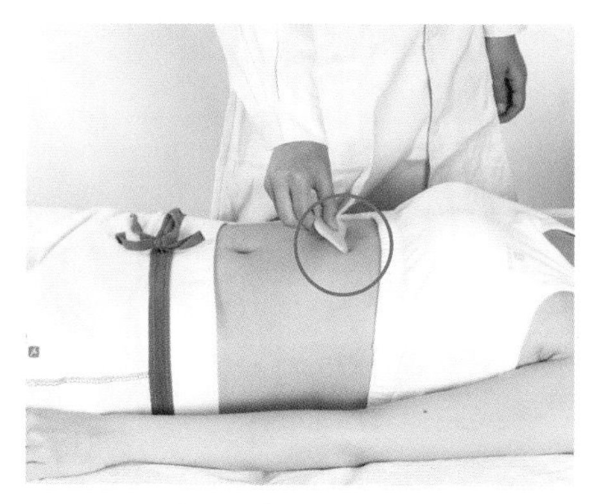

刮拭腹部

⑥ 艾條溫灸法

還可以採用艾條溫灸的方法。一般選取4個穴位：神闕穴、氣海穴、腰陽關穴及關元穴，每天用艾條熏30分鐘，可以起到很好的效果。

- **神闕穴：**位於肚臍窩正中。

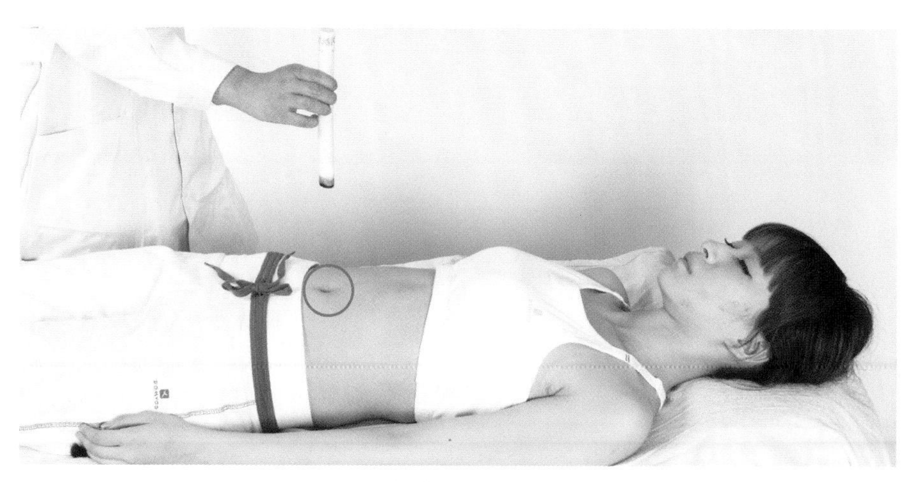

艾灸神闕穴

• **氣海穴：**肚臍正中直下 1.5 寸處

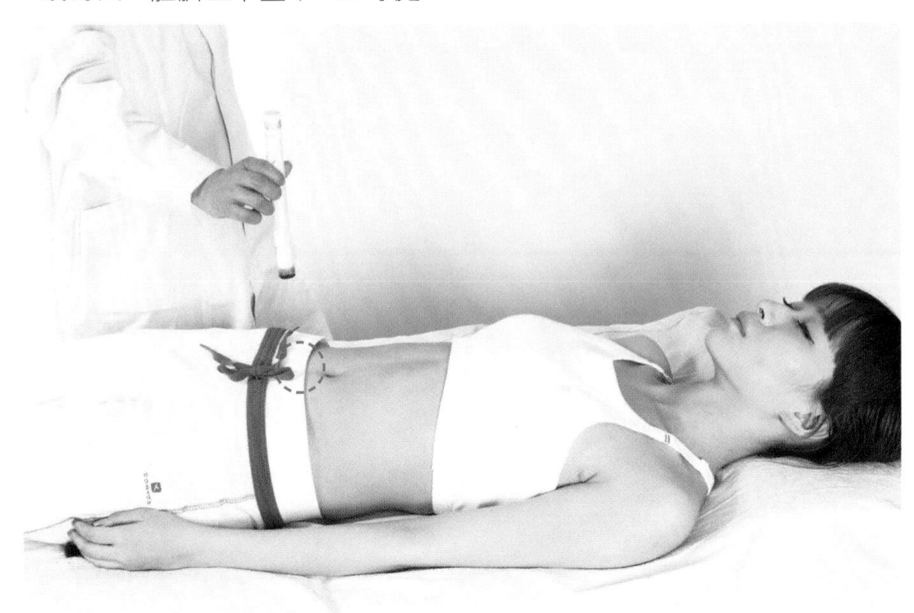

艾灸氣海穴

• **腰陽關穴：**第 4 腰椎棘突下凹陷中，後正中線上

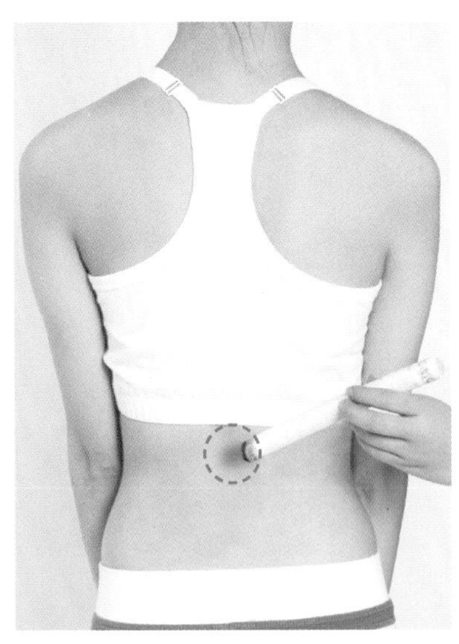

艾灸腰陽關穴

• **關元穴：**肚臍正中直下 3 寸處

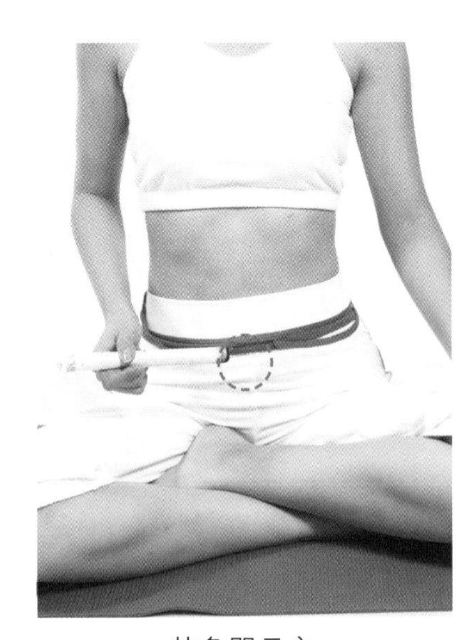

艾灸關元穴

暖宮散寒飲食推薦

當歸生薑羊肉湯 …………………………………… 溫中散寒

材料 羊肉500克，當歸20克，薑片30克，鹽、麻油適量。

製法 1. 羊肉洗淨，切小塊，汆水備用；當歸洗淨，包入紗布袋中。

2. 砂鍋放入羊肉、當歸、薑片，加入清水蓋過食材，大火煮滾後，轉小火煮至羊肉爛熟，取出當歸，加鹽調味，淋入麻油即可食用。

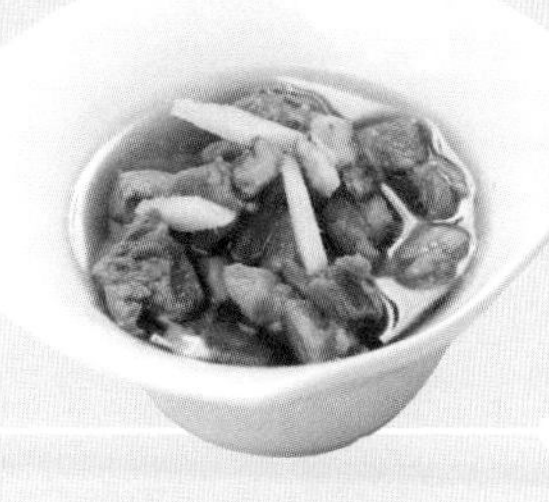

烏雞紅棗參湯 …………………………………… 暖宮散寒

材料 烏雞半隻或半斤（1人份），去核紅棗5枚，西洋參12~15克，枸杞子、料酒、鹽各適量。

製法 1. 將烏雞洗淨，去皮切塊，過水去油，待用。

2. 鍋中加適量水，放入烏雞塊、紅棗、西洋參、料酒、枸杞子，大火煮滾後改小火燉煮。完成後，加鹽調味。

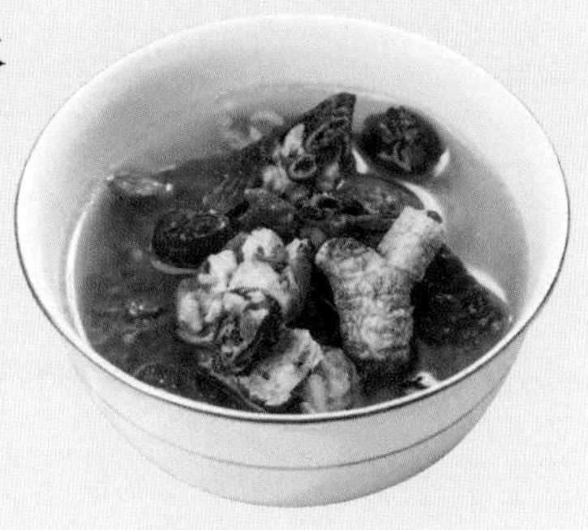

益母草生薑茶 ……………… 經期呵護

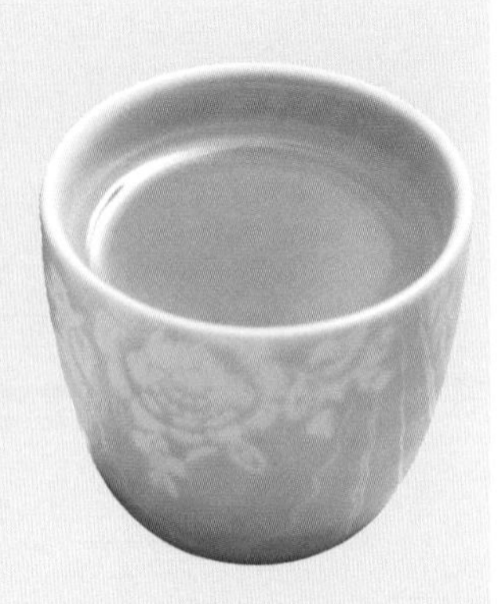

材料 益母草（乾品）15 克，生薑 20 克。

製法 1. 益母草乾品、生薑洗淨。

2. 將益母草乾品、生薑一起放入砂鍋中，加入適量清水，大火煮開後轉小火煎煮約 20 分鐘，濾取湯汁，溫熱飲用。

當歸茶 ……………………………… 調經止痛

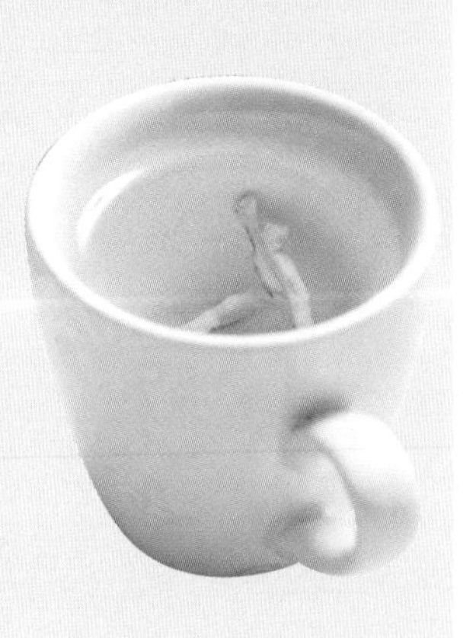

材料 當歸片 6 克。

製法 當歸洗淨。將當歸放入保溫杯中，沖入熱開水，加蓋焗泡約 15 分鐘後飲用。

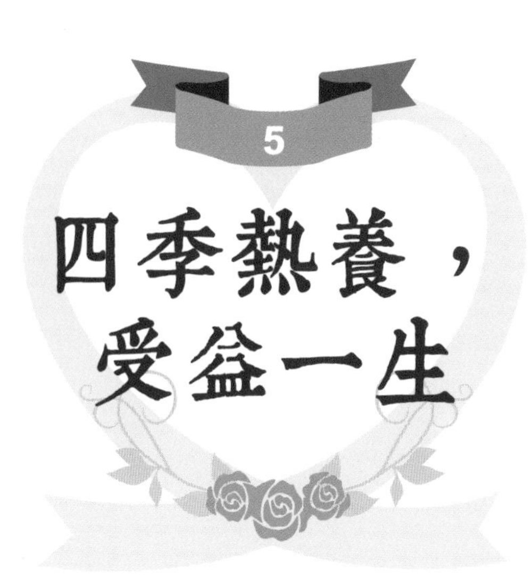

5.1 春天要防風

春天當防風邪

風為春天的主令，所以一年四季中，春季預防風邪尤為重要。因為隨着氣候逐漸轉暖，人體皮膚及毛孔開泄，腠理變得疏鬆，很容易讓風邪「鑽空子」。《黃帝內經》裏記載「風者，百病之長也」，亦為百病之始，說明在眾多引起疾病的外感因素中，風邪是主要致病因素。

春發百病皆由風

春天乍暖還寒，氣候變幻莫測。風既能加快空氣與皮膚的熱量交換，使體內熱量過多散失，讓人感覺寒冷；又能降低空氣濕度，帶走人體體表的水分，使人不時有乾燥之感。所有這些，都將造成人體的抗病能力下降，致使諸多病原微生物乘虛而入。中醫說「風邪上受，首先犯肺」。風邪最易侵犯呼吸道，引起傷風感冒、支氣管炎、流感、肺炎等呼吸系統疾病，有時還可誘發其他疾患，如哮喘、蕁麻疹、過敏性紫癜、高血壓、心肌梗死、腦中風等。

防風於未然

不可過早減衣或穿薄衣短裙，要隨氣候變化而增減衣物，特別應多備幾件背心、外套等。

「春捂」有招

春季氣溫忽升忽降，人體調節功能一時難以適應，就容易發生感冒等呼吸道疾病。「春捂」是指在天氣變暖時，不要急於減衣。適度春捂能夠避免寒氣入侵人體，只有這樣，陽氣才能不斷生發，才會有夏季陽氣盛滿的狀態。陽氣具有溫養和固衞肢體的能力，春捂也能有效地防病保健。

「捂」多久要依體質而定

捂多久要依每個人的體質而定，因為每個人耐受冷熱的程度都不一樣。如果你捂得感到輕微咽喉燥熱、身體稍冒汗，那麼即便氣溫已經稍高於15℃，也不必急着減衣。但如果你捂得全身出汗，就不妨早點兒換裝。

3 個部位要重點春捂

春天的清晨與夜晚，氣溫往往較低，外出應多穿些衣服，睡覺蓋厚點的被子。女人春捂要特別重視對頭、腳、頸、手等部位的保暖，慢摘帽子，緩取圍巾，晚脫厚襪和手套。此外，以下 3 個部位要重點「春捂」。

手腕：手腕處有心經的原穴，即神門穴（腕橫紋小指側端凹陷處）。心主管全身的血脈，通過輸送氣血來溫暖全身，所以手腕部是春捂的關鍵部位，可用風筒以熱風吹此部位。

腰眼：經常用熱水袋熱敷或艾灸腰眼處的腎俞穴（第二腰椎棘突旁開 1.5 寸處），可起到溫暖腎陽的作用。

肚臍：中醫稱肚臍為神闕穴（位於臍窩正中），溫暖此穴有鼓舞脾胃陽氣的功效，可經常熱敷此部位。

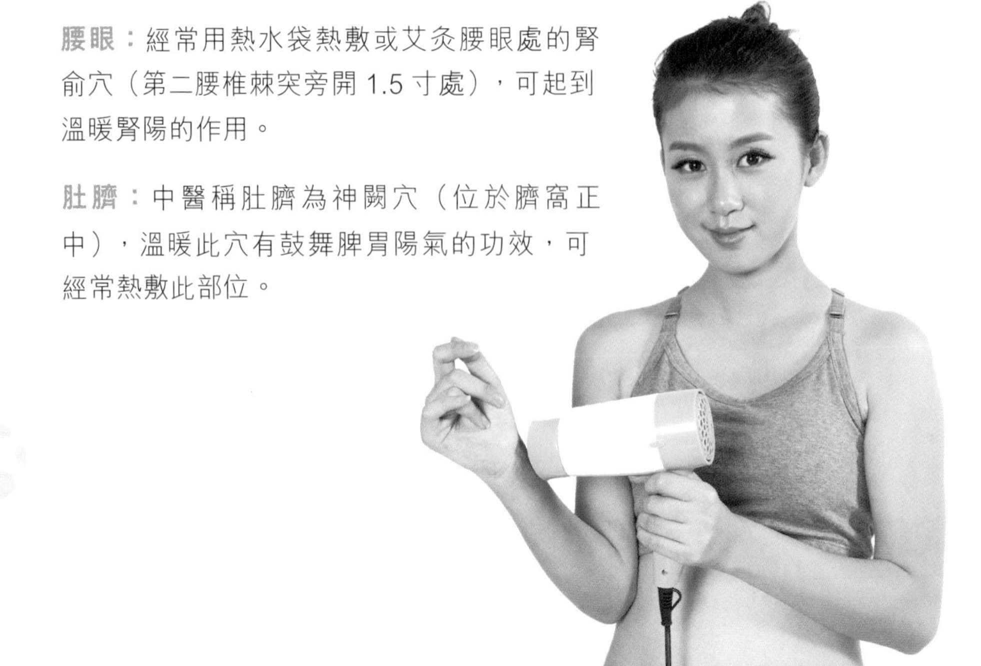

5.2 夏季莫貪涼

夏天女性更易「宮寒」

夏季人體陽氣雖旺盛，但它是浮散於外的。這時候，人體就像一個大雪櫃，外面是熱的，裏面卻是寒的。再加上這個季節女士愛喝冷飲，愛穿露臍裝，冷氣、風扇也幾乎整天開着，導致女人在夏天更容易造成「宮寒」，還會落下病根。所以，女人要選擇健康的「熱養生」度夏。

夏天避開這些冷養方式

大量吃生冷食物。一到炎炎夏日，為了消暑，人們常吃冰凍食品，尤其是雪糕、冷飲和冰鎮西瓜等。很多女人常捧着一個大冰鎮西瓜，用來代替晚餐。然而，夏季人體的陽氣呈向外擴散的趨勢，體內陽氣比起其他時期相對不足。這時，如果大量攝入生冷食物，會嚴重傷害人體的陽氣。

休息太貪涼。夏季的晚上，不少人喜歡整夜開着冷氣睡覺，甚至乾脆在地上鋪個涼席睡。殊不知，這些行為極易使身體遭受風寒，損傷陽氣。夏季人體毛孔張大，人在熟睡時，代謝減慢，體溫調節功能下降，這時開冷氣、睡地板都易使寒邪侵入體內，因此不要一味追求涼快。

夏天學會「熱着過」

夏天，女人要順着陽長的規律，採取以熱制熱的「熱養」法。

養陽要遠離寒邪。飲食上盡量少吃生冷食物。俗語說：「冬吃蘿蔔夏吃薑，不用醫生開藥方。」夏天就應該用薑等食物來溫中散寒，可以把生薑、紅糖一起沖泡後服用，並且不要長時間待在封閉的冷氣房內，更不可圖涼快，用冷水洗頭洗腳。

注意保暖避寒

大家經常會碰到這種現象：同樣在家中吹冷氣，女性比男性更易受涼。女性因為其生理特性，熱適應比男性差，「寒邪」和「濕氣」常會侵擾她們，導致精神萎靡、容易感冒，患腹瀉等腸胃道疾病。所以，夏日裏，女性要特別注意保暖避寒。

避寒先暖腰腹

腰腹部居於身體的中段，上接頭部之陽，下連足部之陰，為人體陰陽轉換之樞紐，一旦陰寒入內，會影響全身氣血的正常運行。腰腹部的避寒保暖能保護陽氣，抵禦外邪，預防疾病。對於那些痛經、月經不調的女性來說，腰腹部的保暖尤為重要。所以，即使在有冷氣的室內也一定要注意保暖，上衣盡量穿長一點兒，以護住腰腹部。晚上睡覺時，用毛巾或毛毯將腹部遮蓋住。

防寒措施看過來

在辦公室備外套或披肩。在辦公室冷氣房裏，不管是穿短裙還是吊帶裙，一定要準備外套或者披肩遮蓋裸露的肌膚。頸、肩、背、腰、腿、膝蓋甚至腳，都不能受涼。

別坐在冷氣下面。如果座位不能移動，就要多準備一條小絲巾，別讓風直吹頸部。

別在辦公室午休。睡眠時毛孔舒張，易被寒邪所傷。

到戶外走走。在冷氣房待久了，可以去戶外走走，有助於體內寒氣發散出來。

減少寒涼之物的傷害

中醫認為，夏季是發散之季，夏天陽氣由體表向外發散，腸胃等內部器官相對於體表反而寒，更易受到寒涼之物的傷害。於夏季時女士們多會飲用各種冷飲，更容易對腸胃造成嚴重的損傷。為了減少寒涼之物對身體的傷害，女性在飲食上須注意。

雪櫃裏取出的食物莫急着吃

即便是炎熱的夏季，女性也不要吃過多的冷飲、寒性瓜果等寒涼之物，從雪櫃裏取出的食物，最好在室溫下放置一段時間再吃。

先熱後涼順着吃

女性在吃冷食之前最好先吃一些熱食「墊底」，以防止冷食直接刺激腸胃。也就是説，先吃熱的食物，後吃涼的。如果順序顛倒，涼氣就會被熱氣順勢下壓到子宮，給子宮帶來傷害。

此外，民間有「冬吃蘿蔔夏吃薑」的説法，生薑性溫，有溫中散寒的功效。女性在吃涼東西前，也可先用熱水沖泡一杯薑茶喝一下，一杯水用一片薑就可以，操作簡單，效果佳，這個防寒之法很不錯。

吃涼性食物應配葱薑蒜

生吃食物時最好搭配一些熟食。特別是性寒涼的食物，可以搭配葱、薑、蒜等調料中和寒性。

平時常生吃的蔬果中，就有很多是寒涼性的，如苦瓜、青瓜、茄子、梨等。而葱、蒜、薑屬熱性食物，搭配着吃可防止體內寒氣加重。如在涼拌苦瓜、青瓜、茄子時，加點蒜末調味；吃完梨，喝碗紅糖薑水，都能減弱寒性。

5.3 秋季正確去火防燥

出現上火，不要盲目瀉火

中醫理論認為，秋季主氣為燥，氣候乾燥缺乏水分，人體易感燥邪而發病。從燥邪的致病特點看，一是燥邪乾澀，易傷津液；二是燥邪傷人，多從口鼻入而傷肺，所以秋天心煩口渴、鼻乾咽燥、乾咳少痰者很多。因此，也使很多人形成錯覺，認為自己上火了，自行購買清熱瀉火的藥物。

燥邪有外燥與內燥之分

其實，燥邪有外燥與內燥之分。外燥是因外感燥邪而發，應服用輕宣燥邪之劑，代表藥物如杏蘇散。內燥則或由熱盛傷津，或汗、吐、下後傷津，或素體陰血虧虛等原因引起；多伴有毛髮乾枯、小便短少、大便乾結等症狀；應服滋陰潤燥藥物，如清燥救肺湯或養陰清肺湯之類。

總之，初秋雖然還熱，但不要過於貪涼，有病也別一味清熱瀉火，一定要諮詢中醫師辨明原因，以免耽誤病情。

出現上火，不要盲目瀉火

咽喉紅腫疼痛是上火的標誌，可以適當地吃一些藥物瀉火，食用一些養陰的食物或中藥。但是不要盲目瀉火，一些脾胃虛寒的人服用瀉火藥後會傷到胃。

秋季進補不當也是導致咽乾、咽痛等上火的原因之一。初秋不是進補的季節，初秋過後可以適當進補，但是進補不當會引起或加重上火症狀，秋天應該掌握清補、潤補的原則。秋燥輕者可自行調理，緩解秋季乾燥的症狀，首先要注意補水。秋季宜多喝水、粥、豆漿，多吃蘿蔔、蓮藕、馬蹄、梨、蜂蜜等潤肺生津、養陰清燥的食物。

秋風涼，當心風濕病

俗語說，「一層秋雨一層涼」，濕冷的秋季會讓很多女性面臨風濕病的挑戰，陷入關節疼痛、腫脹、發僵、發硬的困境。在醫院，一到秋冬季，風濕病、類風濕關節炎的患者明顯增多。而長期處於潮濕的環境、受涼都是誘發該類疾病的主要因素。所以，秋風涼，女人要當心風濕病，而本身患有風濕病的中老年女性，更要呵護好自己。

預防風濕病，從防範潮濕做起

秋季濕度增大，氣壓降低，是誘發風濕病並導致關節疼痛症狀加重的主要原因，其中濕度的改變起着主要作用。濕度的改變對關節周圍組織影響很大，可使關節囊充血，關節神經的敏感性增強。所以，到了秋季，女性平時要常曬太陽，居住的房屋最好向陽、通風、乾燥。生活中要防止淋雨和受潮，不穿濕衣、濕鞋、濕襪等；被褥、床墊也應經常洗曬，以保持清潔和乾燥；內衣汗濕後應及時更換洗淨，並開窗通風換氣，以通氣去濕，保持室內乾燥。

風濕疼痛患者，該怎麼做

注意病變部位的保暖，每天可用熱毛巾或熱水袋熱敷 1~2 次，每次 20 分鐘（有紅腫、疼痛時應遵醫囑）。另外，熱水澡或浸泡熱水浴對舒緩關節肌肉的僵硬感有幫助。

風濕病患者的心肺功能及耐力較差，平時易疲勞，更需要充足的睡眠與休息。在病情許可的情況下，可以適度進行運動，如體操、散步、打太極拳等。

風濕病患者最怕風、冷、潮濕，應避免受涼、受風、受潮。

洗臉洗手宜用溫水；晚上洗腳，熱水最好浸到踝關節以上。

5.4 暖身過好冬

女性冬季暖身術

冬季，衣服漸厚似乎仍然不能抵禦寒風侵襲。其實，衣服僅能保暖，真正的暖意是由內而外的。嚴寒到來，女人如何來暖身，這裏介紹幾種有效的方法。

從飲食做起

人體血液中缺鐵會導致怕冷。為此，應從魚、家禽、瘦肉、蛋黃、芹菜、菠菜、香菇、黑木耳和豆類等富含鐵的食物中補充鐵元素。另外，牛奶、豆製品、蝦皮等富含鈣的食物，海帶、紫菜、貝殼類等富含碘的食物，經常食用也可增強人體的抗寒能力。

心理也禦寒

研究發現，心理壓力大，可導致女性血液循環越來越差，甚至手腳冰涼。所以，你也一定會有這種感覺，你覺得天很冷的時候，它就越來越冷，這時需要你放鬆心情，減輕壓力，也就自然不覺得很冷了。

大步疾走抗寒

中醫認為「動則生陽」，陽氣可以祛寒邪。在大步疾走時要把步幅適度加大，用力走出每一步（每一步都要用腳趾頭發力，讓全身的肌肉盡可能地參與進來，最好有一種彈起來的感覺），並且有節奏地大幅度擺動手臂。別小看這樣的簡單動作，其在無形中就增加了運動量，既有助於增強抗寒能力，又有利於減輕體重。建議女性可以利用每天上下班的時間，挑選一段路，疾步走一會，時間約為 20 分鐘。

女性冬季注意養陰護陽

冬天是生機潛伏閉藏的季節，人體的陽氣也隨着自然界的轉化而潛藏於內，容易濕邪入體。因此，冬季尤其應該注重養生，並且冬季養生應順應自然界閉藏的規律，以斂陰護陽為根本。

早睡晚起養精蓄鋭

動植物多以冬眠狀態養精蓄鋭，女人也應順應自然界的特點而適當地減少活動，以免擾動陽氣，損耗陰精。所以在冬季宜早睡晚起，這有利於陽氣的潛藏和陰精的積蓄。《黃帝內經》中有言「早臥晚起，必待日光」，在冬季適當地早睡、晚起，不熬夜，是很有必要的。因為天黑得早，陽氣收藏早，早睡可以養陽；天亮得遲，陽氣升發也遲，晚起可以固陰精。

冬季以溫補為主

冬天氣候寒冷，寒為陰邪，易傷腎陽。所以冬季飲食養生的原則就是養陰護陽。而溫性的食物有提升陽氣的作用，所以冬季適合溫補。

溫性食物	
肉類	雞肉、牛肉、羊肉
海產類	海參、蝦、鱔魚、帶魚、鯽魚、鯇魚
乾果類	核桃、板栗、杏仁、桂圓、紅棗
蔬菜類	韭菜、南瓜
調味品類	辣椒、葱、薑、蒜

從現代醫學角度看，以上很多食物都富含蛋白質、脂肪，能為人體提供較多的熱量，可禦寒、防寒。

除此之外，番薯、糯米、小米、芝麻、蓮藕、山藥、黑木耳這些食物多屬甘潤平和之品，能滋養脾胃、溫中益氣、防燥潤膚，也適合在冬季多吃。

食補勝過藥補

很多女性在冬天有畏寒的感覺，還有手腳發涼、面色蒼白、倦怠乏力、月經不調的表現，很可能是氣血兩虛，可每日取桂圓肉、枸杞子各 20~30 克泡茶飲，再吃些羊肉、紅棗、海帶、紫菜，便能很快改善。

若是老人，有少言懶語、頭暈眼花、發脱齒搖、腰膝酸軟的表現，就是腎陽虛。中醫認為，黑色入腎，黑米、黑豆、黑棗、黑芝麻、黑木耳、烏雞、海參等黑色食物，都有補腎益陽的功效。入冬後，老人不妨多吃一些。

建議女性冬季注意養陰護陽，在進補溫性食物的同時，還要多喝蓮子粥、枸杞粥、牛奶粥以及八寶粥等，以補陽滋陰、溫補血氣、潤澤臟腑、養顏護膚。

立冬養陽，預防突發病

立冬之後，陰氣漸盛，女性應該避寒就溫，以保護陽氣。

許多人單純地認為，立冬後就應該穿得很多。在北方房子有供暖，而在南方，人們在冬天時會把門窗緊閉，也會使用暖氣等，使冬天室溫往往偏高。如果衣服穿得太多，室溫又過高，皮膚為了散熱，毛孔大開，此時出門，室內外溫差大，遇冷氣來襲，就易外感風寒。因此，立冬過後盡量不要長時間待在室外，室內溫度控制在 18℃~22℃，切忌緊閉門窗，要常開窗換氣，保持室內空氣新鮮。

對於有慢性病的老年人、患有胃及十二指腸潰瘍以及支氣管炎、支氣管哮喘的人來説，立冬過後暖背尤為重要。背部為人體護陽的屏障，「背不寒，則全身不寒」，因此上述人士，從立冬起要防背寒，最好穿一件貼身棉背心或毛背心。

冬季陽光對女人益處多

天冷了，人也變得慵懶了，很少出門。不少年輕女性週末喜歡在家睡覺，更不用說經常到外面曬曬太陽了。而陽光，不僅養形、養膚，而且養神。對於養膚來說，日光浴可以促進皮膚的新陳代謝，使皮膚紅潤健美。對於養神來說，處於光亮中的人看事情正面積極，曬太陽有助於修煉寬廣的心胸。久見風日，還可以使人耐寒熱，不致發病。

降低患乳腺癌風險

曾有報道認為，居住在赤道附近的女性不易得乳腺癌，這極可能與陽光照射有關。美國科學家通過對 1,179 名 55 歲以上的女性進行研究後得出結論：通過曬太陽可促進身體內維生素 D 的合成，從而幫助女性預防乳腺癌。

減少女性患骨質疏鬆症

骨質疏鬆症與體內缺乏維生素 D 有關。冬季是骨質疏鬆症導致骨折的高發期，患骨質疏鬆症的多為老年人，尤其是過了更年期的女性。而曬太陽能幫助人體合成更多的維生素 D，從而有助於防治骨質疏鬆症。建議患骨質疏鬆症的老年女性在冬季每天午後最好出門曬半小時的太陽。

有效防止女性抑鬱

更年期女性、孕婦、產婦都是抑鬱症的高發人群，尤其是產後抑鬱，危害極大。而陽光屬一種電磁波，它猶如一種天然的「興奮劑」，對改善情緒很有幫助。冬季曬曬溫暖的陽光，能有效預防孕婦和產婦的情緒波動，杜絕抑鬱症的發生。

提防「寒從膝蓋入」，女人要風度也要溫度

有些女性喜歡在冬天少穿一些，穿着打底褲搭配小短裙或一條牛仔褲就出門。雖然看起來更加苗條，但是隱患非常大。

膝蓋受寒會有哪些隱患

膝蓋受寒並不會馬上誘發炎症、出現疼痛，但膝關節內的溫度長期偏低，影響膝關節軟骨、滑膜及滑液功能，就會造成損傷，甚至導致膝關節功能退化。過了中年以後，這些年輕時不注意膝部保暖的人就成了膝關節炎的高發人群。所以，愛美的女性應該注重膝關節的防寒保暖，以防風寒濕邪入侵。

學會熱敷，防止膝蓋受寒

熱敷具有擴張血管、改善局部血液循環、促進局部代謝的功效，也能緩解肌肉痙攣、鬆弛神經、改善肌腱柔軟度。

熱敷分為乾熱敷和濕熱敷。乾熱敷是用熱水袋敷於膝蓋上，每次 20~30 分鐘，每日 1~3 次。濕熱敷是把毛巾或紗布浸在熱水盆內，取出並擰至半乾，敷於膝蓋上，再蓋個棉墊，防止熱氣流失，每 5 分鐘更換 1 次，敷 20~30 分鐘，每日可敷 1~3 次。

跳繩可促進血液循環

跳繩是全身運動，能很好地促進血液循環，讓膝關節得到充分的滋養，使其達到健壯的狀態。

跳繩時注意手腕做弧形擺動。根據自己的身體狀況把握跳繩時間，可以連續跳 2 分鐘，休息 1 分鐘後再跳。

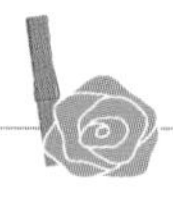

天涼要學會隨時給膝蓋增溫

天涼沒有及時添加衣服時，要注意隨時為膝蓋增溫。方法很簡單，兩手掌心各緊按兩膝，先一起向左旋揉 10 次，再同時向右旋揉 10 次，就可以起到促進皮膚血液循環、提高膝部溫度、祛寒的作用。

冬季愛愛，暖和後再開始

冬季天寒地凍，人體需要很多能量來禦寒，因此冬季性生活不可過度。另外，性愛的過程中也不要過於急切，而需要準備，等身體暖和後再慢慢享受。

身體暖和再開始

冬季性生活要面臨寒冷的「考驗」，應做好保暖工作，否則激情過後就可能感冒。冬季人體會調動很多的能量來禦寒，而性生活會消耗人較多的能量。因此，在寒冷的冬季，夫妻之間可相互溫暖身體，用真情和溫情激發對方的「性」趣，讓身體暖和了再開始性生活。

夜晚入睡前開始

性生活的時間最好在晚上入睡之前，一旦完成了性活動便可安然入睡，使體力得到恢復。中醫認為，亥時（21:00~23:00）為三焦經當令，這個時機屬陰陽和合的階段，適合過性生活。三焦通百脈，性生活後美美地睡上一覺，百脈可休養生息，對身體十分有益。

性生活應有節度

女性在冬季更容易出現陰道乾燥的現象，因此，在冬季性前戲的時間要比其他季節更長一些，以充分調動激發女性的性慾。

另外，中青年入冬三月應適當控制性生活頻率，因為冬天主腎，腎是主收藏的，主要是藏腎氣。《黃帝內經》稱「冬不藏精，春必病溫」，意思是說，在嚴寒的冬天，本來需要溫補腎氣，達到生精、秘藏的作用，但在冬天，如性生活過度，精氣消耗，腎陰虛，免疫要素不足，到了春天，就容易引發溫熱疾病。

下篇

男人冷養生

生命力更強

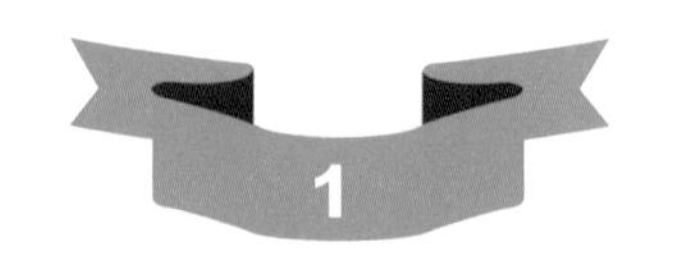

現代男人需要「降降溫」

1.1 「熱」偷走了男人的健康

陰虛內熱成為許多男人的體徵

現代都市人群因精神壓力過大、熬夜以及過食肥甘厚味等諸多原因，造成都市人群體質以內熱為多，尤以陰虛內熱者更為常見。內熱、火旺成為許多都市人的體徵，也成為百病之源。

導致陰虛內熱的五大元兇

一直以來，人們都以為腎虛只是男人的常見問題。其實，腎虛是一種「文化病」，真正腎虛的男人並不多；相反，陰虛內熱的男人逐漸變多。年輕人以內熱為多見；老年人則以肝腎陰虛為多見。導致陰虛內熱的五大元兇如下：

1 年紀大了

《黃帝內經》中說，「年四十，而陰氣自半也」，就是說陰血在生命過程中會自然損耗，人年紀大了陰血虧虛，這是正常現象。人上了年紀，難免有些「肝腎陰虛」。

2 吃得好，動得少

男人是肉食動物，飲食多肥甘厚味，攝入多而運動量少，攝入的沒有充分利用，也不能徹底代謝和排出，蓄積體內，則為濕邪。濕邪鬱久易化熱，熱盛久又必傷陰，故易為陰虛濕熱。

③ 想得多，睡得少

男人擅長於抽象思維，好展望未來，再加上現代男人精神壓力大，工作忙碌，思慮過度，導致睡眠時間少，睡眠質量差。《黃帝內經》中説，「陰氣盛則瞑目」，意思是説睡眠是一個養陰的過程。可是，現在的男人往往要接近甚至超過午夜才睡，故易傷陰分。

④ 好抽煙喝酒

煙酒是不少男人的「好朋友」，可喝酒、抽煙易引起肺熱或者上火，從而傷陰。尤其是白酒，酒是行陽氣的，再加上酒的升散，陽氣更亢，陰更傷。

⑤ 肝氣不舒

肝易鬱，任何情志的刺激都可造成肝氣的鬱而不暢，疏泄失常。肝主疏泄而藏血，肝既能調節全身氣的運行，同時又藏血，肝氣之疏泄功能是以肝腎之陰血充盈為基礎。現在肝腎陰虛的人較多，再加上經常憤怒氣鬱，從而引起肝熱；而熱反過來又會傷陰，患病或為肝陽上亢，或為肝火上炎，或為肝氣橫逆。所以，平時養生就要注意調肝，讓氣機順暢，這樣就能減少內熱，也能從一定程度上固護陰氣。

怕熱大多是陰虛內熱造成的

怕熱大多是陰虛內熱造成的。陰虛內熱表現為兩顴紅赤，雙目乾澀，形體消瘦，潮熱盜汗，手足心熱（手心、足心、心口發熱），夜熱早涼，口燥咽乾，口唇皸裂，舌紅少苔，經常大便乾結，脈細數。

陰虛內熱不是某一種特定疾病的症狀，常見於不同的疾病當中，如高血壓、糖尿病、腦卒中後遺症、失眠、更年期綜合症、甲狀腺功能亢進症等。

陰虛內熱者宜養陰清熱，或滋陰降火。

陰虛內熱者怎麼養

穴位按摩：可選用太溪、照海、陰郄、復溜、湧泉等具有滋陰降火作用的穴位。

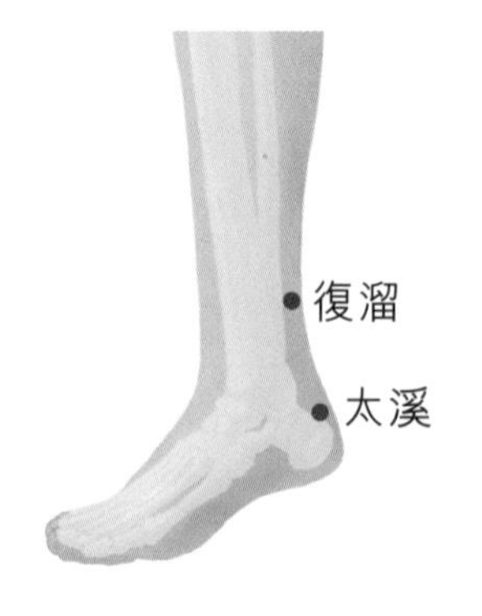

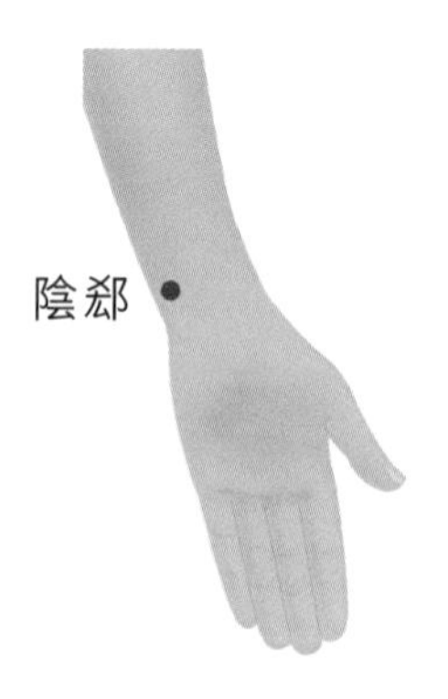

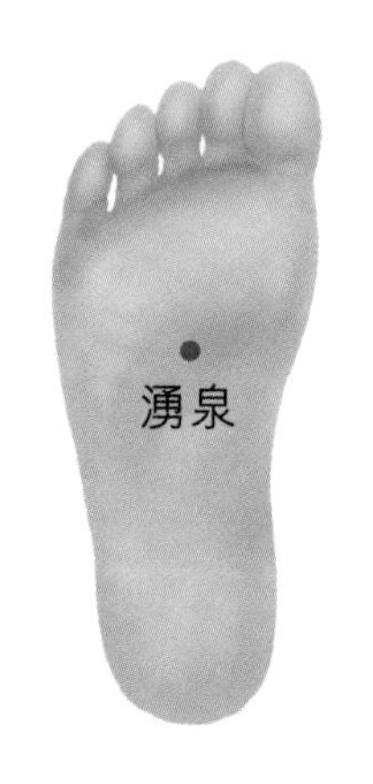

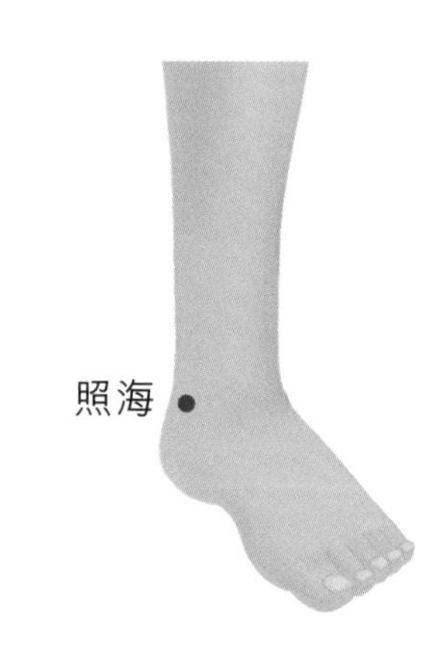

熟地雪梨滋陰益氣方

材料　熟地 20 克，雪梨 2 個，豬瘦肉 300 克，鹽適量。

製法　將熟地洗淨，浸泡 10 分鐘；雪梨去皮去核，切片；豬瘦肉洗淨，剁成肉餅狀，加適量鹽。將肉餅放入蒸碗內，上面放熟地和雪梨片，隔水蒸至肉餅熟即可。

功效　可用於氣陰兩虛、肝腎不足（表現為氣短乏力、腰膝酸軟、手足心熱、白細胞下降等）等證。

十個男人九個易「上火」

如果你突然發現自己嘴角長了小皰、嘴裏起了潰瘍、牙齦紅腫、咽喉乾痛……你自己都會下診斷書，是「上火」了。中醫理論認為，人體裏本身是有火的，如果沒有火，生命就會停止，也就是所謂的生命之火。當然，火也應該保持在一定的範圍內，比如體溫應在37℃左右，如果火過旺，人就會不舒服，出現紅、腫、熱、痛、煩等表現。男人體內產熱快，在心情煩躁或天氣乾燥時特別容易上火，所以說，十個男人有九個易上火。

上火偏向於年輕小夥子

俗語説：「小伙子睡涼炕，全憑火力壯。」中醫認為，生命靠一股真火，即陽氣來推動，它是人體的熱能，也是推動人體各種生理功能的動力，在中醫裏面稱為「少火」。一般來説，年輕人比老年人陽氣旺、火力壯，男性比女性火力壯。但如果火過亢，超過正常範圍，就變成了「邪火」，會引起紅、腫、熱、痛等不適，出現上火現象。

導致男人易上火的三大原因

通常，人們在上火之前並沒有明顯的症狀。引起上火的原因有很多，除了氣候因素外，勞累過度、飲食不當、情緒失調、抽煙喝酒、熬夜等，都會導致體內產生各種「熱」的症狀，如全身燥熱、咽喉乾痛、兩眼紅赤、鼻腔熱烘、口唇乾裂、爛嘴角、流鼻血、牙痛、嚴重的口瘡等。

都市生活容易導致上火的原因主要有三類。

1 飲食不當

如進食煎、炸、熏、烤的食物，過量飲酒，吃太肥膩的食物等。這些東西本身就是熱性食物，過量進食會導致身體產生過多的「熱」，引起上火。

2 休息不夠

中醫認為，休息不夠會導致體內的陽氣浮越而出現「火氣」等種種表現，不過這種火氣是虛火而非實火。這種情況下，如果盲目服用寒涼的清熱解毒類的藥物，很可能會導致火氣更加嚴重。

3 情緒失調

都市生活壓力大，尤其是男人。中醫有七情化火之說，意思就是長期處於憂鬱、憤怒、思慮等不良情緒的人，容易出現上火的症狀。

學會四招助「滅火」

對於上火，很多人束手無策，其實只要做好自身調養，滅火不是件難事。可以試試以下四招。

1 要學會調情志

中醫認為，心主血脈、思維、神志，所以要想降火，首先應該調暢情志，才能夠心神寧靜、思維敏捷。在認知上要從正面看世界，擁有陽光的心態。

2 從飲食上加以控制

吃一些降火、敗火的食物，比如新鮮的蔬菜、水果等，不宜吃辛辣的食物。

3 工作上不要太疲勞

要注意勞逸結合，這樣符合人正常的生理和心理需求。適當鍛煉，早晚散步、游泳都是很好的運動方式，但鍛煉不宜過度，以睡一覺能恢復體力為度。

4 要多喝水

一般每天應喝水 1,500~2,000 毫升，但不要短時間大量喝冰水，否則會損傷胃黏膜，影響脾胃功能。此外，還應注意保持口腔衛生，經常漱口。

對症選用中成藥「滅火」

內火類型	主要症狀	選用中成藥
心火	舌尖發紅，反覆出現口腔潰瘍	導赤丹
肺火	不斷乾咳	羚羊清肺丸
肝火	煩躁易怒、舌邊尖發紅、雙目發紅	龍膽瀉肝丸
胃火	口臭、牙齦出血、便秘	牛黃清胃丸
腎火	盜汗、煩熱、失眠	六味地黃丸

提醒：選用中成藥去火的患者，一定不能把中成藥當作長期調理用藥，一般治療推薦使用 3~7 天。如果一週以後症狀不能緩解，就必須就醫。

熱養的男人老得快

因為寒冷能使人體溫降低，體溫低則細胞分裂慢，代謝也慢，氣血運行也慢，這樣陽氣和陰精的損耗就少，所以衰老來得晚，壽命自然長。相反，高溫使人體溫升高，細胞分裂快，代謝快，氣血運行快，陽氣和陰精耗散得快，所以，衰老來得也快，壽命自然短。

一滴汗一滴血

正常情況下，人體在不停地產生熱量的同時還要把一部分熱量散發出去，這樣才能讓體內熱量達到平衡，我們才能覺得舒服。但如果周圍環境很熱，皮膚作為散熱大戶就會開始揮汗如雨，隨着汗液蒸發，很多熱量就被帶走了。

中醫認為，心主血，汗乃心之液。正是因為血與汗同源，所以稱汗為血之液。如此說來，我們流出的汗液並不是白開水。當人在高溫環境中，身體會不停地出汗。汗越出越多，血液就會越來越黏稠且越來越少，會導致熱衰竭，使人昏迷。現代醫學認為，很多微量元素會隨着汗液大量外逸；而這些成分，是血液、細胞液等體液中不可缺少的部分。

當室溫超過 35℃時，人的心跳就會加快，血液循環加速，容易頭昏腦脹、昏昏欲睡。當人長期處於高溫時，還會造成皮膚缺水。如果肌膚長時間處於飢渴狀態，就會慢慢形成皺紋。人類生命活動是遵循能量的消耗規律而運作的，能量消耗越快，壽命越短。所以說，熱養更易耗損人體內的氣血能量，使人老得快。

男人降低體溫好養生

所謂低溫養生，並不能簡單地理解為降低人體溫度，而是以降低細胞代謝速度，進而達到延緩衰老的目的。寒冷使細胞分裂慢，新陳代謝也慢，所以衰老來得晚，壽命自然長。

《黃帝內經》提出：「高者其氣壽，下者其氣夭。」也就是說，高處氣溫低，所以住在那裏的人壽命長；而低處氣溫偏高，所以生活在那裏的人壽命偏短。

中國人口普查的結果也證實了以上的結論，地處高寒地區的新疆、西藏、青海，無論是人群中百歲老人的比例，還是老年人口的長壽水平，都要高於國內其他地區。現代調查也發現，高寒地區多壽星。生活在寒帶的人比生活在熱帶的人平均壽命長 10 歲以上。

可見，低溫養生對延緩衰老、延長壽命有重大意義。男人比女人代謝快，更要懂得節省生命能量，更需要低溫養生。如果能使體溫低於正常體溫 1~2℃，代謝速率就可降低，機體的耗氧量也會減少，有益健康。

在自然界中，蛇等冷血動物的壽命都很長，而雞的壽命就短，因為雞的體溫高。被認為是世界上長壽的動物之一的海龜，也是冷血動物。

低溫生活進行曲

多接近綠色植物。室內可擺放吊蘭、水仙、茉莉等花或盆景，以降低環境的溫度。

棄用厚重的窗簾。換成薄些的、看起來淡雅清爽的輕紗或者棉質窗簾。

家具也降溫。多採用造型簡潔、色調偏冷的藤、竹、木製品，可達到吸收部分熱量的目的，發揮輔助降溫的作用。

嘗試冷光燈。不妨多選用局部照明的枱燈、落地燈，或用低功率的冷光燈替換暖光燈。不僅省電，而且可以營造出更為涼爽的氛圍。

鍛煉自己的低溫生活。喝常溫水、溫茶，不喝沸水、過熱的茶。吃一些陰性食品，包括地下食物，如馬鈴薯；冬生食物，如大白菜、蘿蔔等。多吃秋冬季水果，如蘋果、冬棗、雪梨等。

1.2 男人養生滋陰比壯陽重要

盲目壯陽，邪火傷身

有些男人不好意思跟醫生說「我早洩、我陽痿……」往往喜歡在藥店購買壯陽補腎藥品。其實，很多人不是真的陽痿了，而是因為自己感到腎虛，隨便買些壯陽藥補一補。還有一些人甚麼毛病也沒有，只是為了借藥縱慾。盲目壯陽，只會導致邪火傷身。

明確病因再用藥

對男人來說，除了那些性功能障礙較重的患者，一般人不一定要服用壯陽藥來「助性」，可以適當服用中藥類的補腎藥品調節身體。

從中醫角度看，壯陽藥多屬溫燥藥物，長期服用此類藥易導致陰精虧損，出現陰虛火旺的證候。對原有陰虛導致陽痿、早洩者，壯陽藥所起的作用反而會加重性功能障礙。

因為每個人的體質是不一樣的，而且體質也不是固定不變的。若是因體質虛弱引起的「不性福」，加以壯陽是雪中送炭；若本身已肝火旺盛，還盲目壯陽，相當於火上加油，造成口臭、便秘、失眠、心悸、咽喉腫痛等。

所以，正常人沒有必要服壯陽藥，有性功能異常者，要請醫師根據具體情況辨證施治。

天然美食養腎最妙

在剛出現「不性福」的狀況時，完全可以通過天然食材來調補身體。天然食材中，山藥、鱔魚、墨魚、鯰魚、泥鰍、海參等富含膠原蛋白和精氨酸，可滋腎養陰，且能夠增強精子的活動能力。

滋陰才能降火，平衡陰陽

很多男人認為自己需要做的是壯陽，滋陰都是女人的事。其實，從某種程度上說，男人養生滋陰比壯陽更重要。陰是陽的物質基礎，陽是陰的功能表現。可想而知，如果沒有了物質基礎，哪裏談得上功能表現？

男人，滋陰比壯陽更重要

現代人的生活條件好了，男人大吃大喝的機會多了起來。打個比喻，如果有一個容器，將其視為人體代謝系統的話，總是往裏塞好食物，愈塞愈多，結果怎麼樣？人體代謝不掉，因為它遠遠超過了人體的需要，最後就會在體內沉積，產生濁氣，演變成內熱。內熱化為邪火，邪火往上走，人就會感到頭昏腦脹，不舒服；邪火往下走，就會影響到男人的前列腺。此時，如果男人還不停地往這個容器中塞好東西，就是火上加油。

不過，本身氣滯血瘀、有實證的人，滋陰補腎才能釜底抽薪；若本身已是虛寒型體質，還繼續滋陰，就猶如雪上加霜，但真正虛寒的男性並不多見。

滋陰降火，平衡陰陽

當男人體內有虛火時，由於精、血、津液等物質的虧耗，陰虛不能制陽，導致陽熱相對偏亢，機體處於一種虛性亢奮的狀態，這時一定要滋陰降火，平衡陰陽。

飲食保健。常選擇的食物有：糯米、芝麻、綠豆、豆腐、蓮藕、甘蔗、西瓜、青瓜、冬瓜、水魚、螃蟹、海參、牡蠣、蛤蜊、海蜇、鴨肉、豬皮、黑木耳、牛奶等。這些食品多甘寒性涼，皆有滋補機體陰精的功效。

藥物保健。常用補陰的藥材：麥冬、玉竹、黃精、枸杞子、天冬、石斛、沙參、山茱萸、女貞子、墨旱蓮、玄參、桑椹、決明子、銀耳、蜂王漿等。

1.3 頭部冷下來，健腦醒腦

頭寒涼可以醒腦安神

民間養生有句俗語：「頭對風，暖烘烘。」意思是說，頭部適宜保持相對低溫。其實，與此相似的說法早有記載，如《備急千金要方》中說：「人頭邊勿安火爐，日久引火氣，頭重目赤……冬日凍腦……聖人之常法也。」足見寒頭或涼頭，是養生保健的重要方法。

頭為諸陽之會

從中醫角度來説，「頭為諸陽之會」，人體十二經脈的六條陰經均至頸部或胸部為止，唯有六條陽經全都上升至頭部，胸上至頭的陽氣最為充足，也較為耐寒。如成語「頭重腳輕」就是人身體不適時的一種表現；與此相反，如果「頭輕腳重」，説明此時的人神清氣爽。所以，保持「諸陽之會」的頭部涼快能讓氣血更平衡，也更健康。

寒頭因人而異

必須指出，所謂「寒頭」並不是説故意不戴帽子，而是在自身條件允許的情況下，用冷水洗臉，可以起到刺激臉部血管及頭部肌肉、神經的作用，以迫使鼻、臉部位血管收縮乃至上身血管收縮，讓人頭腦清醒，在一定程度上可起到保健的作用。

對腦力勞動者來説，工作久了易出現煩躁、頭昏腦脹、思維困頓的症狀，此時如果用冷水洗洗臉，或用冷水毛巾擦洗臉部，能使頭腦迅速清醒，胸中煩悶也很快消散。

值得一提的是，一些陰虛體質的人，四肢發燙、容易上火，就更應該「寒頭」了；一些慢性病，比如，中醫認為高血壓患者陽氣上亢，也不適合久戴帽子。

冷毛巾敷頭面，可以防感冒

冷毛巾敷頭面，不僅可以加強神經興奮，使得精神爽快、頭腦清晰、思維敏捷，還可以提高機體免疫力，增強人體對疾病的抵抗能力，預防感冒。

冷毛巾敷頭面的方法

用冷毛巾敷頭面，每天數次，每次 3~5 分鐘。

也可試試冷水浴面

若是身強力壯的人，則可以將臉部直接浸泡在冷水中，堅持冷水浴面。冷水浴面很簡單，只要有一盆冷水就行。年輕的小伙子堅持冷水浴面，不僅可使面部皮膚紅潤、光滑、豐滿、俊秀，不易發生痤瘡、凍傷等，而且還增強了上呼吸道的抵抗力，能夠預防鼻炎、感冒和呼吸道傳染病。

冷水浴面最好從夏秋季開始，因為夏秋季的水溫和體溫比較接近，人容易接受。身體弱的人，可適當加一些熱水，以冷水不冰臉為宜。

冷水浴面時，先將面部皮膚搓熱，然後再用毛巾蘸冷水在臉上擦，眉頭上要橫着擦，鼻樑上要豎着擦，臉頰上要轉圈擦，擦兩遍以後，把臉浸入冷水中，用嘴往水中吹氣，使氣泡在臉上冒過。

冷水浴面，最好在早晨進行，和洗臉結合起來。

用毛巾濕敷頸部可減輕頭痛

因頭部血流障礙引起的頭痛，用冷毛巾敷頸部可減緩，用熱毛巾敷也可。冷毛巾每 1 分鐘換 1 次，熱毛巾每 3 分鐘換 1 次。

1.4 火氣降下來，心理更健康

火氣大傷身心

俗語說，「氣大傷身」。據研究，人生氣 10 分鐘就會大量消耗「人體精力」。更為可怕的是，人生氣時，體內分泌物的化學成分變得非常複雜，並且有較強的毒性。可見，火氣大，有損於人體健康。

氣有餘便是火

人一生會遇到很多不順、很多煩惱、很多怒氣。人活着就免不了會生氣，但容易發怒的人，往往就是強行用意識把身體裏的氣激發成火，一來二去，惱怒變成了火氣，氣有餘產生火。氣有餘，就是指我們身體裏的氣的供應已經超過我們的消耗需求了，這部分無處可去的氣便會到處惹是生非，形成我們平時常說的「上火」的狀態，所以古人說「氣有餘便是火」。

生氣時最傷哪兒

大腦反應慢。經常生氣，大腦興奮與抑制的節律就會被破壞，加快腦細胞衰老。

心律不齊。生氣會讓心跳加快，心臟收縮力增強，大量血液沖向大腦和面部，使供應心臟的血液減少而造成心肌缺氧。心臟為了供應足夠的氧氣，只能加倍工作，從而引起心律不齊。

增加肝臟脂肪。生氣時，機體會分泌一種叫兒茶酚胺的物質，使血糖升高，脂肪分解加強，血液和肝細胞內的游離脂肪酸增加。游離脂肪酸有很強的細胞毒性，它對肝細胞就像美食對身材，缺了不行，多了有害。

皮膚長斑。當人生氣時，血液大量湧向面部，這時的血液中氧氣少、毒素增多。而毒素會刺激毛囊，引起毛囊周圍程度不等的深部炎症。

四件事幫你「熄火」

男人一過 40 歲，身體機能減退，脾氣卻日漸增長，我們常用「大動肝火」來形容一個人氣急時的狀態。毋庸置疑，生氣是健康的大敵，世上不少人就是因為生氣而氣出了病，有的甚至為此喪了命。但是，很少有人能在怒火中燒的時候做到心平氣和，以下四件事可以幫你「熄火」。

馬上喝一杯水

研究發現，水不但能平復人的情緒，還能幫助機體排出游離脂肪酸。

趕快坐下

站立時，激素分泌相對較快，如果想發火，趕緊坐下，就能大大減少衝動。

深呼吸

深吸氣時，先使腹部膨脹，然後使胸部膨脹，達到極限後，屏氣幾秒鐘，再逐漸呼出氣體。呼氣時，先收縮胸部，再收縮腹部，盡量排出肺內氣體。一般做深呼吸時每分鐘 8 次為好。深呼吸能刺激體內負責鎮靜的副交感神經對抗交感神經的興奮，還能緩解胃部不適。

彎頭抬頭

放鬆坐下，閉眼，深深吸氣，頭向前方彎下來，下巴緊緊抵着胸骨，然後慢慢抬起頭，呼氣，可使你心情得到放鬆。

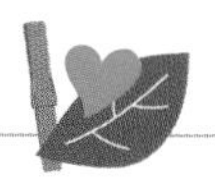

生氣時按太衝

太衝位於大腳趾和第二個腳趾之間的縫隙向上 1.5 厘米的凹陷處。用左手拇指指腹揉按右太衝，3 分鐘後換右手拇指指腹揉按左太衝 3 分鐘。重複 2~3 次，共計 10~15 分鐘。揉按時要有一點力度，以產生酸脹甚至脹痛感為宜。

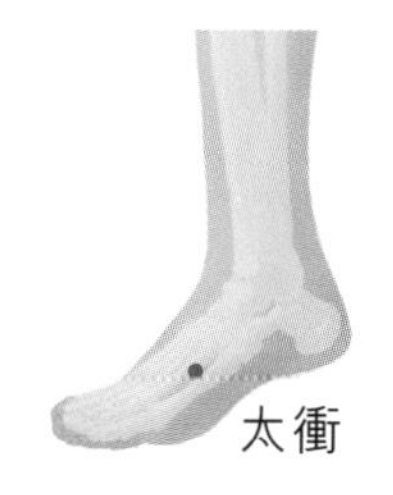

寧靜放鬆，平穩心律

常聽到男人説的一句口頭禪：「活得好累！」是啊，為了養家糊口，男人的腳步像上了發條似的，不停地向前跑。如此，怎能不感到心累呢？因此，一個人一定要學會寧靜、學會放鬆，從「心靜」、「氣靜」開始，使呼吸、心跳、血壓等逐步降低，從而有效節約生命能量。《養生四要》一書中説得更為透徹：「心常清靜則神安，神安則精神皆安，明此養生則壽，沒世不殆。」

氣靜

深長而寧靜的呼吸形式，一呼一吸約需 6 秒。現今，隨着生活節奏不斷加快，人們每次呼吸只需約 3 秒。因此，學會適當舒緩呼吸，將呼吸放慢、放靜，是節約身體能量的妙法。

靜氣功

可半坐或平躺，花 3~5 分鐘閉目養神。這期間雙眼微閉，兩臂自然下垂，然後將舌頭抵住上顎，把意念集中於丹田（肚臍下 3 寸左右的地方），深深吸氣再緩緩將氣體呼出，同時最好能在頭腦中想像一件美好而愉悦的事。如此重複數次，會令人神清氣爽，眼前的一切煥然一新。

靜坐

靜坐可以「外忘其形，內超其心」，使心靈平靜，和大自然融為一體。無論是通過瑜伽時的靜坐冥想，還是垂釣時的靜坐休閒，或者只是泡一杯清茶，小憩片刻，都有助於降低血壓和平穩心律。研究發現，水不但能平復人的情緒，還能幫助機體排出游離脂肪酸。

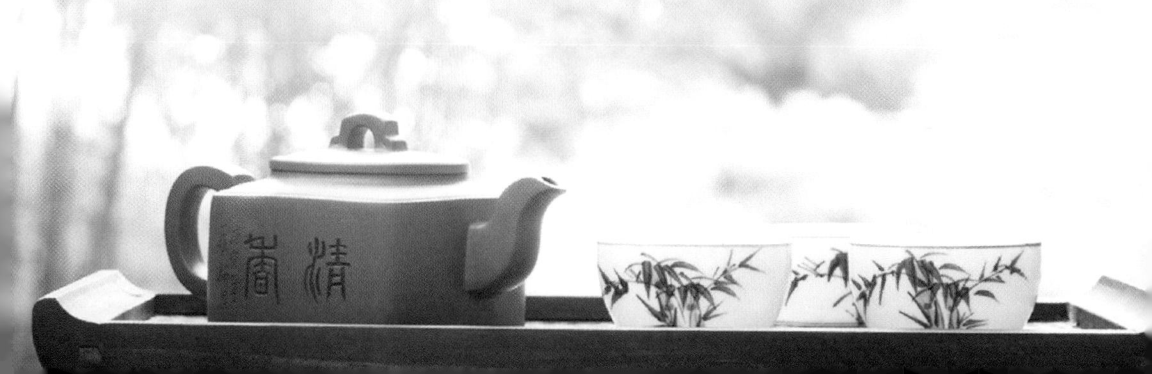

1.5 睡個低溫覺，精力更充沛

睡眠是「低溫養生」的好時機

我們的體溫並非恆定不變，而是處於動態變化之中。早上 8 時左右開始緩慢上升，晚餐後（晚上 7~9 時）達到頂峰，晚上 9~11 時開始下降，淩晨 1~3 時降到低谷。因此，夜間睡眠是「低溫養生」的好時機。

要溫暖的被窩，不要溫熱的

臥床後能否迅速入眠與被窩的溫度密切相關。有研究表明，被窩溫度在接近體溫，即 32℃~34℃時，人最易入睡。

被子的薄厚很重要。從醫學角度講，如果被子太厚，會使人睡眠時的體溫過高，新陳代謝加快，汗液排出後容易引起血液黏稠，從而增加心血管梗阻的風險；且被子過重會壓迫胸部，導致肺活量減少，使人易做噩夢。所以，建議在春秋季節，應選用輕薄一些的被子。

被窩內的濕度也是影響睡眠的重要因素。睡覺時，因汗液蒸發，被窩濕度常常高於 60%，使皮膚受到刺激，影響睡眠。但被子營造的小環境也會受地域、季節的影響。比如，南方氣候較潮濕，透氣性好的被子會給人舒適感，最好選擇蠶絲被、七孔被等；而在乾冷地區，透氣性好並不適合人體對環境濕度的要求，不妨蓋個棉被。

不要蒙頭睡和張口睡

以被子蒙面而睡易引起呼吸困難，同時吸入自己呼出的二氧化碳，對身體健康極為不利。

閉口夜卧是保養元氣的最佳方法。而張口呼吸不但會吸進灰塵，且極易使氣管、肺及肋部受到冷空氣的刺激。

男人更要養成好的睡眠習慣

中國有句古語，叫「一日不睡，十日不醒」。也就是說，如果一個晚上沒有好好休息，用十個晚上都難以補回來。長期睡眠不足，身體健康就會受到極大影響。中醫養生學家有「眠、食二者為養生之要」的說法，睡眠的重要性不亞於飲食和氧氣。所以，男人要養成好的睡眠習慣。

子時入睡，杜絕熬夜

中醫睡眠機制是：陰氣盛則寐（入眠），陽氣盛則寤（醒來）。所以夜晚應該在子時以前就寢，即晚上 9~11 時前，而在子時（晚上 11 時至翌日凌晨 1 時）進入最佳睡眠狀態。因為按照《黃帝內經》睡眠理論，夜半子時為陰陽大會、水火交泰之際，稱為「合陰」，是一天中陰氣最重的時候，陰主靜，所以夜半應長眠。男人每天要確保 7~8 小時的睡眠。

選擇一個科學且適合的睡向與睡姿

選擇一個科學且適合你的睡向與睡姿，不僅能讓你一覺睡到天亮，而且有利於身體健康。此外，地球磁場對睡眠也有微量影響，人睡覺時應採取頭北腳南的方位，使磁力線平穩地穿過人體，這樣可以最大限度地減少地球磁場的干擾。

睡姿	主要好處	尤其適合人群
右側卧	心臟處於高位，不受壓迫，呼吸順暢；肝臟處於低位，血流多、代謝好；胃內食物借助重力，容易進入十二指腸而利於消化。	易打鼾的人和患有胃炎、消化不良及胃下垂的人
仰卧	有利於肢體和大腦的血液循環，利於面部保養，對男性生殖系統健康也有促進作用。	肺氣腫者
半卧	有利於呼吸通暢。	心肺功能不良者

總之，用甚麼樣的姿勢睡眠，不僅是一個習慣問題，更應該因人而異、因病而異。人睡覺時也不可能一動不動，一個晚上要翻身 20~30 次，所以也不必過分強調臥姿，一般認為右側臥是最科學的。

睡前應注意減慢呼吸節奏

睡前可以適當靜坐、散步、看慢節奏的電視、聽低緩的音樂等，使身體逐漸入靜，靜則生陰，陰盛則寐。最好能躺在床上做幾分鐘靜氣功，做到精神內守。

睡前可吃一點養心陰的東西

因為人在睡覺後，心臟仍在辛苦地工作，所以睡前可吃一點養心陰的東西，如冰糖百合蓮子羹、小米紅棗粥、桂圓紅棗粥或桂圓肉水等。在五臟中，心臟最辛苦，所以適當地補益心陰有助於健康。

避免頻繁起夜

有很多老年人睡不好覺的原因是頻繁起夜。睡着時，人體的尿液呈濃縮狀態，所以人們可以 6~8 小時不上廁所。但隨着年齡增長，抗利尿激素會減少，就會頻繁起夜。建議睡前 3 小時不要喝水和果汁，不要吃流食；少喝或不喝咖啡、茶；睡前小便。

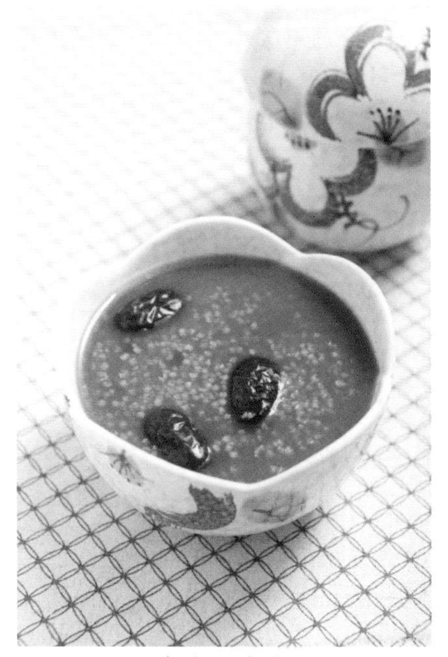

小米紅棗粥

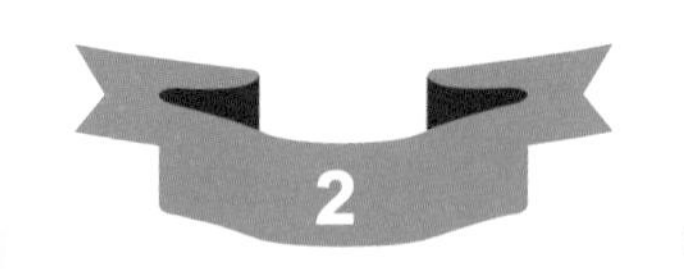

2

冷養是男人祛病保健的良方

2.1 養陰清熱，讓你遠離慢性病

「三高」很多都是熱火相加之病

現代都市人中最常見的體質就是熱火相加體質，臨床上的很多疾病也都是由熱火相加引起的。比如，現在的「三高」——高血糖、高血壓、高脂血症，從本質上講都是熱火相加之病，或者說是因為熱而導致的。

「三高」大多是吃出來的

近年來，由於食肉過量，導致營養過剩，以高血壓、高脂血症、高血糖為首的三高症以井噴態勢出現。國外大量研究也表明，攝取高熱量、高脂肪、高糖分及缺乏膳食纖維可促使糖尿病、代謝綜合症等疾病的發生。

中醫認為，高脂肪、高熱量、高糖分等高脂飲食所含能量及高營養成分相對較多，屬膏粱厚味之品。肥甘厚味和膏粱厚味，在中醫上都是指油膩、精細的食物。簡單點說就是大魚大肉，吃得太好。若長期過量攝入高脂飲食，就會造成營養精微過剩，這部分精微物質無法正常利用，堆積體內，可導致各種病變。而引起病變的關鍵因素就是體內的「熱」和「火」。肥甘厚味和膏粱厚味會化濕生熱，熱生火，火傷陰，這些病都會產生陰虛的表現。

如何控制「三高」症

1 確保均衡營養

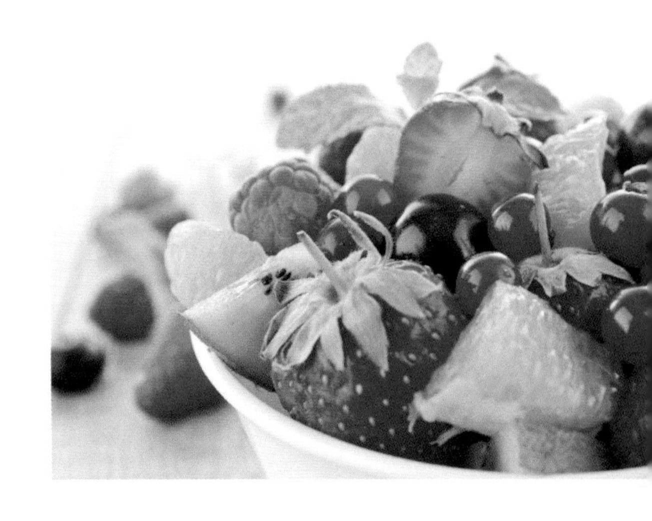

日常生活中多吃蔬菜、水果、豆類、菌類等素食，盡量少吃高脂、高糖、高熱量、高鹽等肉食。

乳製品、海鮮等食物中，富含維生素 D、鉻、鋰等營養素，能降低血液中的葡萄糖耐量，預防和改善糖尿病效果顯著。

2 堅持有氧運動

每天堅持適量的有氧運動，有助於改善和預防三高疾病，如快走、慢跑、游泳、打太極拳等，每次持續 30 分鐘為宜。多曬曬太陽，可以幫助轉化體內的膽固醇。

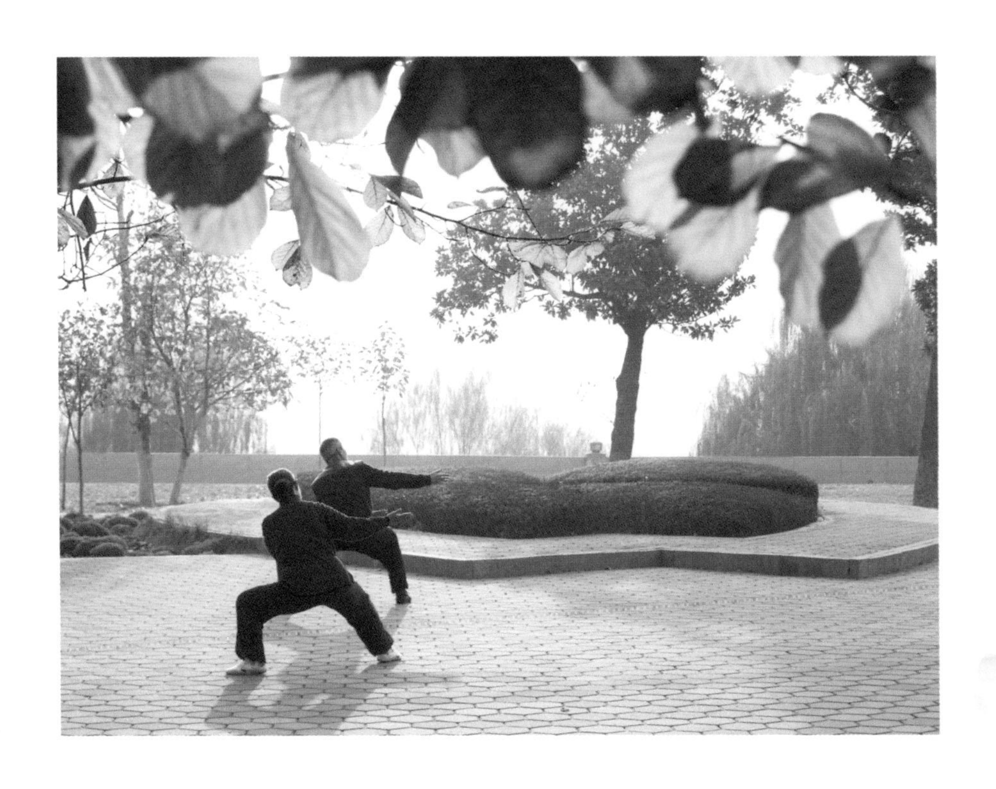

高血壓：清熱又養陰

高血壓很多是由於陰虛陽亢導致的，那麼我們就應該養陰清熱。一方面讓陰氣充足以制約火氣，另一方面直接用一些清火的食物或藥物。一般年輕人實火較盛，以清火為主；老年人則陰虛明顯，要注重養陰。但總的來說，清熱與養陰兩方面都要照顧到。

潛陽還要育陰

有些高血壓病患者單純收縮壓較高，舒張壓正常或略有升高，症狀表現為頭暈、頭痛、口乾、口苦、性情煩躁、易怒、失眠、舌紅少苔等肝陽上亢的標實徵象，其煩躁是因肝陽上亢於頭而致。值得注意的是，此時患者本身肝臟陰血不足的徵象往往被掩蓋和忽視，其實陰虛生內熱，虛火上炎，也會引起煩躁。

也就是說，治療高血壓病，除了潛陽還要育陰，以達到肝臟體陰和用陽之間的協調平衡。另外，肝腎同源，肝陰和腎陰往往同時不足，補肝陰的同時還要補腎陰。

所以，中醫治療高血壓病，常用枸杞子、生地、山茱萸、澤瀉等滋陰補腎；夏枯草、天麻、石決明等平肝潛陽，諸藥合用，共奏滋陰潛陽之功，這樣降壓效果良好，且血壓保持穩定，不易反彈。

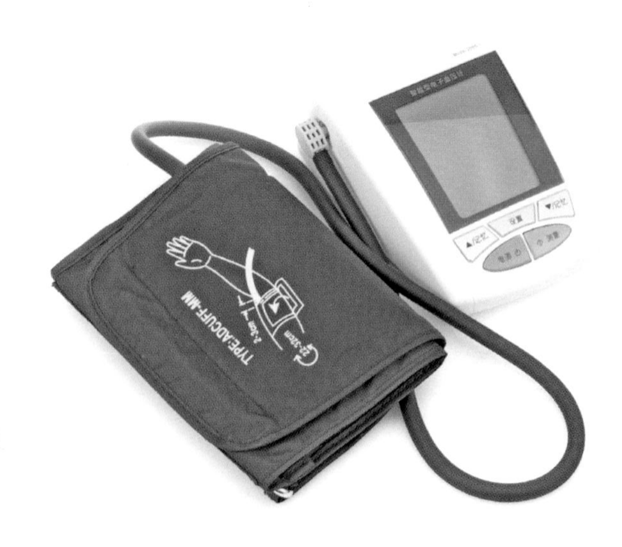

測血壓前要靜坐休息 5 分鐘以上，測前 30 分鐘不能吸煙、飲濃茶。

飲食要三低

高血壓病患者在飲食上應堅持低鹽、低脂肪、低糖的原則。

① 低鹽

烹調食物要用專用的鹽勺，1 勺鹽大致是 2 克。每人每天 6 克即可，即 3 勺，每人每餐 1 勺即可。長期堅持使用專用鹽勺，是可以把口味變淡的，也有助於控制血壓。

② 低脂肪

飲食宜清淡，忌油膩。如選擇低脂的雞肉、牛肉代替豬肉，盡量選擇脂肪少的部位食用；適當地以豆製品代替動物肉類；許多蔬菜、菌類、藻類食物，如芹菜、番茄、青瓜、白菜、蘿蔔、蘑菇、海帶等均是低脂降壓的好食材。

食材	每 100 克 所含脂肪量	食材	每 100 克 所含脂肪量
雞肉	6.7 克（代表值）	豬肉（裏脊）	7.9 克
雞肉（胸脯）	1.9 克	豬肉（前肘）	22.9 克
雞肉（腿部）	7.2 克	豬肉（後肘）	28.0 克
雞肉（翅膀）	11.5 克	豬肉（肋條肉）	59.0 克
牛肉（肥瘦）	8.7 克（代表值）	羊肉（肥瘦）	6.5 克（代表值）
牛肉（後腿）	2.0 克	羊肉（裏脊）	1.6 克
牛肉（前腿）	1.8 克	羊肉（前腿）	3.2 克
牛肉（裏脊）	5.0 克	羊肉（胸脯）	6.2 克

數據來源：《中國食物成分表標準版（第 6 版）》

③ 低糖

血壓與血糖相互影響，許多人是先發現高血壓，後發現糖尿病，而有些患者則是在發現糖尿病的同時發現有高血壓。所以，高血壓患者不宜進食過量糖製品，以免誘發糖尿病。

天熱更要「冷措施」

避免在高溫下長時間停留。當氣溫超過 33℃時，人的情緒容易煩躁，自主神經功能紊亂，很容易引起血壓升高。

防脫水。天熱即使感覺不口渴也要時常補水，特別是出汗多的情況下，更應及時補充涼開水或清茶。保持每天尿量在 1,500 毫升左右為宜。

保持心情恬靜。心靜自然涼。心靜才能安神、制怒，交感神經不過於興奮，體溫平衡，血液通暢，也就能遠離心肌梗塞、腦卒中的威脅。

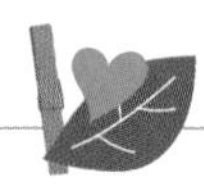

高血壓患者起床宜緩慢

早晨醒來，不要急於起床。可先在床上仰卧，活動一下四肢和頭頸部，使肢體肌肉和血管平滑肌恢復適當張力，以適應起床時的體位變化，避免引起頭暈，然後慢慢坐起，稍微活動一下上肢，再下床活動，這樣血壓就不會有大波動。

控血壓飲食推薦

菊花綠豆粥 平肝降火

材料 小米 60 克，綠豆 30 克，菊花 5 克。

製法 1. 綠豆洗淨後用水浸泡 4 小時；小米、菊花分別洗淨。

2. 鍋內加適量清水燒開，加入綠豆，大火煮開後加入小米，轉小火。

3. 煮 40 分鐘，加入菊花，繼續煮 5 分鐘即可。

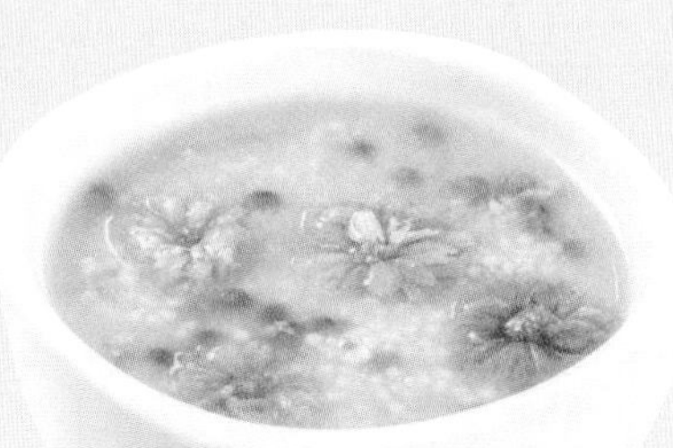

菊花山楂茶 緩解失眠

材料 菊花 15 克，山楂 20 克。

製法 1. 將菊花、山楂分別清洗乾淨。

2. 將菊花和山楂一起放入杯中，用熱開水沖泡，10 分鐘後即可飲用。

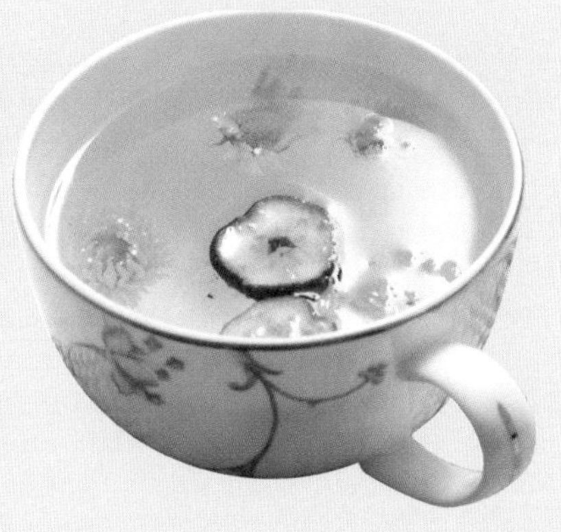

糖尿病：清熱而不傷陰

糖尿病按其臨床表現屬中醫學消渴病範疇，糖尿病的引發多因先天稟賦不足，素體陰虛，或因情志不調，飲食不節，勞逸失度，外感六淫，內傷七情等，耗傷人體肺胃腎之陰，導致陰虛燥熱、五臟虛弱，最後發展為糖尿病。

控制好總熱量

可將早、午、晚三餐按照 1：2：2 或 1：1：1 的能量比例來分配。如有加餐，應從上一餐的能量總數中減去加餐所產生的能量。這樣既能防止餐後血糖過高，又能防止進食量過少，發生低血糖。

一般來説，加餐的最佳時間段為上午 9~10 時、下午 3~4 時和晚上 9~10 時。加餐的食物也要有所選擇，不能隨意吃些零食和小吃。上午和下午的加餐可隨便一些，全麥麪包、水果或豆腐乾等都可以。晚間的加餐品種可以豐富一些，除少量主食外，最好吃一些富含優質蛋白質的食物，如雞蛋、魚蝦、瘦肉等，這些富含優質蛋白質的食物能防止夜間出現低血糖。

按太溪滋陰補腎

太溪位於足內踝後方與腳跟筋腱間凹陷處，為腎經原穴，是腎經元氣經過和留止的部位，長於滋陰補腎、通調三焦，可用於治療陰虛之消渴、口中熱、咽乾。按揉時用對側手的拇指按揉，也可使用按摩棒或光滑的木棒按揉，注意力量柔和，以感覺酸脹為度。

太溪

控血糖飲食推薦

黃芪山藥茶 ……………… 調節血糖

材料 黃芪、山藥各5克，茉莉花3克。

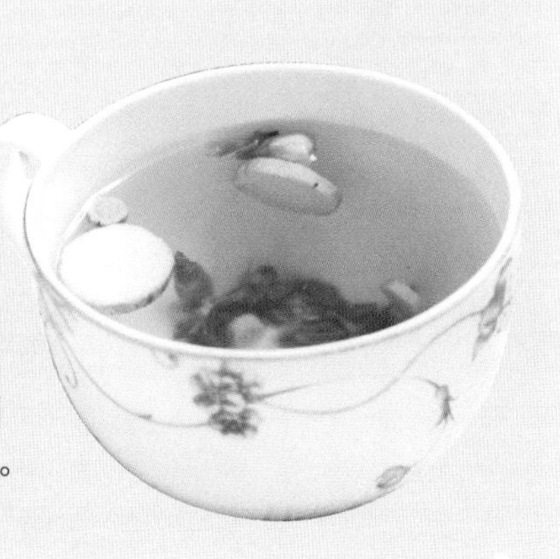

製法 1. 黃芪、山藥、茉莉花洗淨。

2. 將黃芪、山藥、茉莉花一起放入杯中，倒入熱開水，加蓋焗泡約5分鐘後即可飲用。

翠玉瓜麥冬粥 ……………… 養陰生津

材料 翠玉瓜250克，麥冬10克，小米50克。

製法 1. 翠玉瓜洗淨，切小塊；麥冬、小米洗淨，瀝乾水分。

2. 鍋內加入清水、翠玉瓜塊及麥冬，大火煮開後轉小火煮至六成熟；加入洗淨的小米，大火煮沸後，轉小火熬煮至小米熟即可。

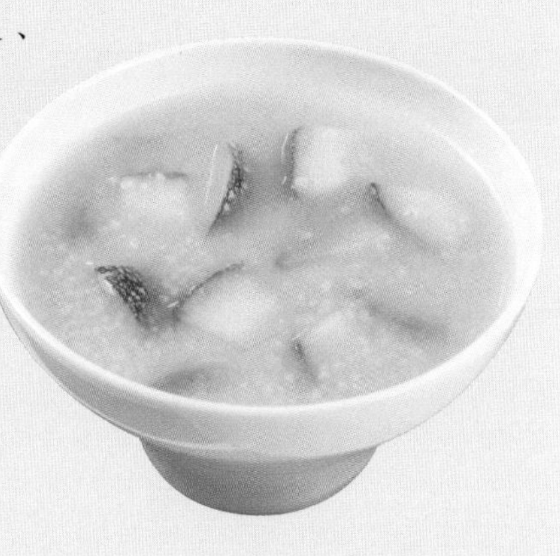

高脂血症：中醫降脂有功效

中醫將高脂血症稱為痰證、濕濁、眩暈、肥胖，認為此病是因痰濕、濕濁及痰瘀滯留血脈，導致血行不暢所致。肝失疏泄、脾虛失運、腎精虧虛是導致高脂血症的內在病因，所以中醫提出了清肝瀉火、益氣健脾、滋陰補腎等降脂法。

常按降脂穴

1 足三里

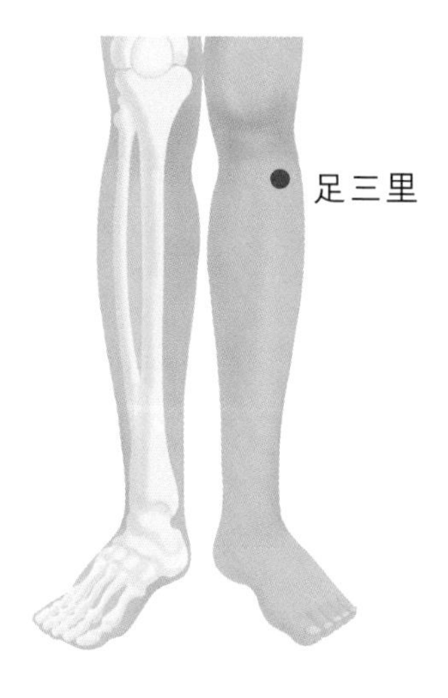

穴位位置 外膝眼下 3 寸，或髕韌帶外側向下 3 寸，脛骨向外 1 橫指處。

按摩方法 用一指推法，推 5~10 分鐘；再用摩擦法輪番 100~200 次。如塗點按摩液或正紅花油等在穴位上，效果會更好。

按摩功效 調理脾胃，補中益氣，通經活絡，疏風化濕，降低血脂、血液黏度。

2 三陰交

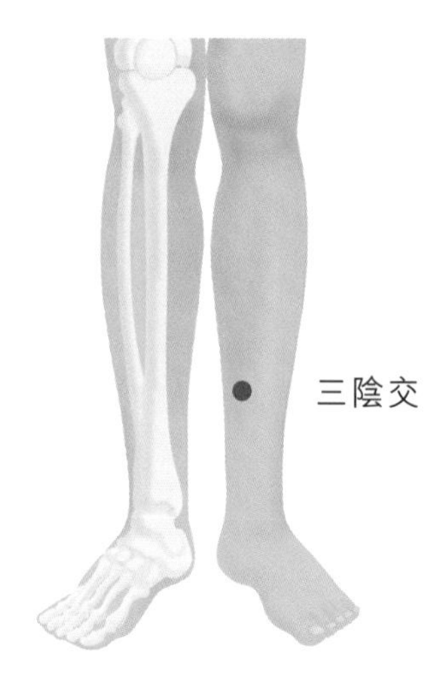

穴位位置 內踝尖直上 3 寸，脛骨後緣靠近骨邊凹陷處。

按摩方法 用拇指或食指按壓此穴 2~3 次，每次持續 2~3 分鐘，使局部產生酸脹感即可。

按摩功效 健脾益氣，滋補肝腎，降低血稠度，降脂，降壓。

③ 豐隆

穴位位置 位於小腿前外側，外踝尖上 8 寸，脛骨前緣外二橫指（中指）處。

按摩方法 用大拇指點按此穴 3 分鐘，然後沿順時針揉此穴 10 分鐘，再用大拇指沿此穴向下單方向搓 10 分鐘。

按摩功效 化痰濕，清神志。

降脂妙法在於「吃得對」

① 肝腎陰虛

症狀表現 頭暈耳鳴，眼乾，煩躁，失眠，口乾，腰酸腿軟，疲倦乏力。

宜吃食物 黑芝麻、黑豆、枸杞子、山藥、黑木耳、黑棗、桑椹、海藻、蘑菇等。

② 痰濕壅盛

症狀表現 身體肥胖，有沉重感，經常感到胸悶，食慾不振，有白痰。

宜吃食物 小米、粟米、蘿蔔、豆類及其製品、茄子、番茄、豌豆苗、萵筍、橘子、柚子、桃、綠茶、鯉魚、海蜇等。

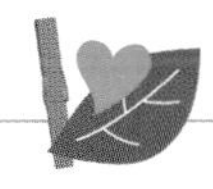

清熱養陰方

材料 水魚 60 克，製何首烏 30 克，黑豆 10 克，紅棗 3 粒，生薑 3 片。

製法 先將水魚去除內臟，洗淨切塊，略炒，然後同其他材料一起隔水燉熟。

用法 調味後，飲湯吃肉佐膳。

主治 對高脂血症、冠心病等有很好的療效。

降血脂飲食推薦

荷葉枸杞山楂粥 …………………… 調節血脂

材料 乾荷葉 1 張，米 100 克，枸杞子 5 克，鮮山楂 20 克，糖適量。

製法 1. 米洗淨，用水浸泡 30 分鐘；枸杞子洗淨；乾荷葉洗淨，切片；鮮山楂洗淨，去核。

2. 鍋內加適量清水燒開，加入米，大火煮開後轉小火煮 30 分鐘至米粒裂開，加入洗淨的乾荷葉片、枸杞子、山楂同煮。煮至米粒軟爛後盛出，取走荷葉，加糖調味即可。

決明子綠茶 …………………… 抑制膽固醇吸收

材料 決明子 4 克，綠茶 6 克。

製法 1. 將決明子用小火炒至香氣溢出時取出，晾涼。

2. 將炒好放涼的決明子、綠茶一起放入杯中，倒入熱開水，沖泡約 3 分鐘後即可飲用。可再添加熱開水沖泡飲用，直到味淡為止。

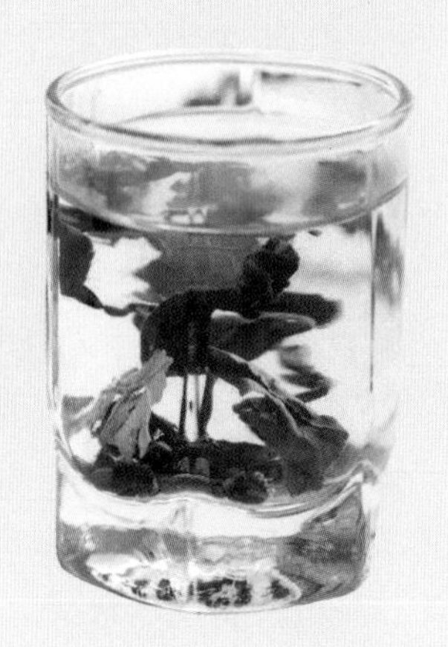

2.2 對症去火，小病小痛跑光光

口臭

口臭又稱口氣，是指從口腔、鼻、鼻竇、咽喉等空腔散發出來的臭氣。頑固的口臭往往是身體不適的表現，不但影響社交，還會讓心理蒙上陰影。

口臭有生理性和病理性

口香糖、刷牙只能緩解生理性口臭，如由於飢餓、服用某些藥物、吃葱蒜等刺激性食物、抽煙、睡眠後等導致的短暫口臭；如果是病理性口臭，如口腔、呼吸道、消化道疾病引起的口臭，是難以用口香糖、刷牙等方式解決的。

中醫治口臭，先去胃火

中醫認為，脾開竅於口，其華在唇，口臭多從脾胃出發。胃火旺盛，或食積於胃，鬱而化火，導致胃陰受損、津液不足、虛火上蒸，胃中濁氣隨之呼出而引起口臭。

對於一般症狀較輕的口臭者，可用藿香、薄荷、白菊花、綠茶少許，用熱開水泡代茶飲，具有芳香悦脾、生津止渴化濁的功效，能帶來清新的口氣。

簡易除口臭五法

1 漱漱口

水能暫時驅除細菌，使口氣變得清爽一點。

2 多吃芹菜

芹菜富含葉綠素，而葉綠素不僅能抗菌，還是很好的口氣清新劑。

3 如果有橘子，就剝皮吃了它

橘子所含的檸檬酸能刺激唾液腺，促使其分泌有清新口氣作用的唾液。

用牙齒用力刮擦舌頭

舌頭上可覆蓋一層細菌（主要是厭氧菌），這種細菌會發酵蛋白質，產生帶有異味的氣體。刮擦舌頭可以擦下這些細菌，再通過漱口將它們沖掉。

5 按摩內庭治口臭

內庭在足背第 2、第 3 趾間，趾蹼緣後方赤白肉際處，是胃經的滎穴。滎穴可以說是上火的剋星。如果有口臭、咽喉腫痛、牙痛、便秘等不適時，可以多按摩內庭。

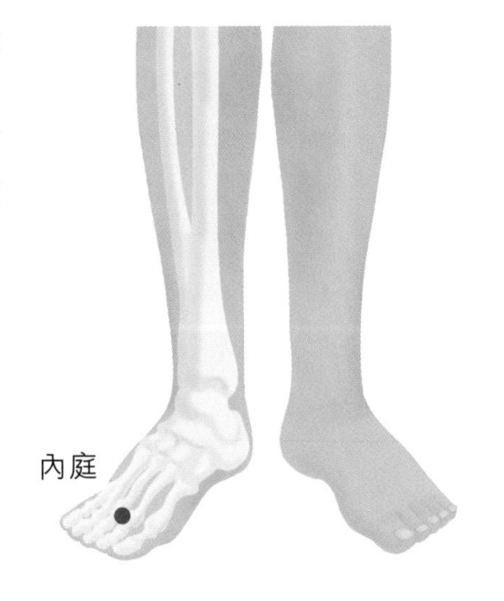

清潔口腔飲食推薦

綠豆海帶湯 …………………………… 清胃火

材料 乾海帶 30 克，綠豆 20 克，冰糖適量。

製法 1. 乾海帶浸軟，洗淨，切絲，汆水，撈出瀝乾；綠豆洗淨，浸泡 4 小時。

2. 湯鍋加適量清水，大火煮開後，加入綠豆，再次煮沸後加入海帶絲，大火煮約 20 分鐘，加入冰糖，轉小火煮至綠豆軟糯酥爛即可。

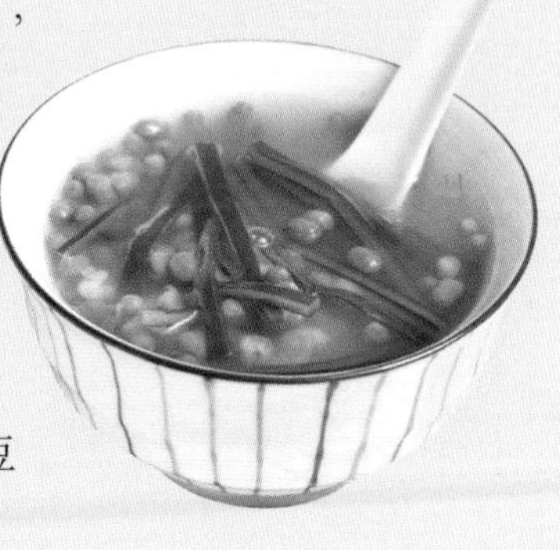

綠豆西瓜皮粥 …………………………… 開胃去火

材料 西瓜皮、米各 50 克，綠豆 25 克。

製法 1. 綠豆揀去雜質，用清水浸泡 6~12 小時，洗淨；削去西瓜皮的青綠外皮，切去紅色果肉，洗淨，切丁；米淘洗乾淨。

2. 鍋中加適量清水，倒入米和綠豆，大火煮沸，轉小火煮至米和綠豆熟爛，放入西瓜皮丁煮 5 分鐘即可。

口乾口苦

中醫認為，肝主疏泄，由於外界刺激、睡眠不足或過量食用辛辣食物等原因，肝會受到影響，容易導致頭暈脹痛、眼睛發紅、口乾口苦、脾氣急躁、易怒等肝火症狀。當你一覺醒來，感覺嘴裏面發苦發乾，喝水也不管用，這說明可能是上火了。

口乾口苦，多屬肝膽之火

口苦咽乾，中醫稱為少陽病，通俗說就是上火、濕熱，屬肝膽之火。中醫說，肝膽相表裏，口苦屬膽氣上溢，因為膽汁是苦的，所以肝膽之火易引起口苦。而膽經屬中醫所說的少陽經，有火，而火又容易傷耗津液，所以同時口也會發乾。

一些疾病也能引起口苦

一些疾病也能引起口苦，比如患有消化系統、呼吸系統、心血管系統疾病以及患口腔疾病、感染性疾病、惡性腫瘤等也可能出現口苦；其他如疲勞、過度吸煙、酗酒等也會引起口乾口苦。

飲食去肝火

可以吃芹菜，喝菊花茶、夏枯草茶等來緩解。

按太衝去肝火

太衝位於足背側，第一蹠骨間隙後方凹陷處。由於太衝屬肝經，因此按摩此穴可以平肝泄熱、清利下焦，對緩解肝火旺盛帶來的上火症狀效果非常好。如果把手放在太衝上，稍用力就會感覺很痛，說明肝火比較旺盛，需多按摩這個穴位。按摩時，最好用大拇指指甲尖掐、壓，要有一定力度。

太衝

緩解口乾口苦飲食推薦

苦瓜豆腐湯 降肝火

材料 苦瓜片 150 克，豆腐片 400 克，油、酒、醬油、麻油、鹽、生粉各適量。

製法 1. 生粉加適量水調勻成生粉水。

2. 油鍋燒熱，略微降溫後，加入苦瓜片翻炒，倒入熱開水；放入豆腐片，用勺劃碎；加入酒、醬油、鹽煮沸，用少許生粉水勾薄芡，淋上麻油即可。

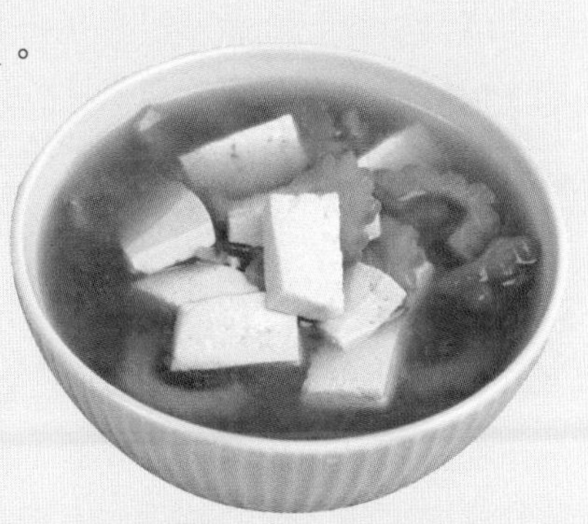

銀耳奇異果羹 清熱解毒

材料 奇異果 200 克，乾銀耳 20 克，鮮蓮子 60 克，冰糖適量。

製法 1. 銀耳用水泡發 2 小時，洗淨去蒂，撕成小朵；奇異果去皮，切丁；蓮子洗淨。

2. 鍋內放水，加入銀耳，大火燒開，加入蓮子，轉中火煮 40 分鐘。

3. 加入適量冰糖，倒入奇異果丁，攪拌均勻即可。

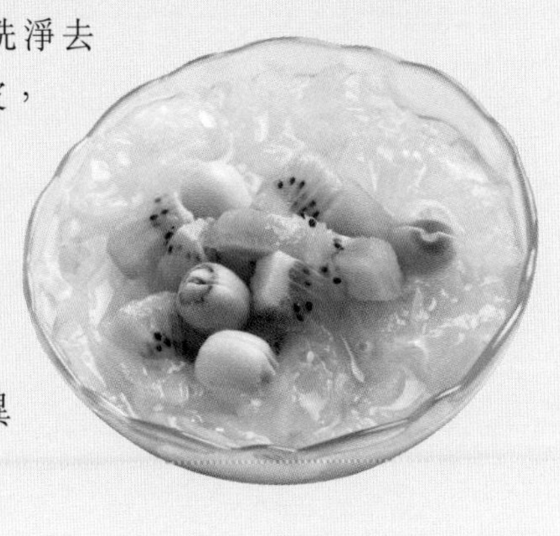

口腔潰瘍

口腔潰瘍屬中醫「口瘡」、「口瘍」範疇。中醫認為，本病多由心脾積熱、胃火上炎、陰虛火旺、脾虛濕盛引起。也可因外傷，致使血脈瘀阻，鬱而化熱，腐爛而成瘡，或外邪趁虛而入，以致黏膜潰爛而成。中醫治療此病以清胃火為主，西醫治療以補充維生素及消炎為主。

口腔潰瘍多吃葡萄和大白菜

口腔潰瘍發生後，不論新鮮葡萄還是葡萄乾，不限多少吃一些，半天就能見效。較嚴重時，每天吃數次。平時偶爾吃一些，則對預防口腔潰瘍有好處。中醫認為，口腔潰瘍與胃氣弱、虛火上擾有關，而葡萄有養陰生津的作用。

缺乏維生素 B_2、煙酸和鋅是引起口腔潰瘍的重要原因，而大白菜中這三種營養素的含量較為平均和綜合，其中維生素 B_2 的含量比蘋果高 3 倍、微量元素鋅是蘋果的 2 倍，適量的鋅能促進潰瘍面的癒合。而且中醫認為大白菜養胃生津，除煩解渴，是清涼降泄兼補益的良品，對口腔潰瘍有很好的食療效果。所以，口瘡患者吃點大白菜，補充營養的同時還可減輕疼痛，緩解症狀。每日 300 克左右，分兩次食用。

預防口腔潰瘍發作的措施

減少對口腔黏膜的刺激和摩擦，不吃太燙的食物，盡量少吃辣椒、薑、八角、花椒等刺激性食物，少吃油炸食物，以及其他太過粗糙堅硬的食物。

盡量用軟毛型的牙刷，牙膏應盡量挑不含十二烷基硫酸鈉成分的。

在潰瘍發作期，要少食多餐，吃半流質食物。每次進食後，用涼開水加鹽或生理鹽水、藥物漱口液漱口。

消口瘡飲食推薦

葡萄雪梨汁 ⋯⋯ 清熱止痛

材料 葡萄 200 克，雪梨 100 克。

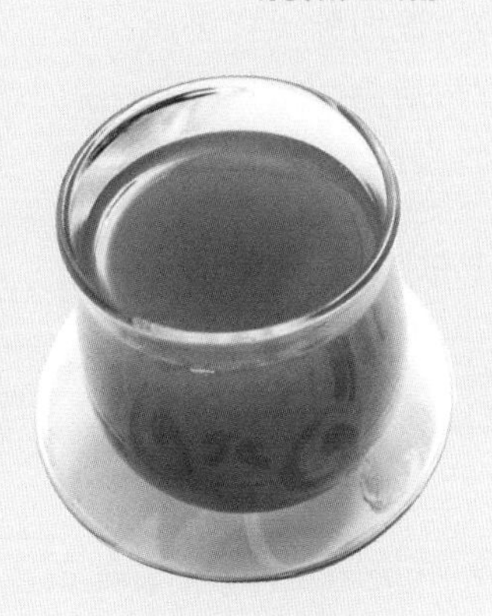

製法 1. 葡萄洗淨，去籽；雪梨洗淨，去蒂除核，切小丁。

2. 去籽的葡萄和雪梨丁分別放入榨汁機中榨汁。

3. 葡萄汁和雪梨汁一同倒入杯中調勻即可飲用。

青瓜拌海蜇 ⋯⋯ 清火解毒

材料 海蜇皮 250 克，青瓜 100 克，蔥花、蒜末、醬油、麻油各 5 克，醋 10 克，糖、芫茜碎各少許。

製法 1. 海蜇皮放入清水中浸泡去除鹽分，洗淨，切絲；青瓜洗淨，去蒂，切絲。

2. 盤中放入海蜇絲和青瓜絲，用蔥花、芫茜碎、蒜末、醬油、醋、糖、麻油調味即可。

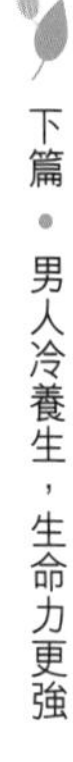

咽喉腫痛

中醫認為，咽喉是肺胃的門戶。如果外界氣溫過高，肺吸入的空氣較熱；或者過食辛辣之品、飲酒過多，都會導致肺胃熱盛而引起咽喉腫痛，即人們常説的咽喉疼痛、喉嚨痛。有的人就是因為前一天吃辣椒過多，結果第二天喉嚨「直冒煙」。肺、胃有火是造成咽喉疼痛最常見原因。當出現咽喉疼痛時，説明肺、胃裹面已經有火。這時，如果不加注意，很容易感受外寒而感冒。所謂「寒包火」，説的就是這個道理。

飲食去火看過來

對付「喉嚨痛」很簡單。在飲食清淡的同時，多吃蘋果、梨、西瓜、冬瓜、馬蹄、蓮藕，多喝水、苦丁茶、綠茶等，喉嚨很快就不痛了。

解決着急上火引起的咽喉痛

着急上火也是造成咽喉疼痛的重要原因。中醫認為，肺屬金，火剋金。經常聽説這樣的現象，每逢遇上不順心的事，心情一緊張，心裏一着急，就會有人咽喉疼痛。這樣的人往往性格急躁，容易着急上火。這種咽喉疼痛有一個顯著的特點，那就是經常伴有耳朵裏或頭皮疼痛，一吞唾沫則疼痛更加明顯。這就是典型的「火剋金」之象。

要想解決着急上火引起的咽喉疼痛，首先要學會沉着冷靜，遇事不慌。許多患者在嗓子疼的同時，還經常可見頭疼、耳朵疼、睡覺不好、口乾口苦、心情煩躁、不想吃飯、小便發黃等症狀。這時，用桑葉、菊花、夏枯草、決明子、竹葉、甘草、麥冬、百合等泡水代茶，能很好地清降火氣。

緩解咽喉腫痛飲食推薦

冬瓜蝦仁湯 …………………………… 除肺、胃之火

材料 冬瓜 300 克，蝦仁 50 克，鹽 3 克，麻油適量。

製法 1. 冬瓜去皮、去瓤，洗淨，切小塊；蝦仁去除蝦線，洗淨。

2. 鍋置火上，倒入清水大火煮沸，放入冬瓜塊，大火煮沸後轉小火煮至冬瓜熟爛，加入蝦仁煮熟，加鹽調味，淋入麻油即可。

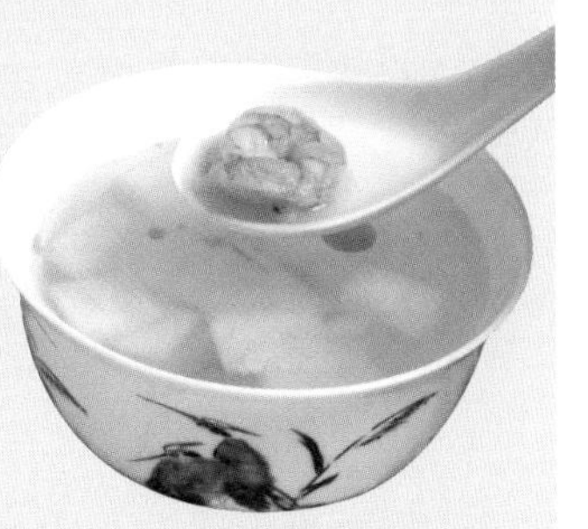

蓮子桂圓粥 …………………………… 清肺利咽

材料 糯米 100 克，枸杞子 10 克，桂圓肉、蓮子各 30 克，冰糖 3 克。

製法 1. 糯米、蓮子洗淨，浸泡 4 小時；枸杞子洗淨。

2. 鍋內加適量清水燒開，加入蓮子、枸杞子、糯米，大火煮開轉小火，煮 40 分鐘，加桂圓肉熬煮 15 分鐘，加冰糖煮化即可。

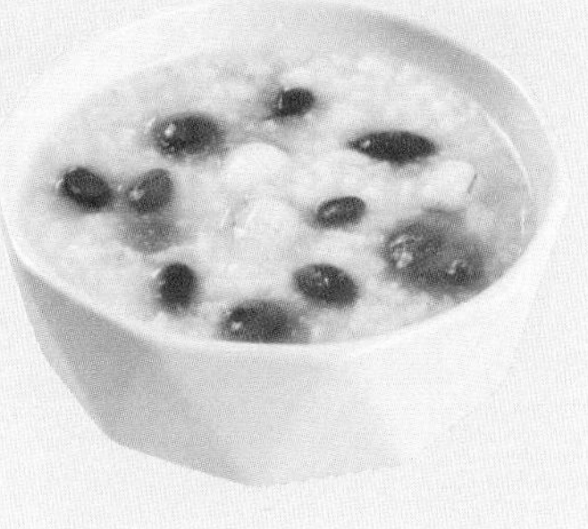

牙齦腫痛

中醫學有「咽喉口齒諸病皆屬火」之說，將牙齦的主要病理變化——紅腫、疼痛、化膿等歸為「火」的表現。

牙痛究竟有哪些種類

1 風火牙痛

症狀表現 疼痛感劇烈，而且是一陣一陣的，吃冷的東西時，疼痛會有所減輕，一旦吃熱的東西則會加重，並導致牙齦腫脹。

飲食調理 宜多吃些高蛋白、富含維生素的食物，如豆製品和蔬菜、水果等。忌辛辣、刺激性食物，如辣椒、洋蔥、芥菜、大蔥、蒜等，因其能生熱，會刺激牙髓使疼痛加重。此外，還應忌食粗糙、堅硬以及煎炸食物。它們會損傷牙齒，刺激牙髓。酒和酸性食物對牙髓也會產生化學刺激，加重疼痛。

2 胃火牙痛

症狀表現 牙齒劇烈疼痛，牙齦紅腫、溢膿或出血。

飲食調理 宜多吃清胃瀉火、涼血止痛的食物，如牛奶、貝類、芋頭和新鮮的紅、黃、綠色蔬菜等。忌食辛辣、油炸、熏烤、堅硬、粗纖維食物。此外，含糖、脂肪高的甜食既對牙齦有刺激，又不易消化，也應忌食。

無論哪種牙痛，都是由體內的火毒引起的，因此多吃新鮮蔬菜和水果，適當飲用清熱解毒的綠茶、菊花茶、綠豆湯等，是最好的飲食調節方法。

緩解牙痛飲食推薦

粟米綠豆粥 …………………… 降火，消暑，止痛

材料 綠豆、粟米粒、糯米各 30 克。

製法 1. 綠豆、粟米粒、糯米分別淘洗乾淨；糯米浸泡 1 小時；綠豆提前一晚浸泡，用蒸鍋蒸熟，待用。

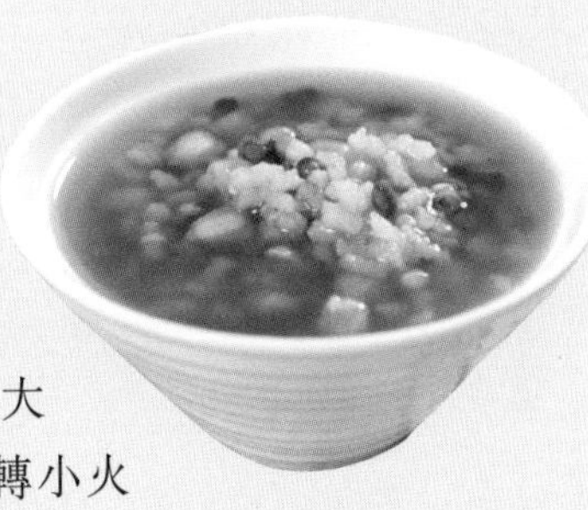

2. 鍋中放入適量清水，加入粟米大火煮滾後，放入糯米、綠豆，轉小火後熬煮 30 分鐘即可。

菠菜拌綠豆芽 …………………… 清熱解毒

材料 菠菜 200 克，綠豆芽 100 克，醋 10 克，鹽、麻油各 5 克。

製法 1. 菠菜洗淨，氽水，撈出切段；綠豆芽洗淨，去除頭、根，氽水，瀝乾備用。

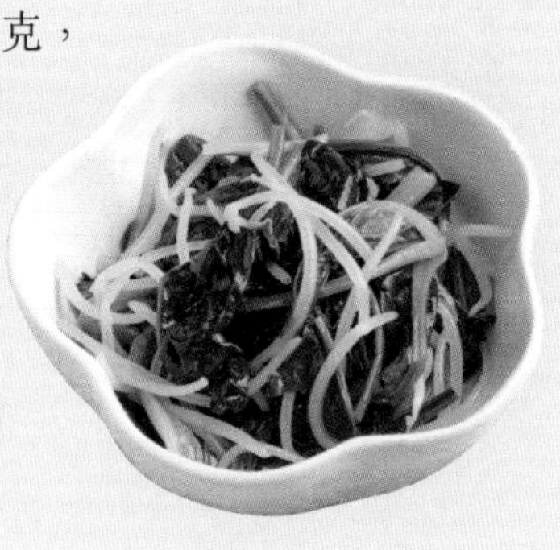

2. 將菠菜、綠豆芽盛入碗中，加入鹽、醋、麻油，拌勻即可。

長痘

長痘主要與內分泌因素有關。在中醫看來，它與個人體質有密切關係，肺胃濕熱較盛者，過食辛辣刺激、煎炸油膩之品，或嗜食甜食均可助濕生熱，促使痘痘產生或使之加重。預防痘痘的關鍵在於身體的全面調理，除減輕壓力、不要太勞累外，日常飲食可以起到非常重要的輔助調節作用。

對付長痘的措施

飲食清淡，平時多吃富含維生素和纖維素的食物，如芹菜、大白菜、豆芽、青瓜、絲瓜、萵筍、黑木耳、香菇、士多啤梨、梨、蘋果等，少食辛辣、甜食和油膩食物。

常吃富含鋅的食物，如穀物、麥芽、黃豆、南瓜籽，可讓痘痘不再又紅又腫。

定時休息，不要經常熬夜。

溫水洗臉，溫水對祛除油脂、清潔皮膚幫助更大；切勿用手擠壓患處，以免引起感染。

常按合谷能祛痘

合谷，俗稱「虎口」，位於手背虎口直上一橫指、拇指和食指間肌肉豐厚處。可將一手的拇指橫紋放在另一手的虎口沿上，屈拇指時指端處即為合谷。如果你臉上的痘一個接一個不停地往外冒，就可以按合谷來消火。

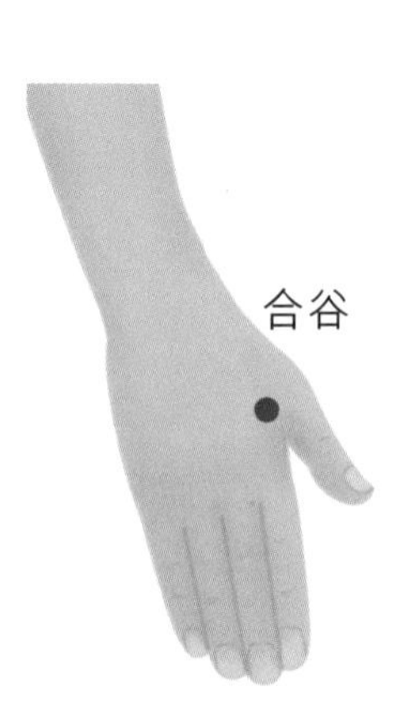

按摩合谷時，用手指的指腹或指尖用力按在穴位上，然後做小幅度的環轉動作，以出現酸、麻、脹為度，每次可按揉 30~50 次。

除痘飲食推薦

薏苡仁雪梨粥 ……… 清熱去火

材料 薏苡仁、大米各 50 克，雪梨 1 個。

製法 1. 薏苡仁、大米分別洗淨，薏苡仁用水浸泡 4 小時，大米用水浸泡 30 分鐘；雪梨洗淨，去皮和蒂，去核，切丁。

2. 鍋中加入適量清水煮開，放入薏苡仁、大米，大火煮開後轉小火，煮至米粒熟爛，再放入雪梨丁煮沸即可。

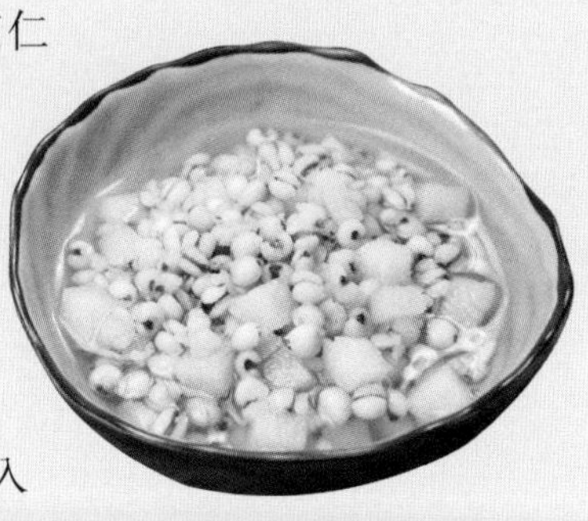

香菇炒芹菜 ……… 清熱除煩

材料 芹菜段400克，香菇塊200克，蔥末、薑絲、酒、生粉水、醬油、鹽、麻油、油各適量。

製法 1. 香菇、芹菜分別在沸水中焯熟，撈出瀝乾，待用；油鍋燒熱，放入蔥末、薑絲煸炒片刻，再放入香菇、芹菜煸炒。

2. 最後加入酒、醬油、鹽，用生粉水勾芡，淋上麻油即可。

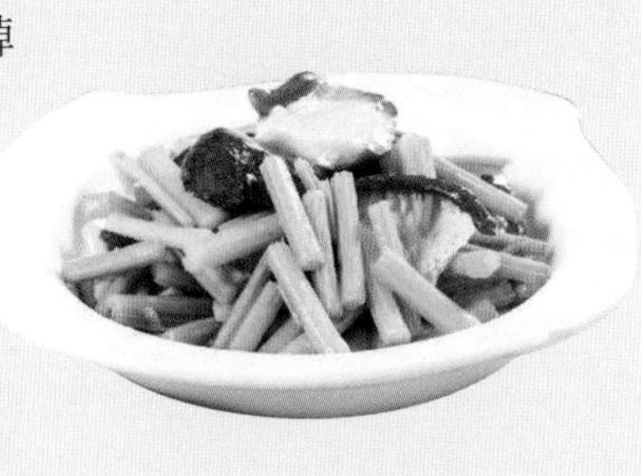

便秘

大便乾燥，便時疼痛、出血，讓很多人痛不欲生。患者由於怕痛而畏懼排便，會進一步加重便秘，形成惡性循環。中醫認為，嚴重便秘是由於過食肥甘厚味、辛辣刺激食物，耗津傷液，熱結腸腑，或陰血虧虛、腸失濡潤、糞便燥結所致。

便秘的主要類型

一般來説，嚴重的便秘主要分為燥熱積滯和血虛腸燥兩種類型。

1 燥熱積滯型

症狀表現 好發於易上火的人，常表現為大便堅硬燥結、便血、便後持續疼痛，伴有心煩意亂、口苦咽乾。

飲食調理 可選擇南瓜、蘋果、梨、香蕉、芹菜、菠菜等清熱瀉火、潤腸通便的食物。

食療方法 南瓜 150 克、番薯 100 克、白米 50 克加水熬煮，每週服用 3 次，能緩解便秘疼痛症狀。

2 血虛腸燥型

症狀表現 好發於血虛、陰虛體質的人，除了大便時肛門疼痛、出血、大便秘結，還有皮膚乾澀、口乾舌燥、午後潮熱等症狀。

飲食調理 可選擇西柚、鮮蓮藕、薺菜、蓮子、桃仁、紅棗、杏仁、鮮魚、鴨肉、黑芝麻、蜂蜜等涼血養血、潤燥通便的食物。

食療方法 取蜂蜜 20 克、扁桃仁 30 克、核桃仁 50 克，將扁桃仁、核桃仁洗淨，焙乾研成細末，用蜂蜜醃製調和，分次食用。

潤腸通便飲食推薦

蘑菇炒蛋 ……………… 通便排毒

材料　蘑菇200克，雞蛋4個，鹽、油各適量。

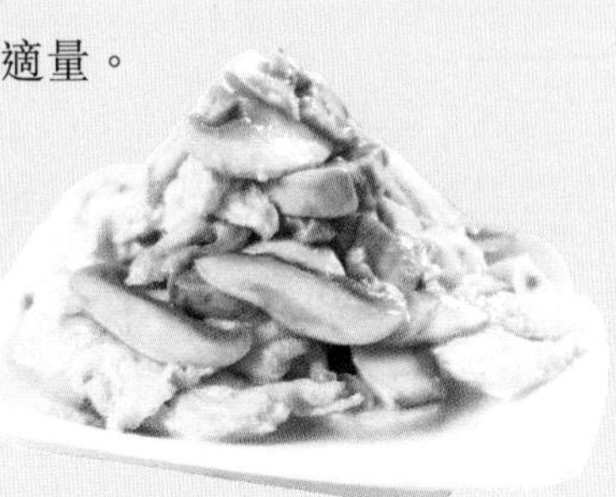

製法　1. 蘑菇洗淨，切條；雞蛋打散，加鹽調勻，待用。

2. 油鍋燒熱，加入蘑菇及鹽炒勻，最後加入雞蛋液炒熟即可。

乳酪水果沙律 ……………… 潤腸通便

材料　士多啤梨2~3粒，香蕉半根，火龍果半個，乳酪100克。

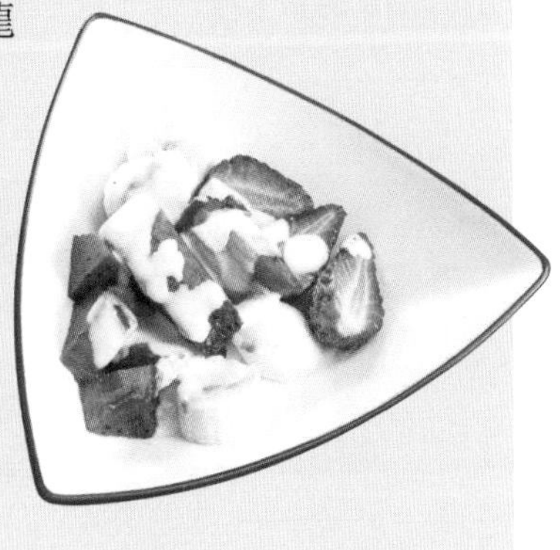

製法　1. 將上述水果用清水洗淨，士多啤梨去蒂並對半切開，其他水果切成大小適中的水果塊。

2. 取盤，放入切好的士多啤梨塊、香蕉塊、火龍果塊，淋上乳酪即可。

失眠多夢

失眠多夢，屬心火。心主神明，心情焦躁或勞累過度等原因易導致心火，症狀一般為失眠多夢、心悸、煩躁、口舌生瘡等。

去心火怎麼吃

心火旺盛，日常飲食中多吃綠豆、綠豆芽、慈姑、蓮藕、百合等。中醫認為，適當吃些味苦的食物有助於削減心火，如苦瓜、苦菜、苦筍等，也可以用綠茶或蓮子心泡水喝，以解心火。

按摩勞宮瀉心火

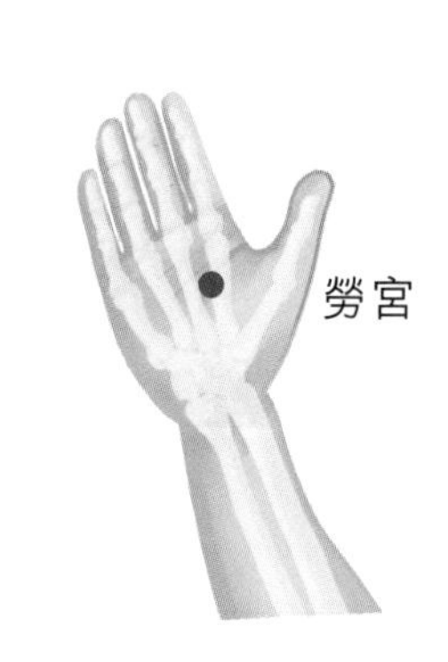

勞宮在手掌心的凹陷處，當第二、三掌骨之間偏於第三掌骨，握拳中指尖所指處即是。刺激勞宮可以快速有效地補益氣血，協調心主神志活動的功能，瀉心火必選此穴。可用兩手大拇指互相按壓，也可將兩手心頂在桌角上按勞宮，時間自由掌握，長期堅持，可使心火下降。

搖頭擺尾去心火

中醫認為，心火旺的人常煩躁不安、嘴角長皰，容易患上感冒。通過擺動臀部，可以刺激督脈；通過轉頭搖頭，可刺激大椎，舒經泄熱，平復心情。

做法：兩手扶膝，頭向右擺，右肩向左腿方向內旋，身體左轉，頭與臀部反向運動，拉伸右側背部肌肉，然後左右交換做，方法相同，左右對稱。重複練習 10 次左右。這個動作也可以坐在椅子上練習，方法相同。

緩解失眠飲食推薦

蓮子桂圓羹 ⋯⋯⋯⋯ 安神助眠

材料 蓮子、桂圓肉各 30 克，紅棗 20 克，冰糖適量。

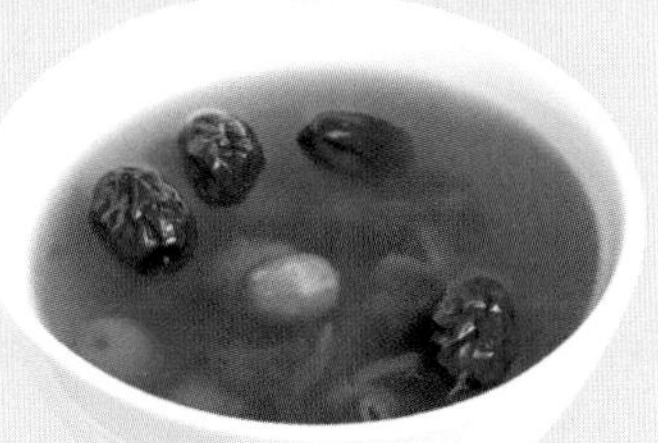

製法 1. 蓮子洗淨，浸泡，去心；桂圓肉洗淨；紅棗洗淨，去核。

2. 蓮子、桂圓肉、紅棗一同放入砂鍋內，加適量水，大火煮開後，轉小火燉至蓮子熟爛，加冰糖煮至融化即可。

綠豆蓮子米糊 ⋯⋯⋯⋯ 清心促眠

材料 大米 60 克，綠豆 30 克，蓮子 10 粒。

製法 1. 大米洗淨，用清水浸泡 2 小時；綠豆洗淨，用清水浸泡 4~6 小時；蓮子去蓮心，洗淨，用清水浸泡 2 小時。

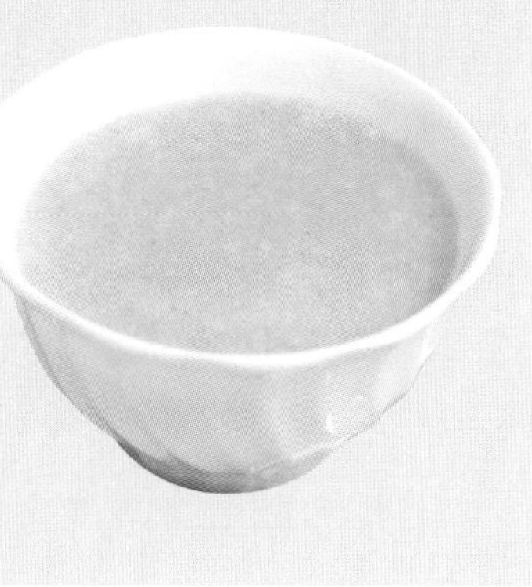

2. 將上述食材倒入全自動豆漿機中，加水至上下水位線之間，啟動「米糊」程序，完成後即可。

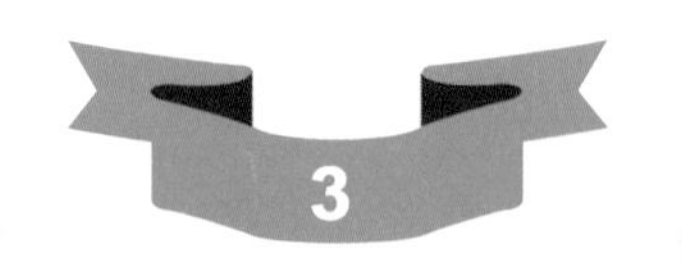

溫度影響 男人的生殖能力

3.1 高溫會謀殺精子，可致不育

現代男人的精子質量在下降

國家衞生和計劃生育委員會科學技術研究所曾公佈一項數據，中國男性的精液質量，正以每年 1% 的速度下降。與 60 年前的男性相比，現在男性每毫升精液的精子密度已由 1.31 億個下降到 0.5 億個，減少 62%。

那些影響精子質量的因素

- 不良飲食習慣。高熱量食品、辛辣菜餚、大量飲酒都會通過傷害前列腺來「殺害」精子，因為精液的 30% 來自前列腺液。
- 電子輻射和久坐。前者會直接傷害睾丸；後者讓睾丸溫度升高，影響精子質量。
- 不良情緒，壓力太大。焦慮、浮躁等不良情緒或壓力太大都會影響內分泌，改變體內雌激素和雄激素的比例，影響精子質量。
- 此外，自慰過多或太久時間不過性生活等，都會對精子造成傷害。

精子質量下降會造成不育

一般來説，男性每次射精的精液量應該達到 2~6 毫升，含有 4,000 萬以上個精子，成活率在 60% 以上。精子質量下降後，不僅數量少了，存活率也低，跑得快的少，和卵子結合的機會少，自然會導致生育概率下降。

正常精子的狀態

精子質量好不好，是男性全身健康的晴雨表。人體每天要產生 1 億個精子，身體稍有風吹草動，它們的質量就會受到影響。所以身體狀況好，精子質量就好；身體狀況差，精子質量就差。

組成精液的成分

精液由精子與精漿組成，精漿的主要成分為水，約佔 90% 以上，其他成分有脂肪、蛋白質顆粒、胺類、游離氨基酸、無機鹽、酶類、碳水化合物等。精液與血液中所含的營養成分不一樣。從作用上來説，精液不是身體的營養物質，而是繁衍後代的需要，所以傳統認為的「一滴精，十滴血」的説法，是沒有科學依據的。

判斷精子正常的指標

精液顏色。正常精液的顏色呈透明灰白色，如果禁慾時間長，則可呈淡黃色；生殖道有炎症時，呈黃色，甚至精液中有血液。

精液量。每次排精量為 2~6 毫升，但受排精頻率及次數的影響。精液量每次少於 1 毫升稱為精液量減少，精液量每次多於 6 毫升稱為精液量過多。這些都是異常情況。

液化時間。精液剛排出體外時呈凝膠狀態，經過 5~30 分鐘會變成液體狀態，這一過程稱為液化。黏稠而且不液化的精液，常見於有前列腺或精囊疾病的患者。

精子活力。若精子活力為 A 級 >25%，或 A 級 +B 級 >50%，一般認為對生育沒有影響。

精子形態。正常精液中異常形態的精子可達 30%~40%，若精子畸形率 >70%，則會造成不育。

高溫：精子最大的殺手

溫度是影響精子質量和數量的最主要因素。把筆記本電腦放在膝蓋上用、長時間騎車或駕車、久坐等，都會導致陰囊溫度升高。睾丸是最害怕高溫的器官，高溫會扼殺一部分精子。

高溫會減少精子數量

精子最理想的生成和存活溫度是比正常體溫（37.3℃）低 1~2℃。睾丸溫度上升至 38℃就不再生成精子；成熟精子溫度上升至 40℃，其中的蛋白質就會凝固壞死，像一個生雞蛋被煮熟了。所以，保持舒適的溫度對男人很重要。在此提醒要生育的男性，尤其要避免睾丸局部的高溫，像廚師、司機，高溫、高熱的環境都可能影響精子質量。眾所周知，睾丸是男性製造精子的重要器官，正常情況下，睾丸每天約產生上億個精子。而睾丸對溫度是極敏感的，溫度越高，就越影響精子的質量和活動能力。

高溫天氣男性穿牛仔褲影響精子質量

夏季天氣特別悶熱，若不注意「褲襠溫度」，隨時有可能影響「造人」能力。如果不借助體外保護措施保護睾丸，睾丸製造精子的能力就會受到病理性傷害。這裏提供幾種自我保護的方法：

- 露天作業或旅遊中途休息時，不要坐在灼熱的沙灘或石櫈上；
- 長途汽車司機或非冷氣環境的辦公者，在軟坐墊上加用通風降溫材料的坐墊；
- 廚師在灶間操作時，注意下身隔熱保護；
- 生育旺盛期男性盡量減少泡超過 42℃以上的熱水浴或溫泉浴。

3.2 水溫降下來，精子更有活力

泡熱水澡時間過長，射精變流精

由於大都市生活工作節奏快，很多職場男性喜歡在工作後，泡個熱水澡，以消除身體的疲勞感。但很多男性朋友不知道，這樣做對睾丸很不利，還會影響性功能。

泡澡後行房射精無力

射精越有力、距離越遠，一定程度上説明其體能越強勁，在性生活中越有出色表現。有些人喜歡先泡個熱水澡，然後才行房。此時就會出現一個現象，即射精時沒有「啪、啪」射出的感覺，而更像是慢慢流出來的。

究其原因，高溫是主要問題：一來會讓男性身體感覺慵懶，各項功能都「慢」下來；二來會引起前列腺腺體的充血腫大、壓迫尿道，導致射精無力，在最興奮時變為掃興的流精。

洗澡後半小時再同房

泡澡後馬上同房不僅會造成射精無力，而且會導致身體不適。因為剛洗完澡陽氣不能馬上恢復，不利於進行房事。從現代性醫學的角度看，洗熱水澡會引起皮膚血管廣泛擴張，使血液大量積存在皮膚內，這時進行性行為，性器官會無法獲得足夠的血液供應，男性可能出現勃起不堅。而且泡澡會消耗體力，若沒有完全恢復，勉強為之，易導致在性生活後出現頭暈、乏力、心慌、噁心等症狀。

所以，男士晚上洗澡後最好先休息半小時，一方面讓身體完全乾透，另一方面也能積蓄精力。若是泡熱水澡，則需要更長時間的休息，然後再行房。

控制泡澡的水溫和時間

如果泡熱水澡，每週 1 次，溫度以 37℃~41℃為宜，每次 15~20 分鐘，每週累計不超過 30 分鐘。有生育要求的男性最好半年內別泡熱水澡，改用溫水淋浴，水溫最好控制在 34℃左右。

洗澡後這樣做，增強腎功能

中國古代有一套養生功法叫鐵襠功，此法不僅能溫陽護腎，還能強身健體，助男性朋友青春不老。

鐵襠功的口訣只有一句話，即「雙手常握兩顆梨，左右旋轉不停留」，指的是男性要經常用雙手揉按兩個陰囊，這是一個很好的固腎養陽方法。

方法：每天夜晚洗完澡後，躺在床上，用雙手握着陰囊，輕輕地揉一揉，左 100 下，右 100 下。揉至微微發熱就可以，不要太用力。

男性內褲不宜過緊

男性切忌選擇過緊或不透氣的內褲，以免導致睪丸與大腿、外褲過度摩擦，或導致睪丸溫度升高，進而影響精子的生成或質量。

頻繁蒸桑拿會造成「死精」

冬天到了，泡泡熱水澡、蒸個桑拿，既舒服又解乏，對很多男性來說，真是件愜意的事情。理論上說，42℃~50℃的熱水浴能放鬆肌肉，恢復並改善身體內臟器官的局部血液循環，尤其是在疲勞狀態下，對身體恢復非常有益。然而，不恰當的高溫會對男性最重要的器官——睾丸造成嚴重損害。

頻繁蒸桑拿壞處大

國外曾有一項研究，將雄性動物置於38.5℃的高溫環境下55分鐘，隨後發現其交配與生育力明顯下降。若將雌性動物置於相同條件下，則會導致發情週期異常和胎兒死亡率升高。據了解，這項研究也證實，若有一次發燒超過38.5℃，對精子的抑制作用可持續6個月以上。此外，男科醫生也經常強調，陰囊內睾丸的溫度要比體溫低2℃左右，超過37℃的溫度就會對其造成損害。首先影響的是生精細胞，長期高溫會對生育能力造成不可逆的損害，甚至影響產生雄激素的睾丸間質細胞，繼而影響男性性功能。

另外，頻繁蒸桑拿也會減少保護皮膚的脂性成分，造成皮膚乾燥瘙癢，而男性本身就不太在意皮膚狀況，更談不上用護膚產品。

男性蒸桑拿應適度

建議男性不要頻繁地蒸桑拿，每週1次是個適度的頻率，且溫度不要超過50℃，每次時間以15~20分鐘為宜，每週累計最多不超過30分鐘。經常接觸高溫的職業（如鍋爐工、電焊工等）應做好降溫防護，職業司機最好避免久坐，以免影響睾丸散熱。

3.3 檔部冷下來，生殖功能強

陰囊是睾丸的「溫度調節器」

男性的陰囊具有溫度調節的功能，就像一台「冷氣」，調節着整個生殖器官的溫度。

影響睾丸和精子溫度的是陰囊

男性性腺需要低溫環境才能產生精子，所以人類和其他哺乳動物一樣，都有一個體外的「袋」——陰囊，為睾丸提供一個較低的溫度。睾丸在陰囊內，陰囊會隨着溫度的升降而放鬆或收縮，以控制距離身體的遠近來調節睾丸的溫度，就像一台冷氣。當陰囊長時間受擠壓或周圍溫度過高時，它就不能讓睾丸和精子降溫了。

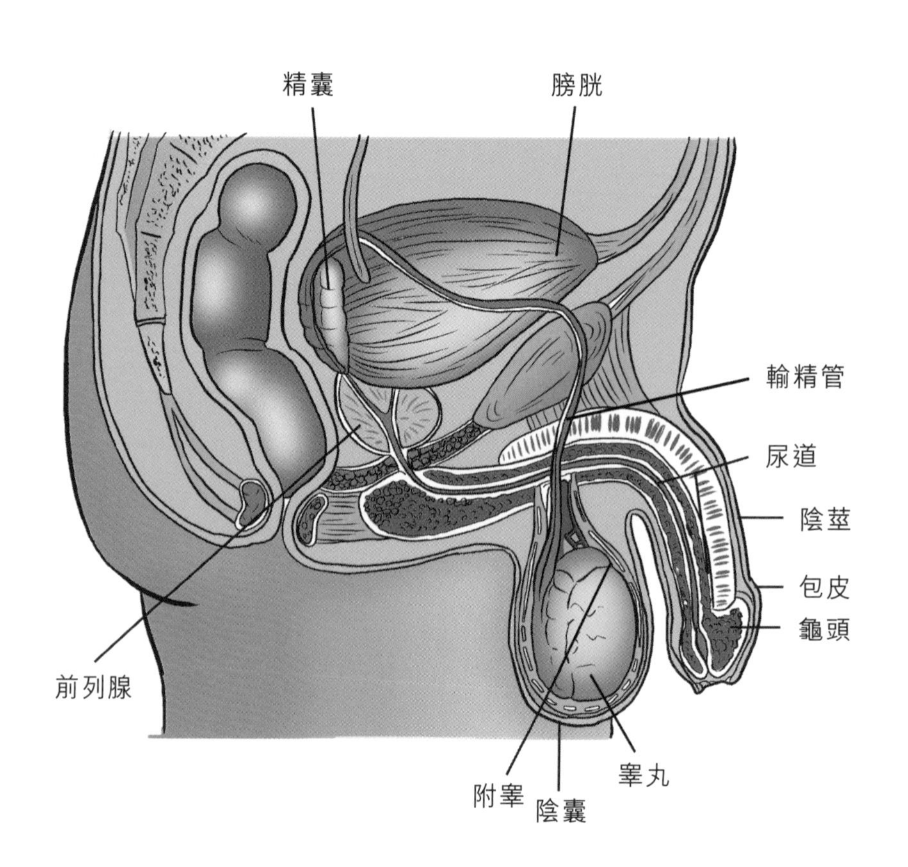

睾丸的溫度比人體其他部分低 1℃左右，這是為了「冷凍」精子並保證精子質量的一個生理機制。

曾經有一名不育患者來查精子質量，第一次查精子活力不夠，隔了兩個星期再來查的時候，幾乎沒精子了。醫生都覺得奇怪，追問他最近做了甚麼、吃了甚麼。患者說自己得了陰囊濕疹，去某醫院做了幾次中藥薰蒸治療。沒想到對陰囊的高溫薰蒸卻要了精子的命。

中年男性陰囊收得越緊，身體越棒

我們經常看到六七歲的小男孩，陰囊收回去，提得很緊，早晨起來時，陰莖是立着的，這叫生機勃勃；但人到中年後，或者說身體狀況不好、氣虛時，陰囊是鬆弛下垂的。這其實是失去力量的象徵。如果說一個中年男性的陰囊跟小孩一樣，收得很緊，那麼這個人的身體就很棒。

不讓陰囊受壓

雖然陰囊本身具有散熱的功能，但是當陰囊長時間受擠壓或周圍溫度過高時，它就不能讓睾丸和精子保持在適宜的溫度。

首先，應盡量避免在高溫環境中停留過長時間，把筆記本電腦放在大腿上用、長時間騎單車或駕車、久坐等，都會導致陰囊溫度升高，所以應盡量避免。

其次，應該保持局部乾燥涼爽，不要穿化學纖維的內褲和緊身牛仔褲，內褲宜寬鬆舒適透氣，最好穿純棉內褲，注意及時換洗，尤其在運動後。平常洗澡的時候一定要清洗夾縫，不過應避免使用肥皂。

告別久坐，保護前列腺

如今久坐不動的上班族大有人在，久坐會使臀部長期受壓，肯定會造成氣機不暢、血脈瘀滯。血脈瘀滯造成的危害可大了，如引起肌肉酸痛、僵硬、萎縮，或痔瘡、前列腺炎、盆腔炎等。現在程序員也容易發生不育，這倒不是電腦輻射的原因，而是長期久坐的生活方式對睾丸的生精功能造成了一定的影響。

憋、壓、冷都傷害前列腺

如今，前列腺炎已經和慢性咽炎、感冒、扁桃體炎一樣成了常見病。前列腺主要有 3 個作用：排尿、性生活、分泌前列腺液。它一旦發炎，會嚴重影響男性正常生活。

大家都知道，司機易出現前列腺問題，但近些年，從事互聯網行業等白領一族，也開始受到前列腺疾病的困擾。折磨前列腺的主因是憋和壓。經常憋尿容易讓尿液流入前列腺，引發前列腺炎。長期沒有性生活，容易導致前列腺反覆充血，形成充血性前列腺炎。久坐會導致前列腺充血，加重排尿困難。

此外，寒冷也易引發前列腺炎。雖然男人的睾丸害怕高溫，但前列腺恰恰相反，最怕冷，一受涼就會「感冒」。天氣寒冷時，前列腺腺體會收縮，導致腺管和血管擴張，造成慢性充血，尿道內壓不斷增加，嚴重時可引起逆流。尿道情況的變化還會加重前列腺液的淤積，誘發前列腺疾病或加重原有病情。

保護前列腺關鍵要告別久坐

要想保護好前列腺，最為關鍵的一點就是：告別久坐，也不要坐冰冷的椅子。有些人走累了，喜歡在路邊或公園冰冷的椅子上休息。尤其是秋冬季，早晚很冷，椅子上還有露水，即使只坐兩三分鐘，前列腺都會打個寒顫。

對於久坐族來說，要盡可能多地做下肢活動，且平時不要一次坐得過久，應每坐 1 小時就起來活動 8 分鐘。若實在沒時間，經常爬樓梯也是不錯的選擇。

下述的下肢活動對久坐族很有益：

活動雙腿： 對於中老年人來說，每次坐半小時至 1 小時就應該站起來活動雙腿，且連續坐着的時間最好別超過 2 小時。

下蹲運動： 每隔 1 小時要起立，做 10 次簡單的下蹲運動，以改善下肢靜脈回流。

熱水坐浴緩解前列腺炎

一旦發現排尿時有尿頻、尿急、尿不盡的感覺，應該及時到醫院去檢查。千萬別出現一些症狀就自己嚇自己，80% 的人其實都是因為受到心理的影響而加重症狀。痛得厲害的話，可以試着在家裏通過坐浴來緩解症狀：打半盆溫水，坐到上面，最好托起睾丸（因為高溫對睾丸有不良影響，會影響精子的生成），一般 15 分鐘，症狀會減輕。

而有慢性前列腺炎病史的人，在氣溫驟降時要趕緊換上厚褲子，保持會陰部和小腹部溫暖、乾燥。晚上臨睡前，可以用溫水袋在會陰部反覆按摩，或熱水坐浴 15 分鐘左右。這樣有助於降低盆腔的肌肉緊張，順利排出尿液，減輕排尿壓力。

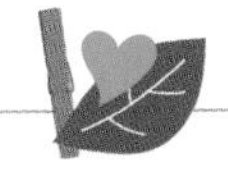

危險騎行

如果你經常騎單車的話，應保證安全。這裏的安全不是指路上安全，而是坐墊下的安全。所以，選個合適的坐墊，坐墊太窄，騎車時身體大部分重量會落在陰囊與肛門間，也就是會陰處，該部位血液和神經管道如長時間受壓將不能正常工作，若連續騎車超過 20 分鐘，會陰部產生刺激感就應該警惕了。這種狀況長時間不改變的話，最終會導致陰莖勃起障礙或前列腺炎，反過來前列腺炎也會對睾丸生成的精子質量造成影響。

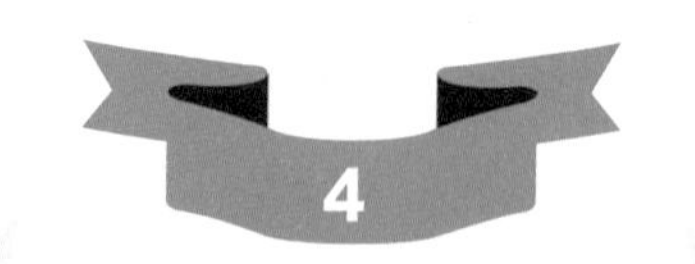

4 飲食冷下來，減少疾病風險

4.1 常吃降低體溫的寒涼性食物

鴨肉

性味歸經

甘、微鹹，偏涼；歸脾、肺、腎經。

主要功效

滋五臟之陰、清虛勞之熱、補血行水、養胃生津、止咳息驚、利尿消腫。

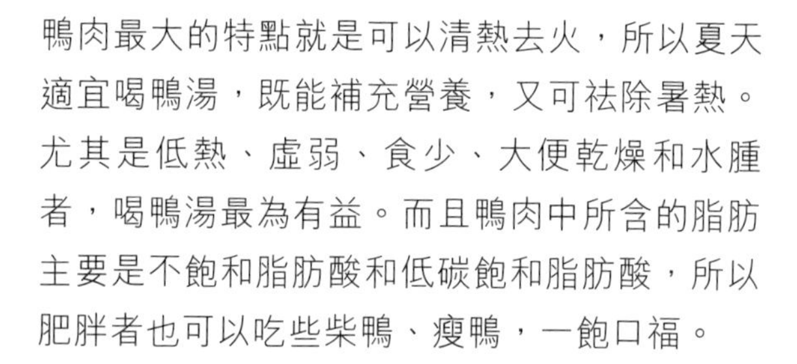

鴨肉最大的特點就是可以清熱去火，所以夏天適宜喝鴨湯，既能補充營養，又可祛除暑熱。尤其是低熱、虛弱、食少、大便乾燥和水腫者，喝鴨湯最為有益。而且鴨肉中所含的脂肪主要是不飽和脂肪酸和低碳飽和脂肪酸，所以肥胖者也可以吃些柴鴨、瘦鴨，一飽口福。

食物妙用

如果體熱且經常上火，可以選擇清燉鴨或者鹽水鴨等烹調方法。

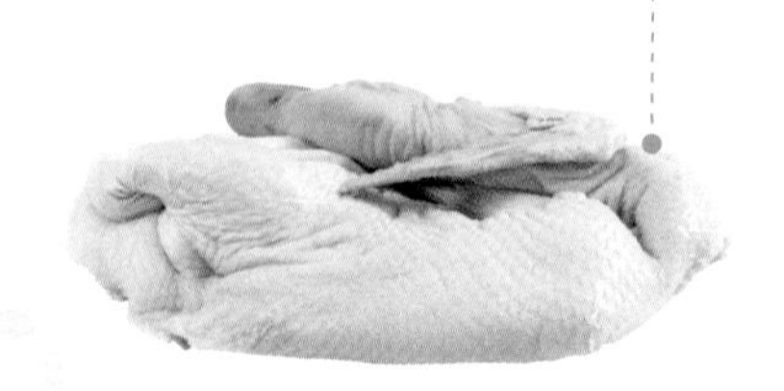

食用提醒

如果用來燉食，以可溶性物質較多的老鴨為首選。

不宜人群

鴨肉性涼，脾胃虛寒、腹部冷痛者不宜多食。

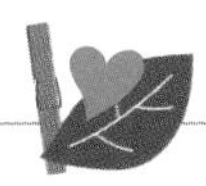

鴨肉馬蹄清熱養陰方

材料 瘦鴨一隻，海帶、馬蹄各500克。

製法 瘦鴨去頭及內臟，切塊，以砂鍋燉至半熟，加海帶（已泡發）和馬蹄（去皮切塊），小火燉熟，撇去浮油。

用法 分次吃肉喝湯。

主治 適用於陽熱亢盛、陰液虧虛引起的高血壓、高脂血症、心腦血管硬化等症。

冬瓜鴨塊粥 …………………………… 清熱祛濕，除斑

材料 大米100克，冬瓜、鴨肉各150克，乾貝25克，香菇60克，荷葉15克，陳皮2克，鹽適量。

製法
1. 大米洗淨，浸泡30分鐘；乾貝去除老筋，泡開，撕碎；鴨肉洗淨，切塊，煎香；冬瓜去皮、瓤，洗淨，切塊；香菇洗淨，切片。
2. 鍋內加適量清水燒開，加入大米，大火煮開後轉小火，放入香菇片、冬瓜塊、鴨肉塊、荷葉、陳皮及乾貝。
2. 待鴨肉熟透、米粥濃稠時加入鹽調味即可。

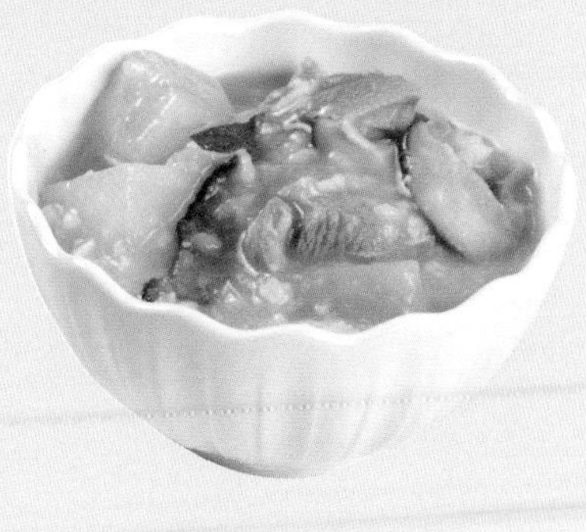

豬肉

性味歸經

甘、鹹，平、微寒；歸脾、腎經。

主要功效

補中益氣、滑潤肌膚、益精髓、滋陰、補心肺、解熱毒。

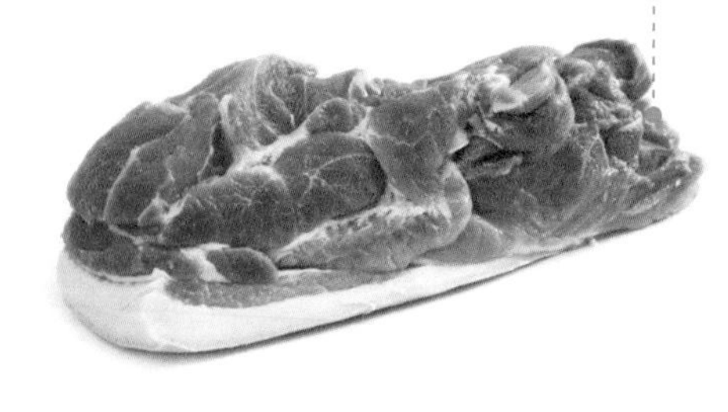

《隨息居飲食譜》中說，豬肉能「補腎液，補胃汁、滋肝陰、潤皮膚、利兩便、止消渴」。

《羅氏會約醫鏡》中也說：「其肉氣味最佳，能引人多食飯食，長氣力，倍精神。」

食物妙用

豬肉最好燉煮着吃，因為豬肉經長時間燉煮後，脂肪減少 30%~50%，不飽和脂肪酸卻增加，而膽固醇含量則大大降低。

豌豆苗和豬肉一起食用，起到利尿消腫、止瀉止痛、幫助腸胃消化等作用。

枸杞子與豬肉燉食可滋補肝腎、益精明目、安神，適合視力減退、神經衰弱等患者。

食用提醒

用豬肉熬湯時，應撇去浮油。

不宜人群

肥胖者、高血壓患者、中風病人以及腸胃虛寒者，都應慎食或少食。

蓮子百合潤肺腎方

材料 豬瘦肉 250 克，蓮子、百合各 50 克。

製法 將豬瘦肉、蓮子、百合一起放鍋內加水熬湯，調味服食。

用法 每天一次，連服 7 天。

主治 此湯有益脾胃、養心神、潤肺腎、祛痰止咳之功效，可治療乾咳煩躁、渴飲、失眠多夢、肺燥陰虛性慢性支氣管炎。

蘋果銀耳瘦肉湯 ……………………補腎益精，健腦安神

材料 豬瘦肉 500 克，蘋果 2 個，乾銀耳 5 克，芡實、薏苡仁各 20 克，蜜棗 4 粒，鹽、薑片各適量。

製法
1. 蘋果洗淨，去皮、去核，切塊；銀耳用清水泡發，洗淨，撕小朵；芡實、薏苡仁分別洗淨；蜜棗洗淨，去核；豬瘦肉洗淨，汆水，切塊。
2. 蘋果塊、銀耳、芡實、薏苡仁、蜜棗、瘦肉塊、薑片放入鍋中，加入適量清水，大火煮沸後，轉小火煲 2 小時，加鹽調味即可。

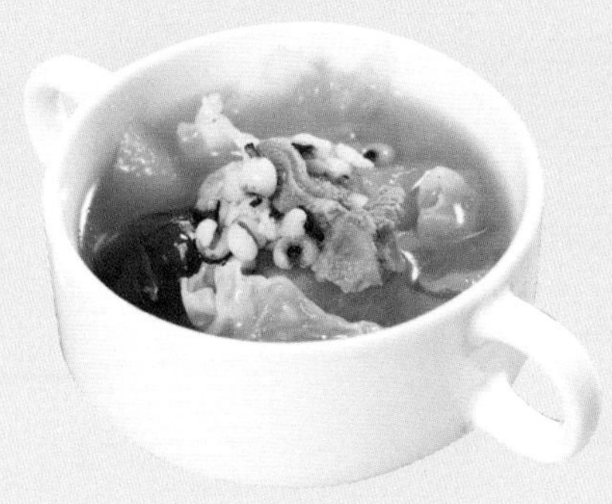

螃蟹

性味歸經

鹹，寒；歸肝、胃經。

主要功效

清熱散血、滋陰益氣、養筋理筋、補骨髓、充胃液。

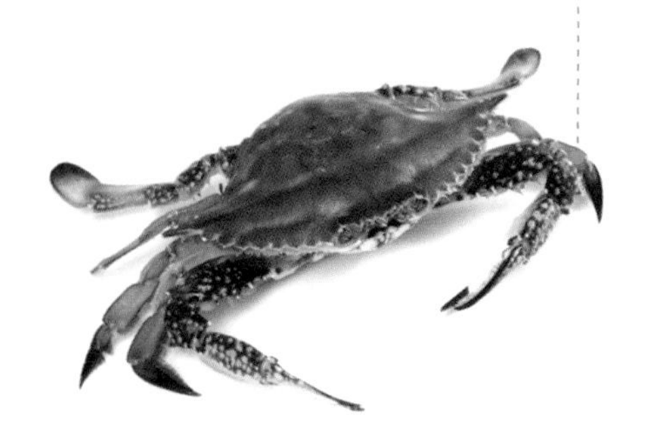

中醫認為，蟹肉味鹹性寒，有清熱散血、滋陰益氣、養筋理筋、補骨髓、充胃液的功能。適合於癌症患者中的血瘀者、頭頸部癌腫因放射治療咽喉疼痛者、肝癌、胃癌等各種癌症康復期患者食用調養。

食物妙用

螃蟹最好是蒸着吃。因為蒸煮的溫度高，不但螃蟹熟得快，而且可殺死螃蟹身上的微生物和寄生蟲，還可以保持蟹體的完整，使其色澤紅潤明亮、營養充分。

食用提醒

蒸蟹時可放一些紫蘇葉，因為紫蘇能解魚、蟹毒。吃蟹時，須用薑醋調味，既可幫助消化，又有助於殺菌，還能中和螃蟹的寒性。

不宜人群

蟹肉性寒，不宜多吃，脾胃虛寒者尤其要注意；患有正在發炎或化膿的外科疾病、皮膚風疹塊、經常性腹痛的人，都應忌吃螃蟹。

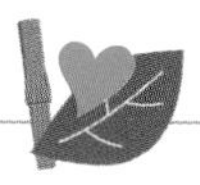

河蟹地黃滋陰利咽方

材料 鮮河蟹 1 隻，生地黃 30 克。

製法 鮮河蟹、生地黃加適量清水，用小火煮熟。

用法 去渣喝湯。

主治 適用於腎陰虛和慢性咽炎。

清蒸螃蟹 .... 補養肝腎

材料 螃蟹 2 隻，醋、糖、麻油、生薑各適量。

製法
1. 蒸蟹前，先用刷子把蟹的關節處刷洗乾淨，再用乾淨的棉線將螃蟹綁住，放在盤中擺好。
2. 生薑洗淨，切成兩半，一半切片（約 5 片），另一半切末，將薑片放在螃蟹上，端到蒸鍋上蒸熟。
3. 鍋中倒入醋和薑末，煮沸，關火，加糖、麻油，製成蘸料，放在碗碟裏即可。

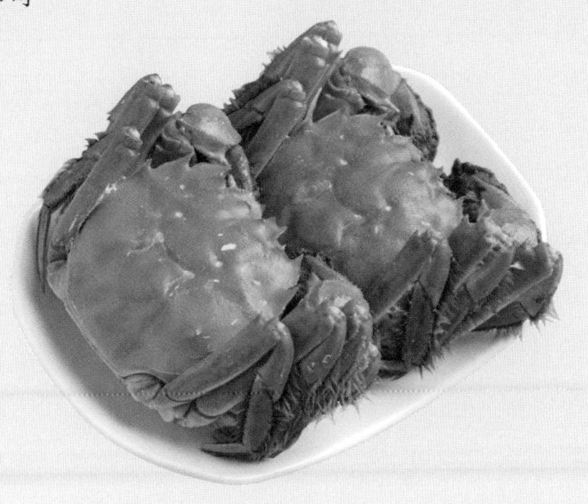

水魚

性味歸經

甘，平；歸肝、脾經

主要功效

滋陰涼血、清熱散結、補腎益腎。

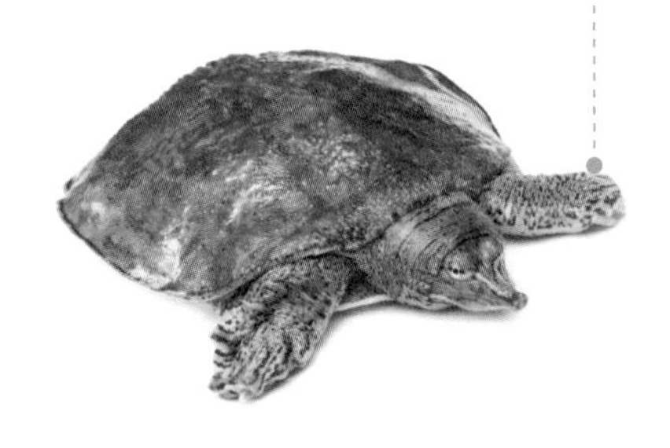

水魚學名叫鱉。《中華本草》中說：「鱉甲滋陰清熱，潛陽息風，軟堅散結，主治陰虛發熱。」中醫認為，水魚可防治身虛體弱、肝脾腫大、肺結核等症，適合久病體虛、消瘦煩渴的人作調補。腫瘤患者久病體虛，放療、化療之後出現口乾舌燥、小便短赤、五心煩熱、消瘦乏力，也適合吃水魚。

食物妙用

水魚最宜蒸煮、清燉着吃。驢肉和水魚均是滋補肝腎的佳品，兩者一起煮湯，可滋補肝腎、滋陰涼血。

紅棗和水魚一起食用，高蛋白、低脂肪，可增強抵抗力，改善免疫功能。

食用提醒

水魚不宜多吃久吃，以免適得其反。一般來說，每週吃一兩次即可，連續食用也不要超過半個月。

水魚一定要熟透之後才能吃，未熟透的水魚體內富含的組胺酸，會分解成組織胺，食用後易發生中毒。

不宜人群

水魚性偏寒，因此腹滿厭食、大便溏泄、脾胃虛寒者不宜吃；有水腫、高脂血症的人也不宜吃。

水魚枸杞滋陰益氣方

材料 水魚1隻，枸杞子、沙苑子各50克。

製法 水魚去頭及內臟，切塊；與枸杞子、沙苑子，共煮至肉爛。

用法 吃肉喝湯。

主治 可用於氣陰兩虛、肝腎不足等證，表現為氣短乏力、腰膝酸軟、手足心熱、白細胞下降等。

枸杞子水魚湯 ……………………… 滋陰養顏，延緩衰老

材料 新鮮水魚1隻，枸杞子15克，雞湯400克，葱段、薑片各5克，酒10克，花椒、鹽各少許。

製法 1. 新鮮水魚宰殺，瀝淨血水，去內臟，洗淨，將淨水魚放入沸水中燙3分鐘，撈出，刮去裙邊上黑膜，剁去爪和尾，去背殼，切塊。

2. 水魚肉放入蒸盆中，加入枸杞子、鹽、酒、花椒、薑片、葱段、雞湯，蓋上背殼，蒸1小時取出，趁熱服食即可。

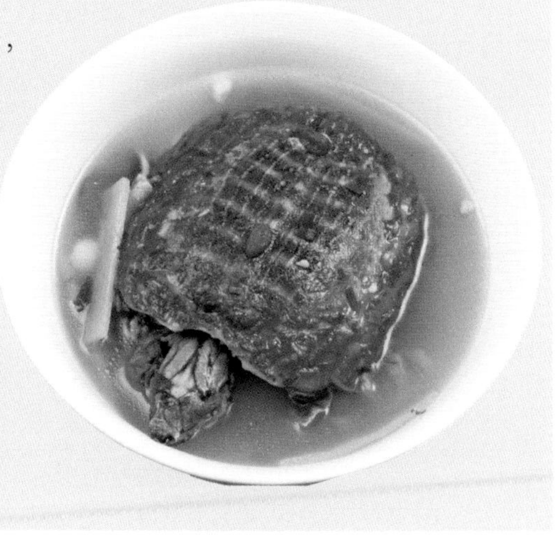

蛤蜊

性味歸經

鹹，寒；歸胃經。

主要功效

滋陰潤燥、利尿消腫、軟堅散結、解酒止渴、固精潛陽。

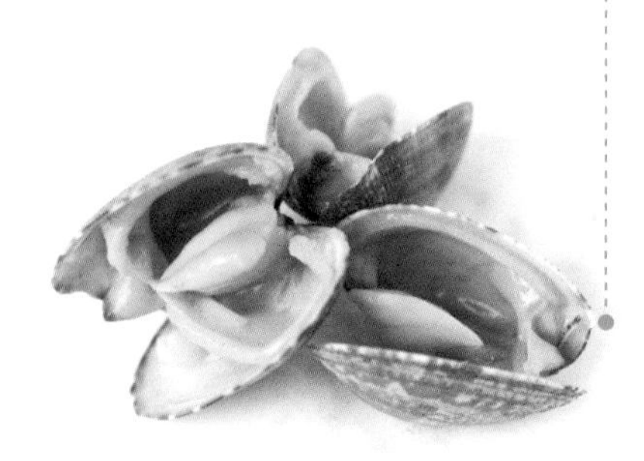

蛤蜊肉質鮮美無比，被稱為「天下第一鮮」、「百味之冠」。蛤蜊不僅味道鮮美，而且營養豐富，含有蛋白質、脂肪、鐵、鈣、磷、碘、氨基酸和牛磺酸等多種成分，是一種低熱量、高蛋白，能預防中老年人慢性病的理想食品。

食物妙用

蛤蜊乃鮮食，一般以保持其原汁原味為珍，多用蒸、煮、炙、帶殼炒或薄汁爆、酒漬等法烹製。鮮蛤蜊經蒸或煮，去殼及雜質後曬乾，可製成蛤蜊乾，名曰「蛤仁」。烹調前，先將蛤仁用溫水浸泡，使其回軟以恢復原形，洗淨後，便可食用。

食用提醒

不要食用未熟透的貝類，以免傳染上肝炎等疾病。

蛤蜊本身帶有天然食物的鮮味，加了味精會破壞其原有的鮮味，起到相反的效果。

蛤蜊最好不要和啤酒等一起吃，以免誘發痛風。

蛤蜊屬高嘌呤食物，無論是急性期還是緩解期，痛風患者均應少吃或避免吃這類食物。

不宜人群

蛤蜊性質寒涼，陽虛體質、脾胃虛寒、腹痛、泄瀉患者忌食。

百合玉竹滋陰益氣方

材料 蛤蜊肉 100 克，百合、玉竹、山藥各 30 克。

製法 蛤蜊肉、百合、玉竹、山藥同煮湯食用。

用法 喝湯。

主治 可治口乾、乾咳、心煩、手足心發熱等症。

排骨蛤蜊山藥湯 ……………………… 滋陰潤燥，清肝明目

材料 豬排骨 150 克，帶殼蛤蜊 300 克，山藥 100 克，葱段、薑絲、枸杞子、醋、胡椒粉、酒、鹽、麻油各適量。

製法 1. 將蛤蜊放入淡鹽水中使其吐淨泥沙，然後洗淨，煮熟備用；豬排骨洗淨，剁成塊；山藥去皮，切塊。

2. 鍋內加適量清水煮沸，放入少許薑絲、葱段、酒和排骨塊氽水。撈出排骨塊，用涼水沖洗，瀝水備用。

3. 鍋內加足量水，放入排骨塊、山藥塊、薑絲和枸杞子，加醋煮沸，轉小火煲約 2 小時。

4. 再放入蛤蜊煮沸，用鹽、胡椒粉和麻油調味即可。

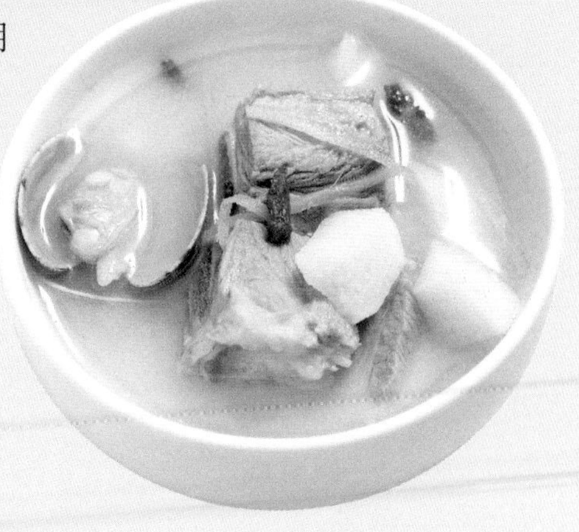

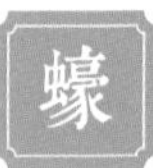

蠔

性味歸經

甘、鹹，微寒；歸肝經。

主要功效

養陰潛陽、滋補虛損、鎮驚安神、散結軟堅、澀精斂汗。

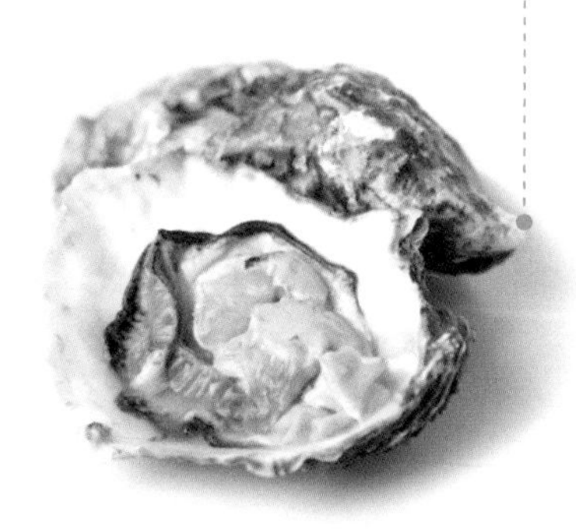

蠔，又稱牡蠣，既是食物，也可入藥。《本草綱目》記載，吃牡蠣肉「能細潔皮膚，補腎壯陽」。現代營養學認為，蠔富含蛋白質、維生素A、煙酸，尤其是富含鋅，每百克蠔肉含量高達 100 毫克。鋅和男子生殖器官的生長發育、精子的生成及正常性功能均有密切的關係。所以，男性常食蠔可提高性功能及精子質量。

食物妙用

蠔可以和山藥、芡實、蓮子、豬肉一起煮，能治療腎虧。還可以將蠔和水魚一起燉，或者做韭菜炒蠔肉，放一點牛肉或羊肉，達到蛋白互補，口感也非常好。

蠔和雞蛋中均含有豐富的鈣質，一起食用，能促進骨骼生長，還有很好的壯陽功效。

小米和蠔一起食用，可以起到蛋白質互補的作用。

食用提醒

煮熟的蠔，殼是稍微打開的，這表示煮之前是活的。

蠔最好吃新鮮的，否則容易導致食物中毒。

不宜人群

患有急慢性皮膚病或脾胃虛寒者忌食蠔。

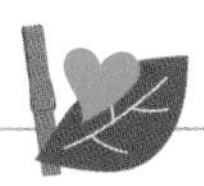

牡蠣芡實固精止瀉方

材料 煅牡蠣 50 克，蓮鬚 10 克，芡實 20 克。

製法 煅牡蠣、蓮鬚、芡實水煎。

用法 水煎服，每日 2 次。

主治 適合滑精、早洩者。

* 煅牡蠣是一種中藥，是蠔的外殼的炮製品，具有收斂固澀的作用。

蠔肉炒雞蛋 ……………………………… 促進消化，防便秘

材料 蠔肉、甜椒各 50 克，雞蛋 2 個，紅蘿蔔 70 克，葱花、薑片各 5 克，酒、油、鹽各適量。

製法
1. 蠔肉用鹽水浸泡；甜椒、紅蘿蔔洗淨，切小塊備用。
2. 鍋中加水煮開，放入蠔肉煮 1 分鐘，撈起；雞蛋打散，炒熟，盛出。
3. 鍋中餘油爆香葱花、薑片，放入紅蘿蔔和甜椒，再倒入雞蛋和蠔肉同炒，加酒和水，加鹽調味，翻炒均勻即可。

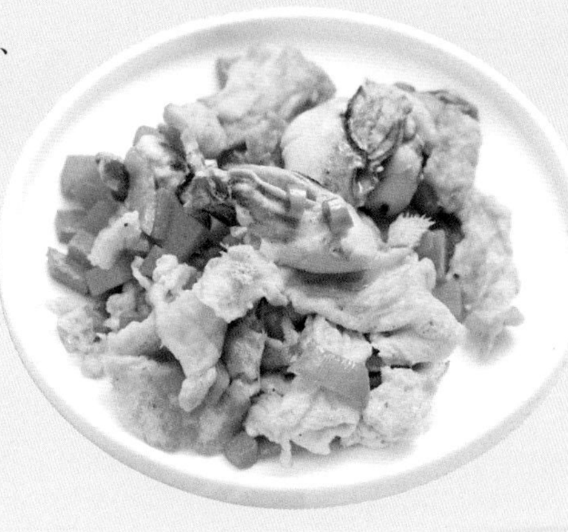

紫菜

性味歸經

甘、鹹，寒；歸肺、脾、膀胱經。

主要功效

清熱化痰、補腎養心、利水腫、軟堅散結。

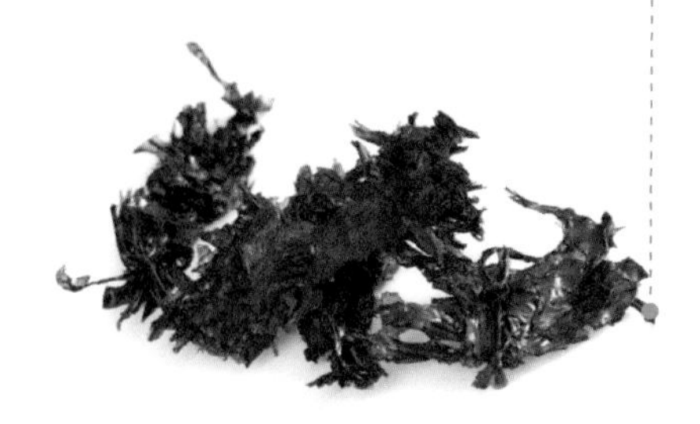

中醫認為，紫菜尤其適合甲狀腺腫大、水腫、慢性支氣管炎、咳嗽、淋病、癭瘤、腳氣、高血壓、肺病初期、心血管病和各類腫塊、增生的患者食用。

食物妙用

紫菜常用來煮湯，既美味又富營養。如果在紫菜湯中加雞蛋，則有利於人體對鐵的吸收；紫菜湯裏加些蝦皮，補碘又補鈣；紫菜湯裏加些蝦仁，有壯陽的功效；紫菜加海帶和瘦肉一起煮湯，具有滋陰清熱、化痰散結、延年益壽的作用。

食用提醒

食用前最好用清水泡發，並換一兩次水，以清除污染物。

不宜人群

紫菜性寒涼，因此腸胃消化功能不好或者腹痛溏便者宜少吃。

茄子大蒜降壓消脂方

材料 茄子 200 克，紫菜 25 克，大蒜 10 克、麻油適量。

製法 將茄子、紫菜（已浸發）、大蒜一同蒸熟，調味後淋入少許麻油。

用法 直接食用。

主治 有降血壓、清腸消脂的功效，特別適合高血壓、糖尿病等疾病患者食用。

紫菜包飯 .... 增強骨質

材料 熟米飯 100 克，乾紫菜片 10 克，青瓜、紅蘿蔔各 50 克，雞蛋 1 個，鹽、麻油、醬油各適量。

製法 1. 熟米飯中加鹽和麻油攪拌均勻；雞蛋煎成蛋皮，切條；青瓜洗淨，切條；紅蘿蔔洗淨，去皮，切條，焯熟。

2. 取一張紫菜鋪好，放上米飯，用手鋪平，放上蛋皮條、青瓜條、紅蘿蔔條捲緊後，切成 1.5 厘米長的厚片，最後蘸醬油食用即可。

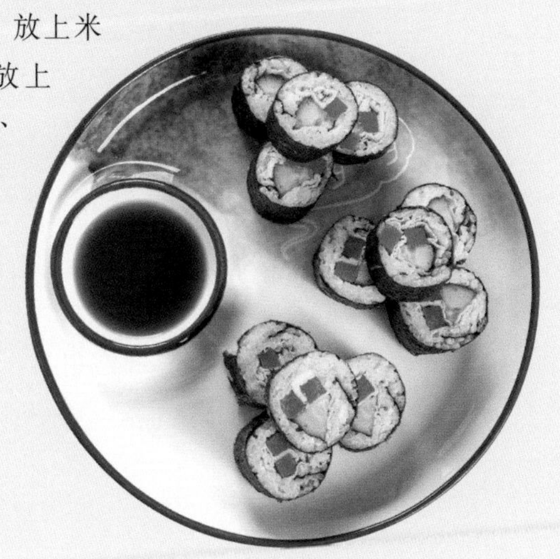

海帶

性味歸經

鹹，寒；歸肝、胃、腎、肺經。

主要功效

消炎退熱、散結消痰、平喘利水、祛脂降壓。

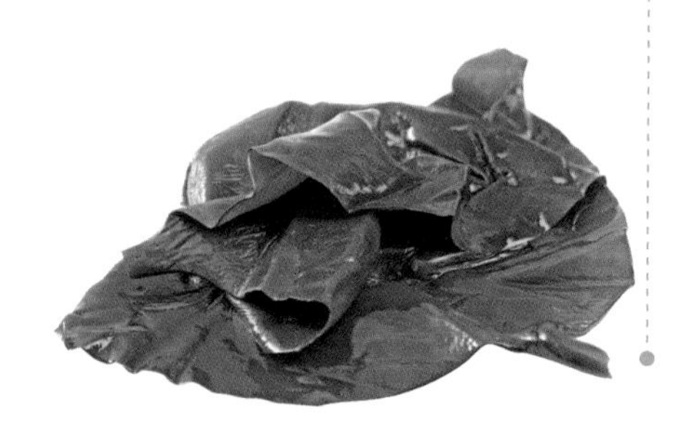

中醫入藥時將海帶稱為昆布，《本草經疏》上說：「昆布，鹹能軟堅，其性潤下，寒能除熱散結，故主十二種水腫、癭瘤聚結氣、瘻瘡。」中醫認為，海帶可治癰腫、宿食不消、小便不暢、咳喘、水腫、高血壓等症，常食可長壽。

食物妙用

海帶清洗乾淨後，根據實際情況用水浸泡，並不斷換水，一般用清水浸泡 6 小時左右。如果浸泡時間過長，營養價值就會降低。

海帶和綠豆都有降壓、調脂的作用，兩者一起食用，對心腦血管病有益。

銀耳有滋陰清熱、潤肺止咳的作用，和海帶一起食用，能起到潤肺疏肝、健脾消痰的良好效果。

食用提醒

吃海帶後不宜喝茶或吃酸澀的水果，這兩種食物會阻礙人體對鐵的吸收。

乾海帶上的白霜不是黴菌，而是營養物質甘露醇，甘露醇能溶於水，所以海帶不要在水中浸泡過長時間。

不宜人群

患有甲亢的病人不宜吃海帶，以免加重病情；另外，脾胃虛弱的人不宜多吃海帶。

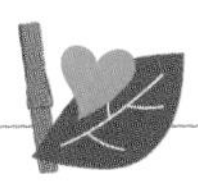

海帶滋陰利咽方

材料 海帶 300 克，白糖 10 克。

製法 海帶洗淨切絲，用沸水燙一下撈出，加白糖醃 3 日。

用法 每日早、晚分食 30 克，可佐餐。

主治 此方可改善慢性咽炎，尤其適合咽乾心煩、手足心熱、陰虛內熱型的慢性咽炎患者。

冬瓜海帶湯 ⋯⋯ 利水消腫

材料 冬瓜 100 克，海帶 50 克，鹽、醋、麻油、葱花各適量。

製法
1. 冬瓜去皮、瓤，切塊，洗淨；海帶用溫水浸發，洗淨，切片。
2. 鍋中加水，放入海帶和冬瓜煮沸，再繼續煮 10 分鐘，加鹽、醋調味，淋上麻油及撒上葱花即可。

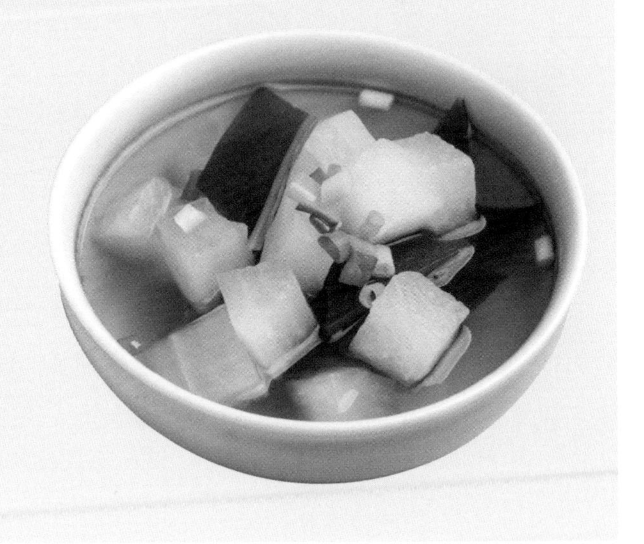

竹筍

性味歸經

甘，微寒；歸肺、胃經。

主要功效

清熱化痰、消食和胃、解毒透疹、和中潤腸。

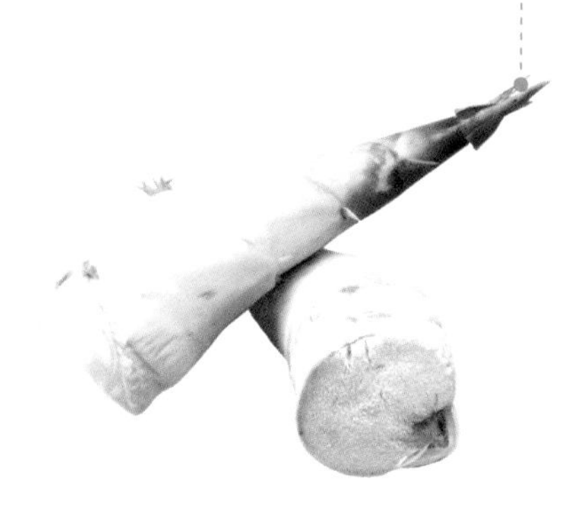

唐代名醫孫思邈在《千金方》中指出竹筍「味甘，性微寒，無毒，主消渴，利水道，益氣力，可久食」。明代藥物學家李時珍在《本草綱目》中認為竹筍有「化熱、消痰、爽胃」之功效。清代養生學家王孟英在《隨息居飲食譜》中認為筍「甘涼，舒鬱，降濁升清，開膈消痰。」竹筍還具有清胃熱、肺熱及安神之功效，因而在食治食養中被廣泛應用。

食物妙用

可以煲湯、炒肉、涼拌等。

食用提醒

竹筍中含有大量的草酸，影響人體對鈣、鋅的吸收和利用，大量食用會導致性慾下降和性機能減退。因此，男性不可過量食用竹筍。

如食用竹筍，烹製前先用大量熱開水焯一下，這樣可以去除大部分草酸。

不宜人群

《本草綱目》言：「筍雖甘美，而滑利大腸，無益於脾。」故脾胃虛弱、大便溏薄者不宜食用。

竹筍香菇清熱利尿方

材料 竹筍 150 克，金針菜 100 克，香菇 25 克，生薑 5 克。

製法 將上述材料放入鍋中加入水熬湯。

用法 每天 1 次。

主治 可清熱利尿、降壓減脂，適用於虛勞發熱、目赤昏痛、大便帶血、小便不通、高血壓、高脂血症等。

乾貝竹筍瘦肉羹 ……………………… 消食和胃，強體質

材料 豬瘦肉 200 克，竹筍 50 克，乾貝 30 克，雞蛋 1 個，枸杞子 10 克，鹽、蔥花、上湯、油各適量。

製法
1. 豬瘦肉洗淨，切成肉碎；雞蛋打散備用；竹筍洗淨，切粒；乾貝洗淨，浸軟；枸杞子洗淨。
2. 燒熱油鍋，放入蔥花、肉碎翻炒，倒入上湯，加入竹筍粒、乾貝、枸杞子，大火煮沸後轉小火，煮至乾貝熟透，加鹽調味，淋入蛋液稍煮即可。

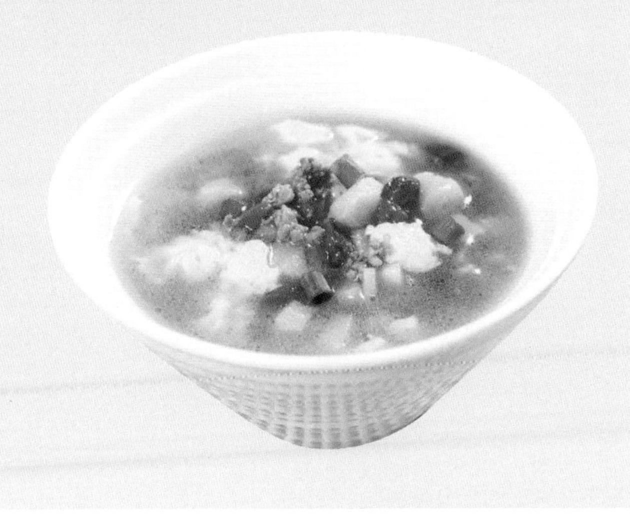

青瓜

性味歸經

甘，涼；歸肺、胃、大腸經。

主要功效

清熱解毒、生津止渴。

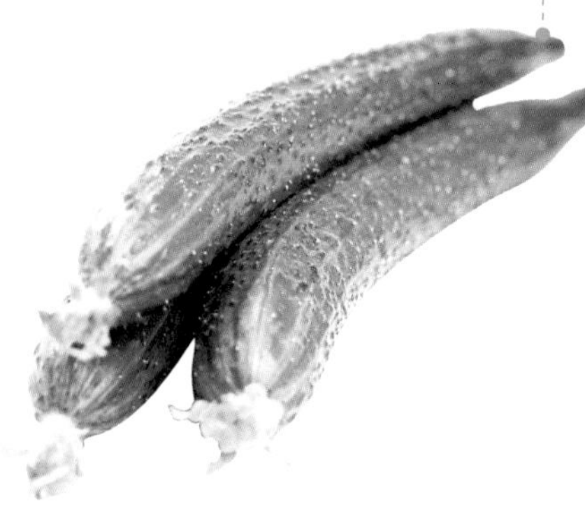

青瓜是家庭餐桌上的常客。《本草綱目》中記載，青瓜有清熱、解渴、利水、消腫之功效。如果吃得過於油膩，容易煩躁、口渴、咽喉痛或痰多，吃些青瓜就能解決這些問題。現代醫學認為，經常食用青瓜可美白肌膚，保持肌膚彈性，防治皮膚鬆弛；亦可防止唇炎、口角炎發生。所以，青瓜被稱為「廚房裏的美容劑」。另外，青瓜還有幫助減肥、降血糖的作用。

食物妙用

為了促進排毒，可在飯前吃煮青瓜。因為煮青瓜具有非常強的排毒作用，如果最先吃進去，能加快新陳代謝，促進排毒。

把新鮮的青瓜簡單用糖醃一下，或者直接榨汁飲用，降壓解暑效果非常好。

食用提醒

青瓜發苦是不正常的現象，最好不要吃。

青瓜尾部含有較多的苦味素，苦味素有抗癌的作用，所以烹飪時不要把青瓜根部全部丟掉。

不宜人群

青瓜性涼，不宜過多生吃，尤其是脾胃虛弱、腹痛腹瀉、肺寒咳嗽者都應少吃。

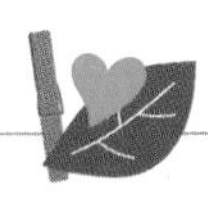

外用除眼袋方

材料 鮮青瓜 1 條。

製法 鮮青瓜洗淨後搗碎，放入果汁機榨取青瓜汁。

用法 晚上睡前，用棉球蘸青瓜汁塗在眼袋皮膚上，汁乾再塗，連塗 3~5 次，次日早晨用清水洗去。

主治 可消除眼袋。

蓑衣青瓜

清熱解毒，利水化濕

材料 青瓜 300 克，熟白芝麻 5 克，紅辣椒絲 15 克，鹽、醋各 3 克，麻油 2 克，糖 1 克。

製法
1. 青瓜洗淨，去頭尾，從一端開始朝同一方向斜切至青瓜橫切面 2/3 的地方，每刀間隔 2 毫米但不切斷，一直切到另一端；將青瓜反轉 180°，再用同樣的方法，從一端斜切至另一端。
2. 在已切好的青瓜中加入紅辣椒絲、鹽、醋、麻油、糖拌勻，放入雪櫃醃漬 1 小時，取出，撒上熟白芝麻即可。

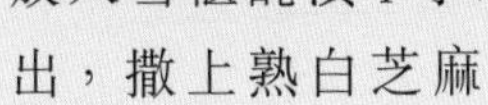

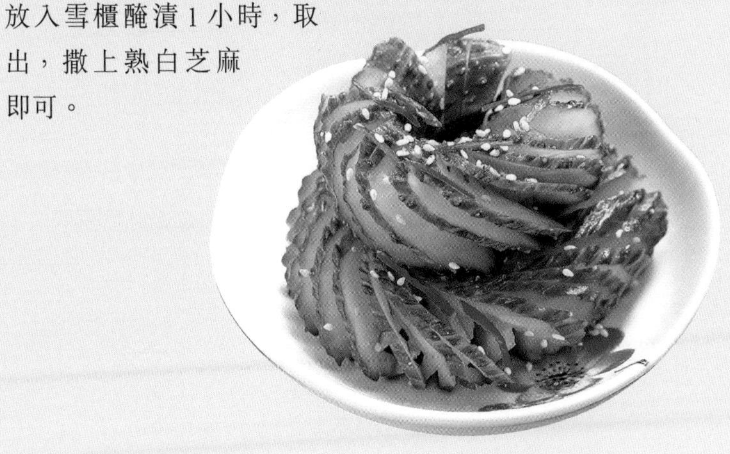

冬瓜

性味歸經

甘，寒；歸肺、大腸、小腸經。

主要功效

解暑熱、利小便、止渴除煩、消痰止咳。

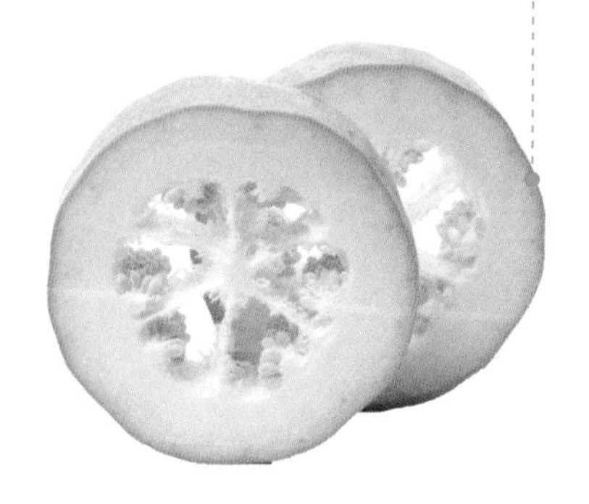

冬瓜又稱白瓜、寒瓜，《本草綱目》中説冬瓜主治小腹水脹，利小便，止渴。《日華子本草》言其「除煩，治胸膈熱，清熱毒癰腫」。用冬瓜煮粥服食，是民間治療水腫的常用方，《粥譜》稱其可「散熱，宜胃，益脾」。

食物妙用

冬瓜吃法多樣，可與多種食物搭配煮湯，如加赤小豆煮湯，可治療各種水腫和利水減肥；加黑木耳煮湯可清熱祛痰止咳；冬瓜皮含有大量營養成分有利尿消腫的作用，連皮一起煮湯更好。

冬瓜與少量生薑熬水，可以幫助風寒感冒的人補充水分，有化痰和止咳下氣的作用。

冬瓜與白菜、海帶、薏苡仁搭配食用有潤腸減肥、通便利尿的功效，適合痛風、肥胖、高血壓及血脂異常患者食用。

食用提醒

冬瓜性寒不宜生食，烹製冬瓜時，鹽要少放、晚放，這樣飽腹感強、口感也好。

不宜人群

久病體弱、胃中虛寒或體質虛寒的人宜少吃冬瓜。

冬瓜赤豆改善腎炎方

材料 冬瓜 500 克，赤小豆 30 克。

製法 將冬瓜、赤小豆加適量水煮湯，不加鹽或加少量鹽調味。

用法 吃瓜喝湯，每天 2 次。

主治 可利小便、消水腫、解熱毒。適用於急性腎炎水腫尿少者。

冬瓜薏苡仁粥 …………………… 清熱消腫，祛斑美白

材料 鮮冬瓜 100 克，薏苡仁、糯米各 30 克。

製法 1. 鮮冬瓜去皮、瓤，洗淨並切塊；薏苡仁和糯米分別淘洗乾淨，用清水浸泡 4 小時。

2. 鍋中加適量清水煮滾，放入薏苡仁、糯米大火煮沸，用小火煮 25 分鐘，加冬瓜塊煮熟即可。

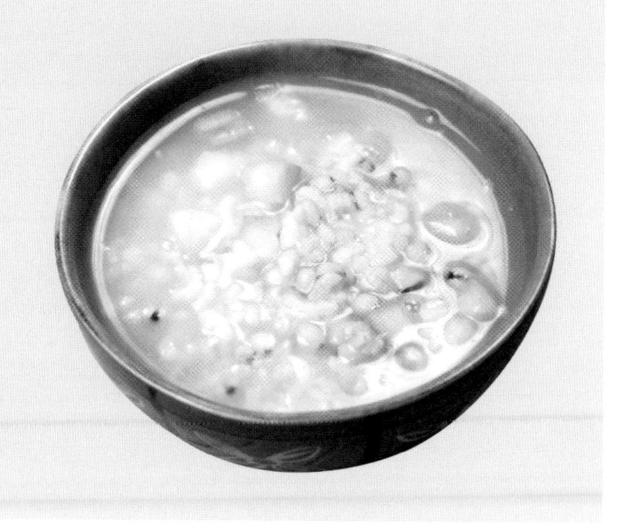

苦瓜

性味歸經

苦，寒；歸心、脾、胃經。

主要功效

清熱解毒、滋肝養血、益氣壯陽、清心明目、潤肺、補脾胃。

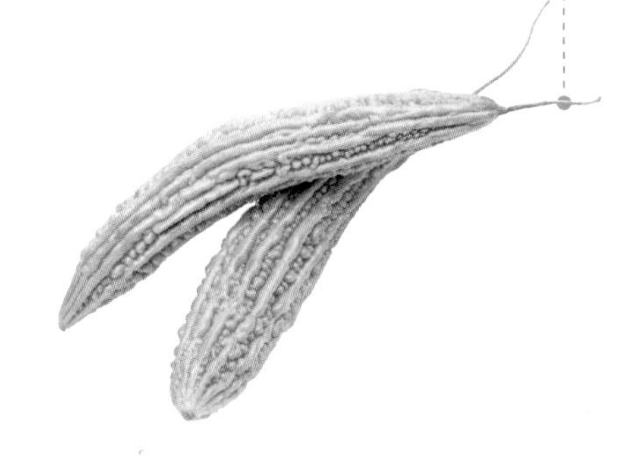

中醫認為苦瓜對中暑發熱、煩熱口渴、胃熱痛、濕熱痢疾及尿血等都有防治作用。夏季酷暑難耐，容易使人心煩氣躁，出現心火亢盛的證候，即「上火」了。生食苦瓜可清暑瀉火，解熱除煩，所以夏季吃些涼拌苦瓜就可以很好地降火。現代醫學研究證明，苦瓜具有降血糖、降血壓、調節血脂、提高免疫力的作用。

食物妙用

把苦瓜做成苦瓜茶和苦瓜汁是最有利於身體的健康吃法。

食用提醒

烹調時為減輕苦味，可先把苦瓜切開，用鹽醃片刻，然後炒食，這樣既可減輕苦味，又可使苦瓜保持翠綠。

不宜人群

如果不是心火亢盛的病人，或者糖尿病患者已經發展到氣陽不足的階段，或者屬脾胃虛弱的人，就不宜多吃苦瓜。因為苦瓜味苦性寒，過多食用，可能傷及心臟和脾胃功能。

苦瓜茶降糖方

材料 苦瓜 1 條。

製法 將苦瓜切成 1~2 毫米的薄片，用平底鍋乾炒，把水分炒乾；炒乾後變成褐色，放涼後裝入密封罐，在雪櫃冷藏室保存（可保存 2 個月）。

用法 加熱水浸泡後飲用。

主治 調節血糖。

肉片苦瓜 ……………………………… 滋陰清熱，降血糖

材料 苦瓜 100 克，雞胸肉 50 克，葱花、薑末、油、鹽各適量。

製法 1. 苦瓜洗淨，去瓤，切片；雞胸肉洗淨，切片。

2. 油鍋燒熱，炒香葱花、薑末，放入雞胸肉片煸炒至變色，下入苦瓜片炒軟，加鹽調味即可。

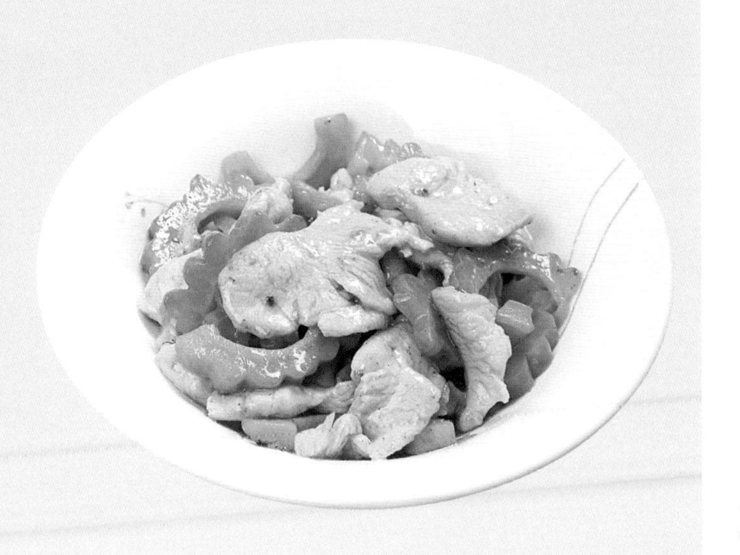

茄子

性味歸經

甘，涼；歸胃、大腸經。

主要功效

活血化瘀、清熱、止痛、消腫。

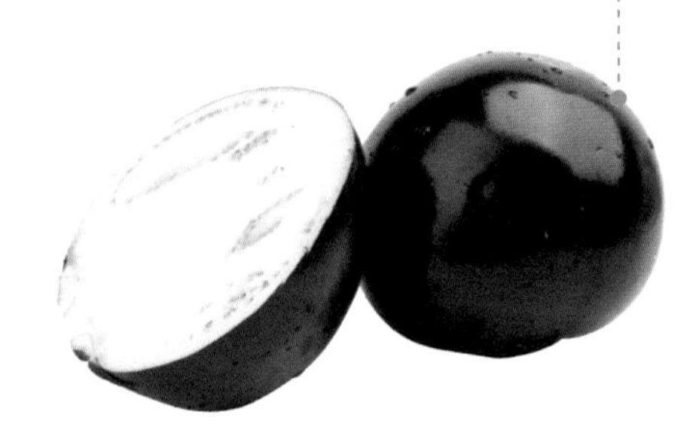

茄子屬寒涼性質的食物，特別適合夏天食用，有助於清熱解暑，對於容易長痱子、生瘡癤的人尤為適宜，對於治療痔瘡、皮膚潰瘍等症也具有一定的療效。《滇南本草》記載，茄子能散血、消腫、寬腸。所以，大便乾結、痔瘡出血以及患濕熱黃疸的人，多吃些茄子，也有幫助。可以選用茄子和大米煮粥服用。

食物妙用

燒茄子因加熱溫度較高，時間又比較長，不僅油膩難吃，而且也會損失維生素 C。

因此，為了保持茄子的豐富營養，建議多採用低溫烹調、減少用油量等健康的烹調方法。即使想吃燒茄子，也最好將茄子先蒸幾分鐘，減少用油量。

食用提醒

吃茄子時還要注意不要去皮，因為茄子皮含有 B 族維生素。而且有研究發現，茄子皮抗癌活性最強，其效力甚至超過了抗癌藥物干擾素。

不宜人群

茄子性涼，肺寒常咳嗽者請慎用，消化不好、容易腹瀉的人不宜多吃。

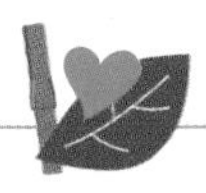

緩解牙痛方

材料 茄子 500 克，鹽 5 克。

製法 將茄子去蒂，洗淨，蒸熟，撕成小瓣，加適量鹽拌勻，醃漬入味。

用法 取適量用疼痛的牙齒緊緊咬住醃好的鹹茄子。

主治 2~3 分鐘後，牙痛感會逐漸減輕。

家常茄子 ………………………………… 呵護心血管

材料 茄子 400 克，韭菜 50 克，蒜末、醬油、糖、鹽、油各適量。

製法
1. 茄子洗淨，去柄、皮，切塊，用水浸泡 5 分鐘；韭菜擇洗乾淨，切小段。
2. 鍋置火上，放油燒至六成熱，放入茄子翻炒，約 10 分鐘後，加入鹽、醬油、糖調味。
3. 蓋上鍋蓋煮一會，加韭菜段翻炒至熟，出鍋前加蒜末，略炒即可。

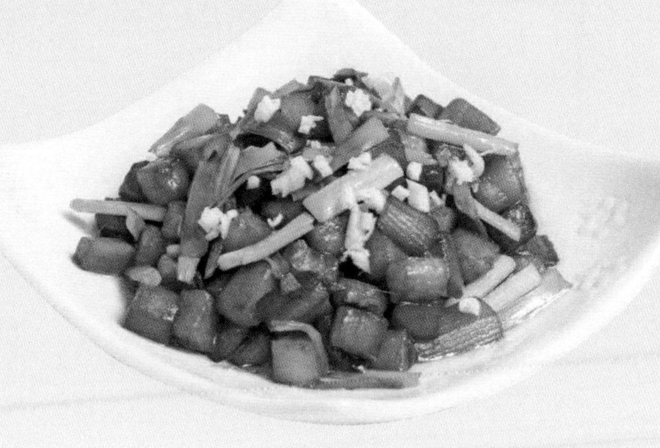

芹菜

性味歸經

甘、辛，涼；歸肺、胃、肝經。

主要功效

清熱除煩、平肝健胃、消腫利尿、淨血、調經、降壓。

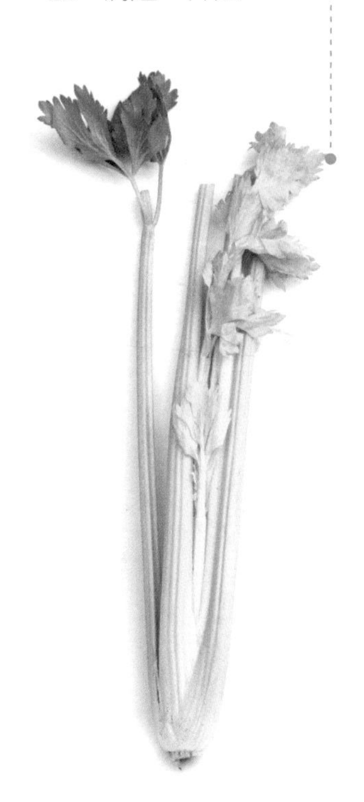

中醫認為，芹菜主治高血壓、頭痛、頭暈、暴熱煩渴、黃疸、水腫、小便熱澀不利等病證。《本草推陳》上説芹菜「治肝陽頭昏，面紅目赤，頭重腳輕，步行飄搖等證」。《本草綱目》中還記載，芹菜與粳米煮粥，有「去伏熱、利大小腸」的作用。春季肝陽易動，常使人眩暈目赤，此病患者常吃些芹菜粥，對降低血壓、減少煩躁有一定好處。

食物妙用

芹菜葉味苦，可先用開水燙一下再做湯、菜。

芹菜適宜和堅果一起搭配食用，堅果可以補充芹菜欠缺的脂肪，同時由於芹菜富含膳食纖維，又能抑制攝入過量油脂，避免加重腸胃負擔。

食用提醒

芹菜葉和芹菜根的營養成分含量尤其高，不能輕易丟棄。

芹菜中富含膳食纖維，不易消化，腸胃不好的高血壓患者吃芹菜的時候要多咀嚼。

不宜人群

芹菜性涼，脾胃虛弱，大便溏薄者不宜選用。

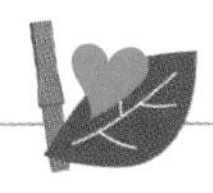

芹菜蘋果清熱降壓方

材料 鮮芹菜 250 克，青蘋果 1~2 個。

製法 將芹菜放入沸水中焯 2 分鐘，切碎與青蘋果榨汁。

用法 每次 1 杯，每天 2 次。

主治 適用於高血壓患者。

雜錦芹菜 促進消化

材料 芹菜 200 克，紅蘿蔔絲 100 克，香菇絲 20 克，冬筍絲 50 克，薑末、鹽、麻油各適量。

製法
1. 芹菜洗淨，焯熟後過冷水，撈出瀝乾，切段，撒少許鹽拌勻；將紅蘿蔔絲、香菇絲、冬筍絲分別放入沸水中焯透，撈出瀝乾。
2. 將芹菜段、紅蘿蔔絲、香菇絲、冬筍絲放入盤中，加入薑末、鹽、麻油拌勻即可。

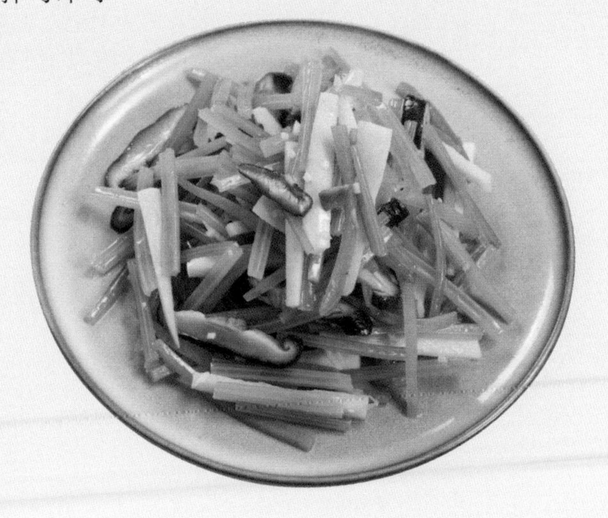

菠菜

性味歸經

甘、澀，涼；歸肝、胃、大腸、小腸經。

主要功效

潤燥滑腸、清熱除煩、生津止渴、養血止血、養肝明目。

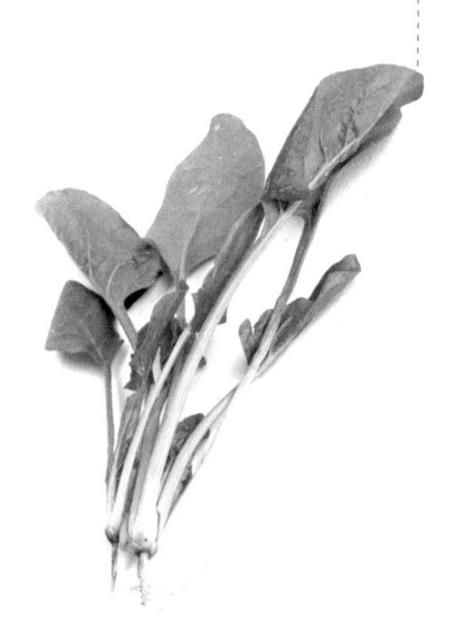

中醫認為，吃菠菜可以「通血脈、開胸膈、下氣調中、止咳潤燥」。菠菜常用於治療肝經有熱、頭昏煩熱、眼目昏花、痔瘡便血、衄血、壞血病、消渴引飲、慢性便秘、口角潰瘍、唇炎、舌炎、皮炎等症。癰腫毒發、酒癮成毒者也可多吃些菠菜。

食物妙用

菠菜可以炒、拌、煮湯吃，每次用量為100~250克。或者配合不同配料共煮，如薑汁菠菜、芝麻菠菜等。

食用提醒

菠菜含草酸較多，為了預防形成結石和影響人體對鈣的吸收，吃菠菜時最好先用水焯煮並把水倒掉，以減少草酸含量。

菠菜根不僅含有纖維素、維生素、鐵等多種營養成分，也是藥食兩用的好食材，因此吃菠菜時最好帶根一起食用。

吃菠菜時，應該吃點海帶或者其他蔬菜、水果等鹼性食物，可促使其所含的草酸溶解排出，防止結石。

不宜人群

菠菜性涼滑腸，胃虛寒腹瀉患者也不宜吃。

雞內金菠菜改善糖尿病方

材料 雞內金 15 克、菠菜 50 克。

製法 將雞內金焙乾，研末後用菠菜湯送服。

用法 每天 2 次，連服 2 星期。

主治 可以輔助調理糖尿病。

清炒菠菜 ………………………… 補血，強體質

材料 菠菜 300 克，葱花、蒜末、油、鹽各適量。

製法 1. 菠菜洗淨，入沸水中焯燙 30 秒，撈出，過冷水，切段。

2. 鍋中加適量油，待油溫燒至七成熱，放葱花炒香，放入菠菜段翻炒均勻，用鹽、蒜末調味即可。

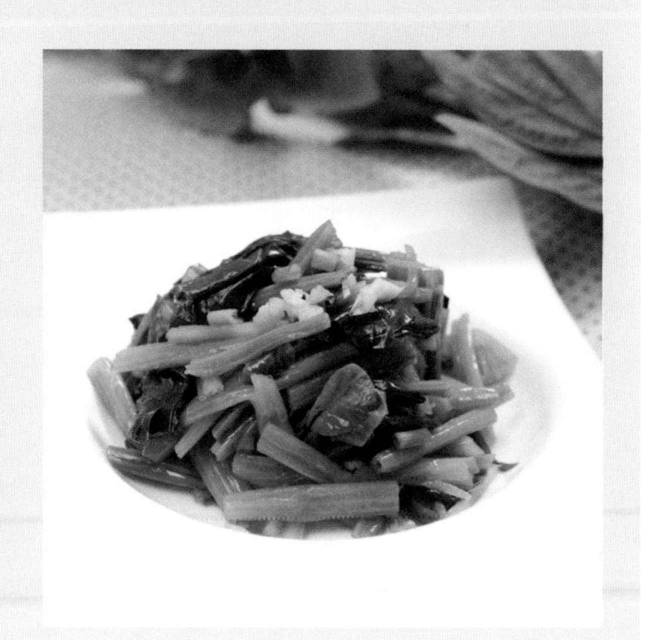

萵筍

性味歸經

略苦，涼；歸小腸、胃經。

主要功效

利五臟、清胃熱、清熱利尿、降壓、寬腸通便、消積下氣、鎮靜安眠。

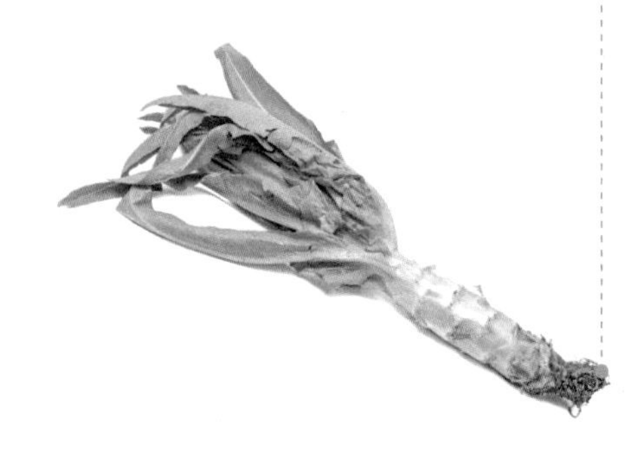

中醫認為，萵筍可治療小便不利、尿血等疾病。現代醫學研究表明，萵筍含鉀量較高，有助於減輕心臟的壓力，對高血壓、心臟病患者有一定的食療作用；萵筍含有大量纖維素，能促進腸道蠕動，利於排便，適合便秘患者常吃。

食物妙用

焯萵筍時一定要注意時間和溫度，時間過長、溫度過高會使萵筍綿軟、不脆，還會造成營養流失。

萵筍尤其是萵筍葉含大量葉綠素，具有促進人體造血的功能，與含維生素 B 的牛肉合用，具有調養氣血的作用。

食用提醒

萵筍葉富含維生素 C，不宜扔掉；萵筍怕鹹，鹽要少放才好吃。

不宜人群

萵筍中的某種物質對視神經有刺激作用，因此有眼疾，特別是夜盲症的人不宜多吃；萵筍性涼，脾胃虛寒的人應少吃。

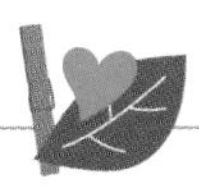

萵筍治口乾欲飲方

材料 萵筍 250 克、番茄 1 個（或青瓜 1 條）。

製法 萵筍、番茄（或青瓜）洗淨後一同放入果汁機中榨成汁。

用法 每天飲用 1 次。

主治 尤其適用於鼻咽癌、口腔癌等放療後口乾欲飲者。

雞蛋木耳炒萵筍 ………………………… 促消化，防便秘

材料 萵筍條250克，黑木耳（已泡發）30克，雞蛋2個，葱花、蒜片、鹽、油各適量。

製法

1. 將已泡發的黑木耳洗乾淨，撕成小朵；雞蛋打入碗中，攪匀備用。
2. 炒鍋置火上，倒入適量油，待油燒至七成熱，將蛋液倒入，加葱花、蒜片炒香。
3. 放入黑木耳翻炒均勻，倒入萵筍條炒熟，加鹽調味即可。

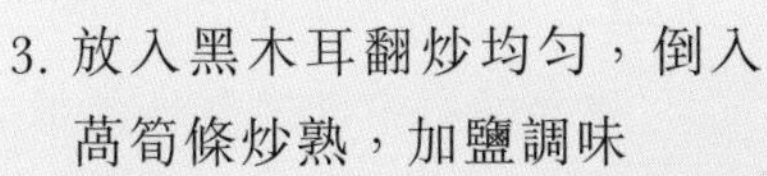

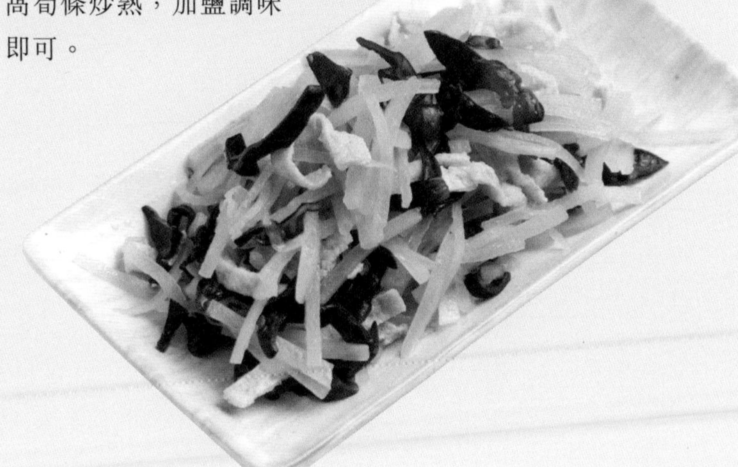

綠豆

性味歸經

甘，涼；歸心、肝、胃經。

主要功效

清熱解毒、祛暑止渴、利水消腫、明目退翳、美膚養顏、安眠。

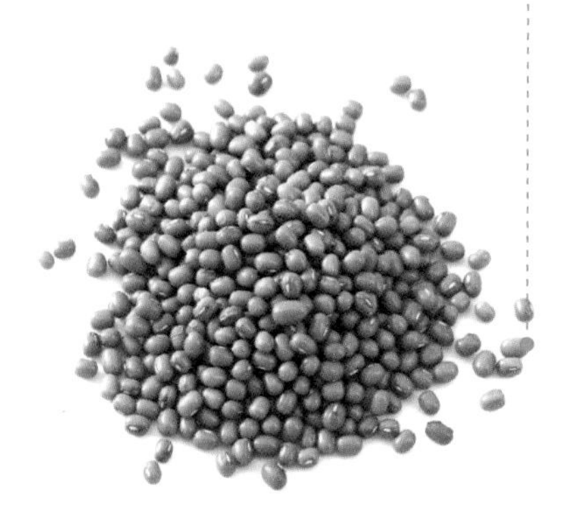

在中醫裏，綠豆被稱作濟世之穀，有解百毒之功。比如，綠豆能解酒毒、金石、砒霜、煙毒、煤毒、火毒、藥毒、食毒以及暑毒、丹毒、瘡毒諸毒。《本草綱目》中記載：「綠豆，性味甘寒，治痘毒，利腫脹。」綠豆有清熱解毒、除火消暑的功效。夏季常喝綠豆湯，既可防暑，又可利濕祛邪。

食物妙用

如果為了清熱解毒，需要把綠豆湯熬至酥爛，吃豆喝湯。

食用提醒

綠豆煮湯時間不宜過長（用高壓鍋只要 15 分鐘即可煮至豆爛），豆粒不宜過爛，否則會使大量有機酸、維生素遭到破壞，降低清熱解毒功效。

不宜人群

綠豆性涼，脾胃虛弱、腎虛腰痛和體虛寒者不宜多食。

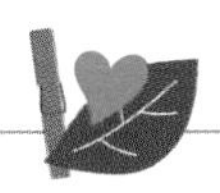

綠豆外用方

材料 綠豆皮 30 克，冰片 1 克。

製法 先將綠豆皮炒黃，加冰片共研細末。

用法 外敷患處。

主治 適用於燒燙傷。

材料 綠豆粉 30 克，麻油 5 克。

製法 取綠豆粉適量炒黃，用麻油調勻。

用法 外敷患處，每日 2~3 次。

主治 適用於皮膚瘙癢。

豬肝綠豆粥 ………… 清熱解毒

材料 新鮮豬肝 50 克，綠豆、大米各 100 克，鹽 3 克。

製法 1. 綠豆洗淨後用水浸泡 4 小時；大米洗淨，用水浸泡 30 分鐘；豬肝洗淨，切片。

2. 鍋內加適量清水燒開，加入綠豆和大米同煮，大火煮開後轉小火煮至九成熟，放入豬肝片，至粥熟後加鹽調味即可。

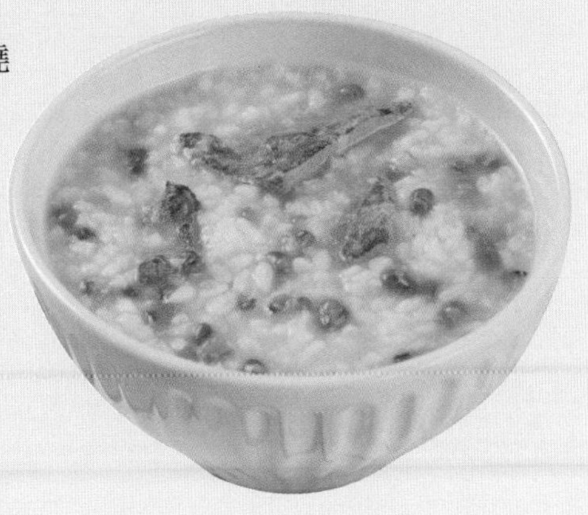

豆腐

性味歸經

甘，涼；歸脾、胃、大腸經。

主要功效

益氣和中、生津潤燥、健脾利濕、清熱解毒。

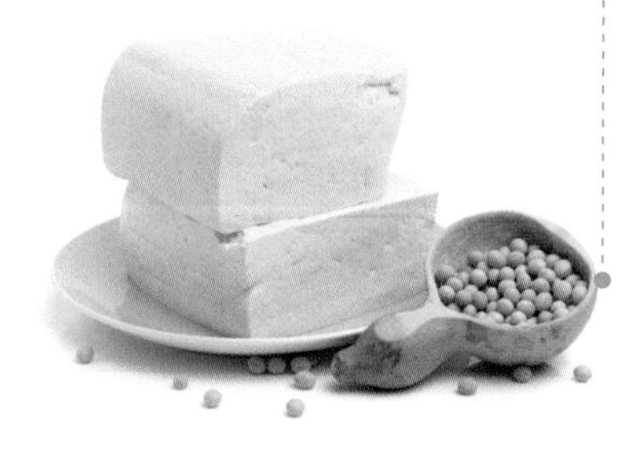

中醫認為，豆腐可以治療赤眼、消渴，解硫黃、燒酒毒等。《本草綱目》記載豆腐能清熱散血；《隨息居飲食譜》上說，豆腐「清熱，潤燥，生津，解毒，補中，寬腸，降濁」。所以，豆腐對病後體虛、氣短食少、腎虛小便不利或小便短而頻數、淋濁、脾胃積熱、痤瘡粉刺、口乾咽燥、肺熱咳嗽、脘腹脹滿、痢疾等疾病都有作用。

食物妙用

豆腐粥可清熱解毒，非常適合中老年人食用。

食用提醒

豆腐雖好，但也不宜每天都吃，更不要一次吃得過多。

不宜人群

老年人和腎病患者、缺鐵性貧血患者、痛風患者、動脈硬化患者等人群需要控制豆腐的食用量。另外，豆腐性偏寒，胃寒者和易出現腹瀉、腹脹、脾虛的人，以及常出現遺精的腎虧患者不宜多食。

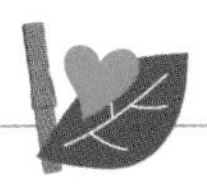

芹菜豆腐清熱生津方

材料 芹菜 20 克，豆腐 30 克，粳米 100 克，鹽 5 克。

製法 煮粥。

用法 直接吃。

主治 此粥可清熱生津、散瘀破結、消腫解毒、減肥美容，也可以用於急、慢性肺炎患者。

翡翠白玉湯 …………………… 補脾強身

材料 小棠菜 100 克，豆腐 200 克，鹽 3 克，麻油適量。

製法 1. 小棠取葉洗淨，切段；豆腐洗淨，切成片，下鍋焯燙後撈起。

2. 炒鍋置大火上，倒入清水燒開後加入鹽，放入小棠菜和豆腐片燒沸，除去浮沫，淋麻油，起鍋盛入湯碗中即可。

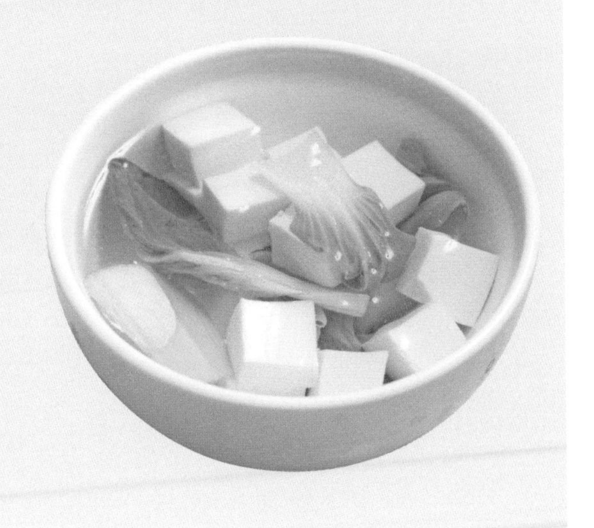

豆芽

性味歸經

甘，寒；歸胃、三焦經。

主要功效

清熱解毒、利尿除濕、健脾和胃。

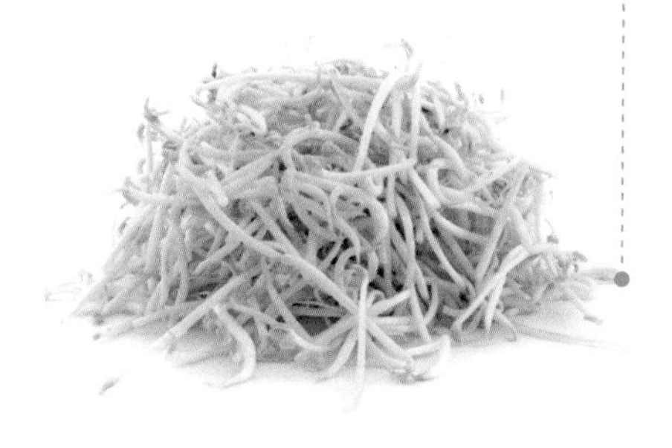

雖然大豆芽與綠豆芽都性寒味甘，但兩者功效不同。中醫認為，大豆芽健脾養肝，其中維生素 B_2 含量較高，春季吃大豆芽可預防口角發炎，讓人不上火，還能增強人體抵抗病毒感染的能力。綠豆芽能解暑熱、調五臟、通經脈、解諸毒、利尿除濕，可用於飲酒過度、濕熱鬱滯、食少體倦。另外，綠豆芽在發芽過程中，維生素 C、維生素 B_2 會大量增加，非常適合乾冷冬季因陰虛燥熱發生舌瘡口炎的人食用。

食物妙用

在炒豆芽時一定要快火快炒，涼拌時最好焯一下就出鍋，注意一定要放醋，以減少營養物質的流失。

食用提醒

豆芽性寒，烹調時應配上一點薑絲，以中和它的寒性。豆芽十分適合夏季食用。

烹調時油鹽不宜過多，要盡量保持其清淡的性味和爽口的特點。

與大豆芽相比，綠豆芽性更為寒涼，容易損傷胃氣，且綠豆芽的纖維較粗，容易滑利腸道導致腹瀉。因此慢性胃炎、慢性腸炎及脾胃虛寒者不宜多食。

不宜人群

脾胃虛寒者慎食。

綠豆芽清熱除煩方

材料 綠豆芽 400 克，鹽 5 克，糖、麻油各 2 克。

製法 綠豆芽洗淨去根，放入沸水中燙熟撈出，用冷開水過涼，放入鹽、糖、麻油拌勻。

用法 直接吃。

主治 此菜有清熱除煩的作用。

大豆芽紫菜湯 ………… 清熱解毒

材料 大豆芽 150 克，紫菜 10 克，蒜末 5 克，鹽 3 克，麻油 4 克。

製法 1. 紫菜洗淨，撕成小塊；大豆芽洗淨。

2. 鍋內放適量清水，下大豆芽大火煮沸，轉小火燜煮 15 分鐘，下紫菜、蒜末、鹽、麻油攪拌均勻即可。

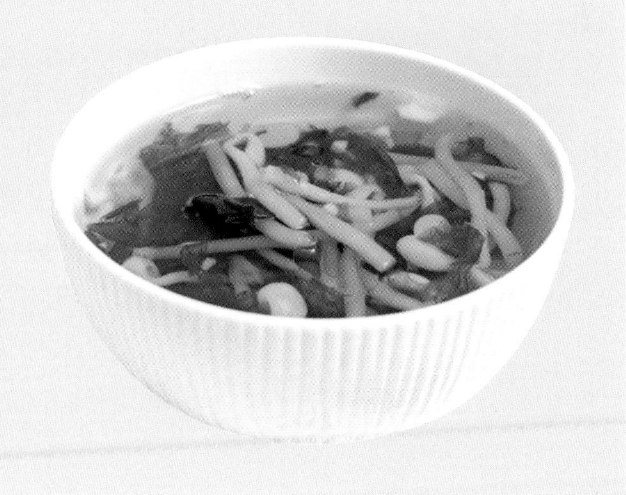

蓮藕

性味歸經

甘，寒；歸心、脾、胃經。

主要功效

清熱潤肺、消瘀涼血、開胃止嘔、除煩解渴、健脾補胃、益血止瀉。

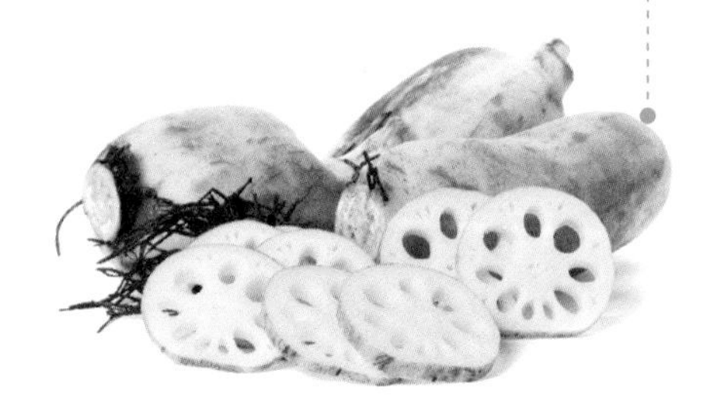

《本草綱目》中把蓮藕稱作「靈根」。中醫認為，生蓮藕味甘性寒，可以清熱潤肺、消瘀涼血、開胃止嘔、除煩解渴，適用於煩渴、酒醉、咯血、吐血等症；熟蓮藕味甘性溫，性由涼變溫，失去了消瘀清熱的性能，卻能健脾補胃、滋陰潤燥，有益血、止瀉的功效，是一種很好的補品。

食物妙用

藕尖，又叫藕帶，是蓮藕的幼嫩根莖，此部分較薄，可以拌着吃。中間的部分適合炒着吃，較老的一般加工製成藕粉、甜食或炸着吃。

鱔魚與蓮藕一起食用，能促進蛋白質的吸收。

木耳有益氣潤肺、補氣養血、利五臟等功效，與蓮藕一起食用可滋補腎陰。

豬肚補虛損、健脾胃，蓮藕益腎固精，兩者合用適合氣血虛弱的人食用。

食用提醒

如果蓮藕發黑，有異味，則不宜食用。

蓮藕切片後宜將其放入沸水中焯 1 分鐘，然後撈出，用清水沖洗，這樣能保持蓮藕片大部分的營養成分和爽脆的口感。

不宜人群

脾胃消化功能低下、大便溏泄者不宜生吃蓮藕。

蓮藕清心潤肺方

材料 鮮蓮藕 200 克，糖 5 克。

製法 將鮮蓮藕放入榨汁機中，加適量糖、白開水榨汁飲用。

用法 每週飲用 3~5 次。

主治 可清心潤肺，治熱病煩渴不止。

蓮藕冬瓜白扁豆湯 ……………………… 清熱，除痰濕

材料 鮮蓮藕 380 克，冬瓜 450 克，白扁豆 75 克，鹽、薑片各適量。

製法
1. 白扁豆洗淨，浸泡約 1 小時。
2. 鮮蓮藕洗淨，切塊；冬瓜去皮、去瓜瓤，洗淨，切塊。
3. 將適量水倒入鍋中燒開，下蓮藕、冬瓜、白扁豆、薑片，煲開後改小火繼續煲 2 小時，加鹽調味即可。

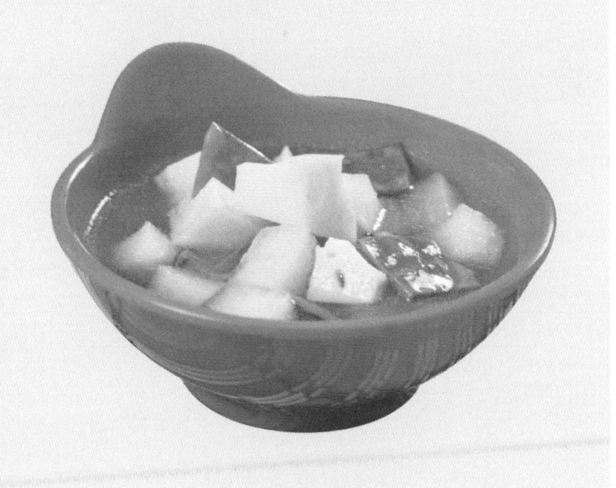

白蘿蔔

性味歸經

辛、甘，寒；歸肺、脾經。

主要功效

消食、下氣補中、利脾膈、潤腸胃、化痰定喘、清熱消腫。

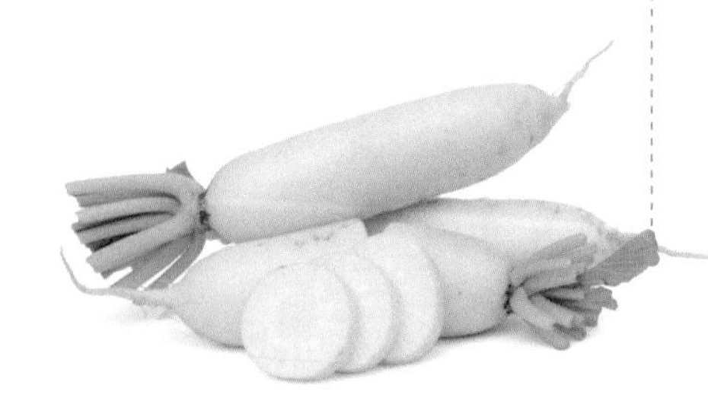

李時珍在《本草綱目》中提到白蘿蔔能「大下氣、消穀和中、去邪熱氣」「化積滯，解酒毒，甚效」。白蘿蔔順氣消食，可避免食滯。不過，白蘿蔔適合熱證的消化不良，如過食辛辣、高熱、肥甘厚膩之品，使得腹內積食難消、積滯成熱，而導致泛酸、腸胃悶悶不舒、腹痛腹瀉等。寒證的消化不良則適合用大蒜。

食物妙用

新鮮白蘿蔔生吃或加醋泡酸，或榨汁喝，都可以促進消化。不過，生吃要細嚼，才能使細胞中的有效成分釋放出來。白蘿蔔熟吃有益胃降氣之效。

白蘿蔔洗淨切條或切片後涼拌食用，不僅簡單少油，而且爽口又營養，有助於高血壓患者減少脂肪的攝入。

食用提醒

白蘿蔔中所含的鈣有 98% 在蘿蔔皮內，所以，白蘿蔔最好帶皮吃。

不宜人群

由於白蘿蔔性寒，脾胃虛寒或陰盛偏寒體質者不宜多食。此外，有十二指腸潰瘍、胃潰瘍和慢性胃炎的患者則忌食白蘿蔔。

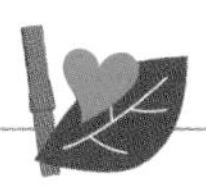

蘿蔔蜂蜜潤肺止咳方

材料 白蘿蔔1個（約500克），蜂蜜100克。

製法 白蘿蔔洗淨去外皮，並挖空中心的肉，裝入蜂蜜隔水蒸熟。

用法 早晚服用。

主治 可潤肺、止咳、化痰，防治感冒、支氣管炎。

白蘿蔔牛肉粥 …………………… 開胃消食

材料 牛肉、大米、小米、白蘿蔔各50克，鹽、酒各3克，蔥末、薑末各5克。

製法 1. 大米、小米洗淨，浸泡30分鐘；牛肉洗淨，切小塊，加入薑末、蔥末、酒，於熱開水稍焯片刻取出；白蘿蔔去皮，洗淨，切塊。

2. 鍋內加入適量水燒開，放牛肉塊、小米和大米，大火煮開後轉小火煮20分鐘之後，加入白蘿蔔塊，繼續煮20分鐘，加入蔥末、鹽調味即可。

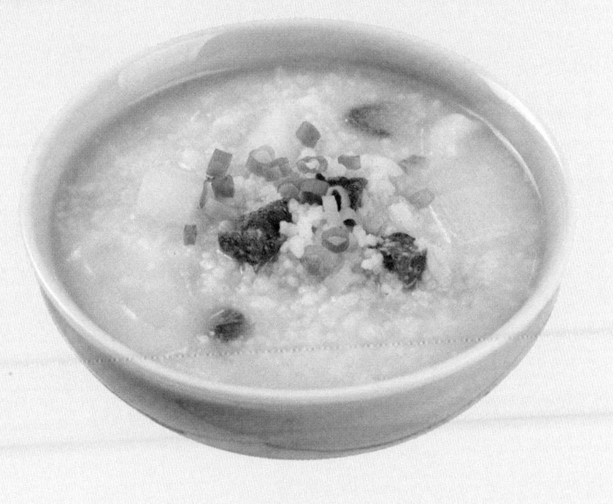

大白菜

性味歸經

甘，平、微寒；歸大腸、胃經。

主要功效

養胃生津、化痰止咳、清熱解毒、消渴、利大小便。

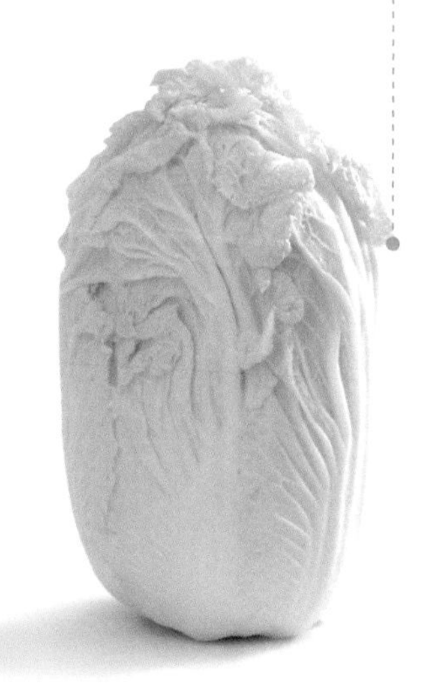

《本草綱目》中説大白菜甘溫無毒，通利腸胃，除胸中煩，解酒渴，消食下氣，治瘴氣，止熱氣咳。中醫認為，大白菜對發燒口渴、口腔潰瘍、支氣管炎、肺熱咳嗽、食積、便秘、小便不利等疾病都有很好的食療效果；對於燥熱體質、喉嚨痛的人也很合適。現代醫學認為，大白菜有助於退燒並改善高熱患者的全身狀態。

食物妙用

切大白菜時，宜順絲切，這樣大白菜易熟。烹調時宜急火快炒，不宜用煮焯、浸燙後擠汁等方法，以免營養流失。

霧霾天適合吃大白菜炒豬肝，大白菜清熱，豬肝富含維生素 A，兩者配合對於預防霧霾造成的呼吸道黏膜損害有一定益處。

食用提醒

大白菜最好是現做現吃，隔夜的熟大白菜，即使加熱後也要少吃或不吃。

在烹煮大白菜時，適當放點醋，可以使大白菜中的鈣、磷、鐵等元素分解出來，從而有利於人體吸收。

避免使用銅製鍋具煮大白菜，以免白菜所含的維生素 C 被銅離子破壞，降低營養價值。

不宜人群

胃寒腹痛、脾虛泄瀉患者不宜多食。

大白菜乾潤燥止咳方

材料 大白菜乾 100 克、豆腐皮 50 克、紅棗 10 枚、鹽 3 克。

製法 大白菜乾、豆腐皮、紅棗共燉湯，用鹽調味佐膳。

用法 每日 2 次。

主治 可以改善秋冬肺燥咳嗽。

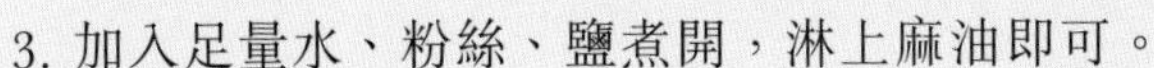

大白菜粉絲湯 ……養胃生津，清熱

材料 大白菜絲 100 克，粉絲 50 克，葱末、鹽、麻油、油各適量。

製法 1. 粉絲用溫水泡軟，剪成 10 厘米長的段。

2. 燒熱油鍋，放入葱末煸炒出香味，加入大白菜絲稍加翻炒。

3. 加入足量水、粉絲、鹽煮開，淋上麻油即可。

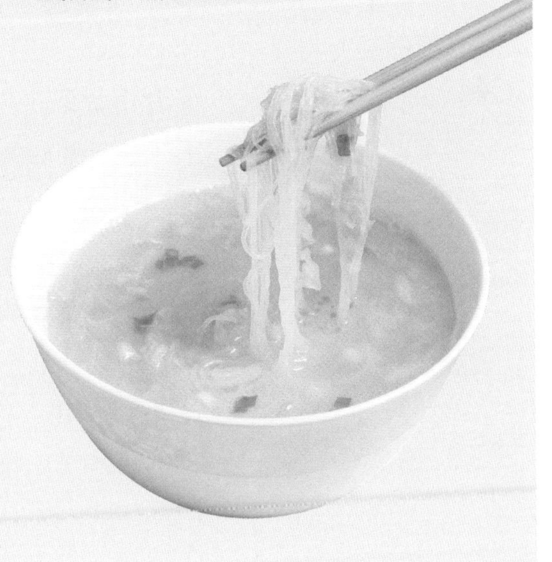

香蕉

性味歸經

甘，寒；歸肺、大腸經。

主要功效

清熱潤腸、潤燥止咳。

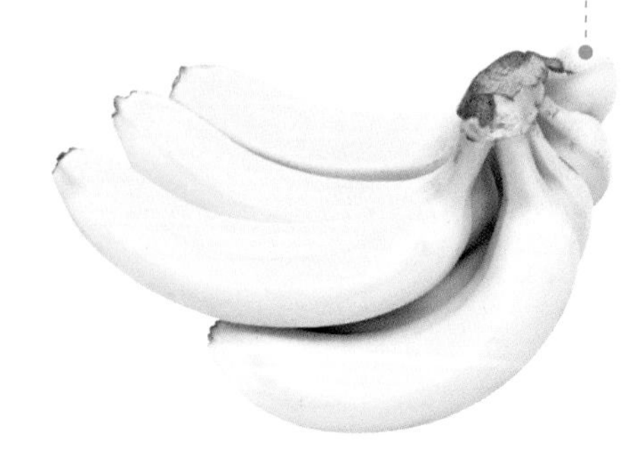

《本草綱目》記載，香蕉「甘、大寒、無毒」；《本草求原》則記載，香蕉「止渴潤肺解酒，清脾滑腸，脾火盛者食之，反能止瀉止痢」。從現代醫學來看，食用香蕉好處多多。香蕉富含鉀，鉀有抗動脈硬化、保護心臟血管的功效。一旦身體低鉀，會引起心律失常，人體會有倦怠、乏力、心慌等表現，而多吃香蕉，可以增強心肌收縮力，對冠心病患者很有好處。

食物妙用

應選擇熟透的香蕉食用，熟透的香蕉可產生攻擊異常細胞的物質。香蕉越是成熟，它表皮上的黑斑就越多，它的免疫活性也就越高，抗癌效果也越好。

香蕉可煮粥食用，與富含膳食纖維的雜糧一起煮粥食用，可有效潤肺滋陰，維護皮膚毛髮的健康，同時還能令皮膚光潤細滑。

食用提醒

香蕉含糖量較高，一般每天食用不要超過200克。

飯後吃一根香蕉，或者用香蕉皮煮水喝有助於降血壓。

不宜人群

心臟病伴有糖尿病的患者最好不要食用。另外，香蕉中含有較多的鉀鹽，如果食用過量會增加腎的負擔。因此，患有急慢性腎炎、腎功能不全的人慎吃，切勿過量食用。

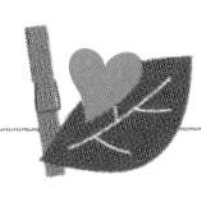

解酒清熱方

材料 香蕉皮 100 克，糖 5 克。

製法 將香蕉皮切成條狀，用 60 克水煎。

用法 加糖飲服。

主治 可以緩解酒後胃熱心煩。

香蕉粥 ……………………………… 潤肺滑腸，促進排便

材料 香蕉 1 根，糯米 100 克，冰糖適量。

製法 1. 糯米淘洗乾淨，浸泡 3~4 小時。

2. 鍋中放清水煮沸，加入去皮切成小丁的香蕉、冰糖熬成粥即可。

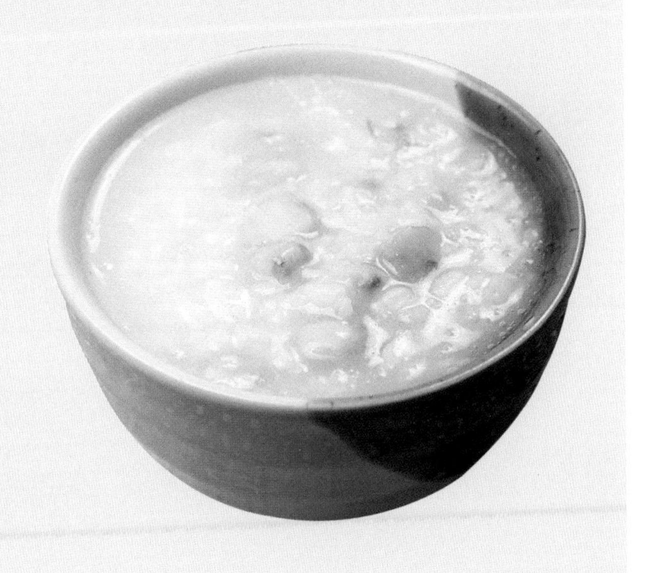

梨

性味歸經

甘、微酸，寒；歸肺、胃經。

主要功效

潤肺清燥、止咳化痰、養血生肌，利尿降壓、清熱鎮靜，保護肝臟、幫助消化。

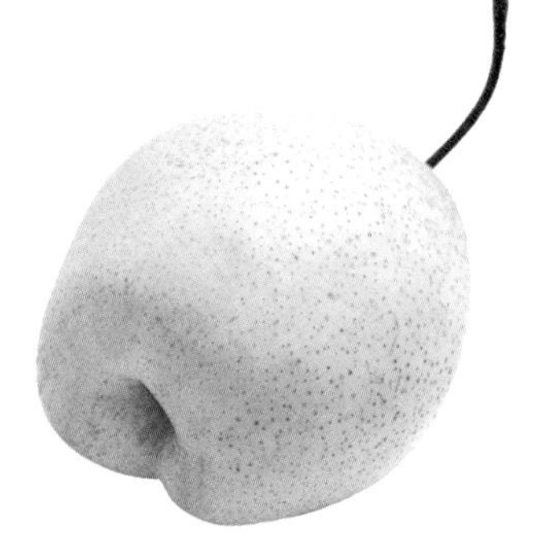

中醫認為，梨適用於熱咳或燥咳、熱病津傷或酒後煩渴、消渴等病證。秋季燥氣主令，易傷肺，好在秋梨當令，此時適選進食，可謂正中其邪。一般來説，生吃梨對急性氣管炎和上呼吸道感染患者所出現的咽喉乾、癢、痛、喑啞、痰稠、便秘、尿赤等症狀都有良好療效。

食物妙用

燉梨以香梨、鴨梨為好，因其香甜細嫩，而沙梨等過於粗糙，不宜用來燉，直接食用較佳。

梨同蓮藕一同放入攪拌機中加少許溫水攪碎，過濾殘渣後飲用，有滋陰潤肺的作用。

因熱病引起的口乾燥咳、身熱煩渴，可用梨、馬蹄、桑葉一起煮水喝，有滋陰、清熱、鎮咳的效果。

食用提醒

吃梨要注意三點：一忌多食、二忌與油膩之物同食、三忌冷熱雜進。

不宜人群

梨性寒，若患有因內在陽氣不足或外感風寒引起的咳嗽，就不能吃梨，尤其是不能生吃梨。同時，患有胃寒、腹瀉者忌食生梨。

雪梨葡萄生津止渴方

材料 雪梨、葡萄各50克，蜂蜜5克。

製法 將雪梨、葡萄榨汁，加入蜂蜜，拌勻。

用法 飲服，每天2~3次。

主治 此方生津止渴除煩，適用於熱病煩渴、聲嘶、咽乾等症。

雪梨汁 …………………………………… 生津潤燥，止咳

材料 雪梨300克。

製法 1. 雪梨洗淨，去核，切小丁。

2. 將雪梨丁放入榨汁機，加入適量飲用水，攪打均勻即可。

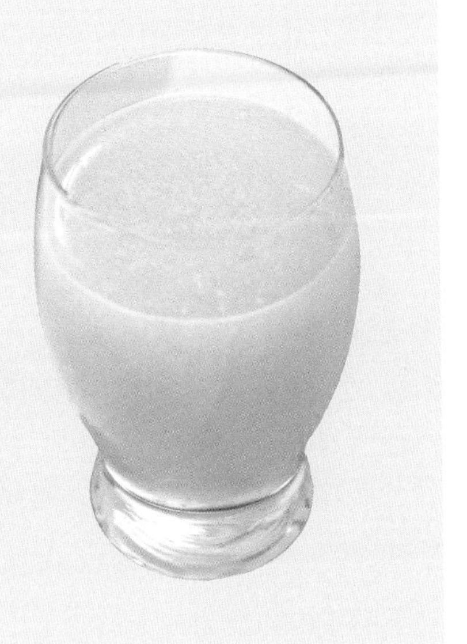

4.2 低熱量飲食

警惕高熱量食物傷腎連累心

西班牙和意大利的科學家揭示了女性長壽的一大原因——常吃低熱量食物。女性通常愛吃素食，吃得少；而男性愛吃肉食，吃得多，且常狼吞虎嚥。殊不知，男人對動物性脂肪的偏愛，會使腎臟超負荷運轉，增加患心腦血管疾病、惡性腫瘤的風險。

六大高熱量食物

1. **動物脂肪：**包括動物皮下脂肪層、肉塊、忌廉、魚油。
2. **植物油：**包括花生油、豆油、菜籽油、沙律油。植物油可以增加血液中的甘油三酯，這是非常危險的。應當特別指出，要少吃沙律油。
3. **糖類：**包括白糖、紅糖、冰糖、水果糖。
4. **澱粉：**也包括我們經常用作為炒菜佐料的生粉、粟粉等。
5. **油炸類食物：**食物在油炸過程中會吸收大量的油脂，這些油脂都是高熱量的，這就導致油炸食物的總熱量也很高。
6. **零食：**零食一般都是高熱量的食物，過多攝入熱量容易導致身體發胖。

吃得太好，腎臟抗議

近年來，隨着人們飲食結構的變化，高蛋白、高脂肪食物愈吃愈多，腎臟每天都要淨化血液、排泄廢物，工作壓力也越來越大，再加上高血壓、糖尿病的高發，很多人的腎臟因為過度勞累而提前「老化」，甚至提早「報廢」。

常吃高蛋白的食物，不良的生活習慣，也讓腎臟的負擔越來越沉重。

蛋白質的確是人體中不可缺少的元素，但這只是針對營養不良的人群。長期高負荷運作，結局就可能是「累」病了腎臟。一般人在 30 歲以後，隨着機體功能的下降，腎功能自然也是每況愈下。在這種情況下，更要注意飲食清淡，少吃動物蛋白；煮食時的糖、鹽也要酌情考慮少放。

低脂食品不等於低熱量

如今市場上有很多低脂、無脂、無糖型食品。低脂、低糖食品就等於低熱量甚至無熱量食品嗎？營養專家指出，「低脂」並不等於低熱量。

大部分「低脂」產品並不一定低熱量

「低脂」代表每 100 克食物的脂肪含量等於或少於 3 克，而「低熱量」則代表每 100 克食物內含有少於 40 卡的熱量。例如，普遍標有低脂的乳酪，脂肪含量較低，但產生的熱量幾乎等於 5 顆半方糖的熱量。專家建議人們食用原味食品，原味食品沒有很多的脂肪，而且更健康。相反，有些低脂的食品含脂並不低。例如，在有餅乾或糕點等焙烤製品的情況下，低脂食品常常比常規食品具有更多的糖分。所以想減肥的人可以多吃些原味食品，它的脂肪含量少而且不貴。

烹製美味低脂菜的技巧

1 多用鮮湯調味

鮮湯可以增加菜餚的鮮味，使菜餚味道醇厚、回味久長。鮮湯可以是葷湯，也可是素湯。製作葷湯，原料可用骨頭、雞鴨肉，少用肥肉。方法是先將原料洗淨，剁成小塊，再加入水中焯開，撇去浮沫，最後加足夠水分，用小火燉 90 分鐘左右。

製作素湯，應選新鮮、淡味的原料，如鮮筍、蘑菇、豆芽、蘿蔔、豆腐、山藥、芹菜等。方法是將原料洗淨、切塊後放入鍋中，加足夠水，用大火煮 30 分鐘。

2 多用燉、燜、炒

要想低脂菜味道鮮美，應多用燉、燜、炒，少用紅燒方法烹調。燉、燜出來的菜餚半湯半菜，菜的味道主要是在湯裏；炒出來的菜餚可突出原料鮮、嫩、脆的質感。

3 清爽、低脂涼拌菜

瓜果蔬菜類原料不用太多的油烹調，可突出其新鮮的原味。對一些很「吃油」的蔬菜，可以適當改變烹調方法，如茄子可以紅燒、清炒，也可以涼拌；再如，薺菜等野菜，口感較粗，可用涼拌或加鮮湯製作湯菜。

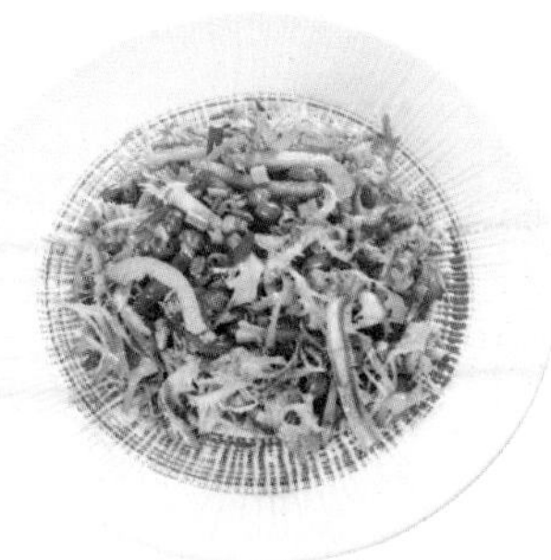

常見的低熱量食物

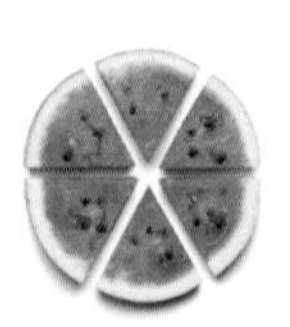

西瓜
31 千卡

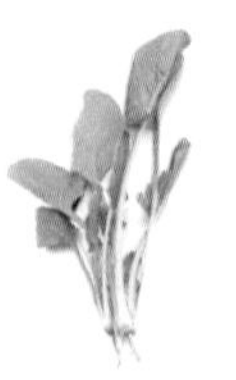

菠菜
28 千卡

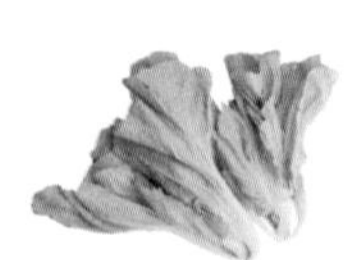

芥菜
27 千卡

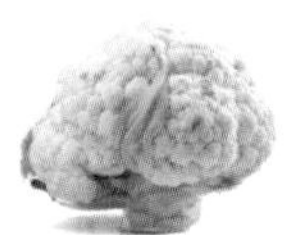

椰菜花
20 千卡

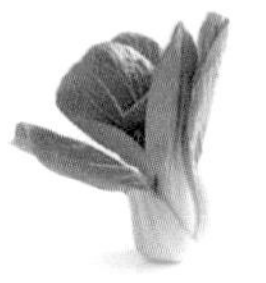

小棠菜
19 千卡

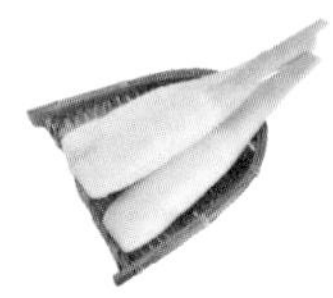

茭白
26 千卡

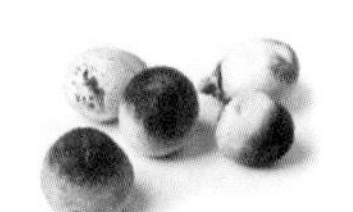

草菇
27 千卡

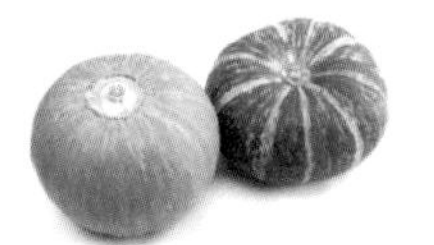

南瓜
23 千卡

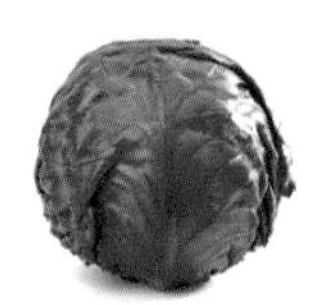

紫椰菜
25 千卡

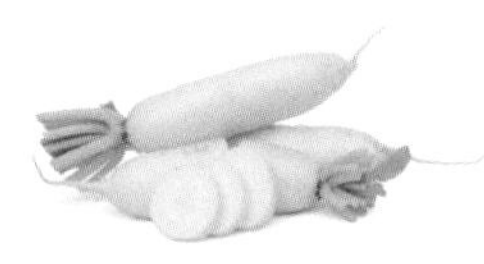

白蘿蔔
16 千卡

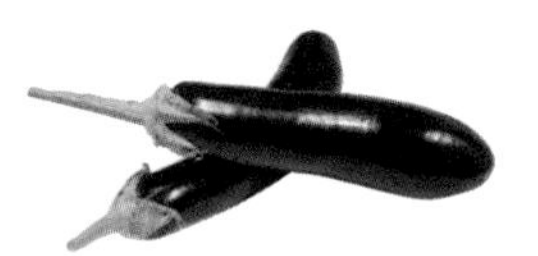

茄子
23 千卡

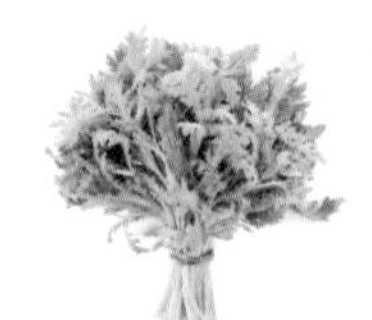

茼蒿
24 千卡

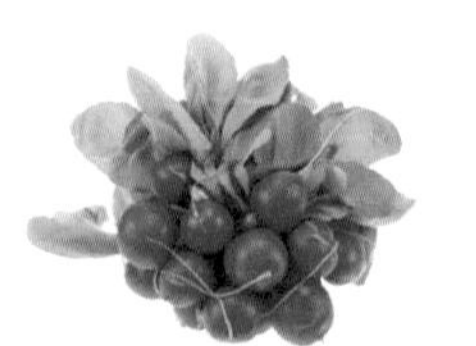

水蘿蔔
22 千卡

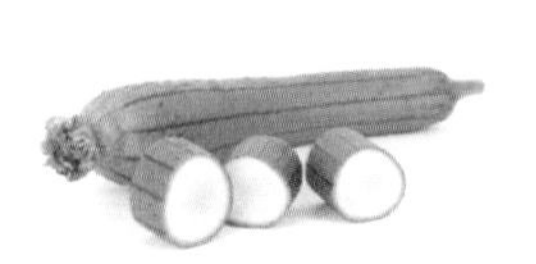

絲瓜
20 千卡

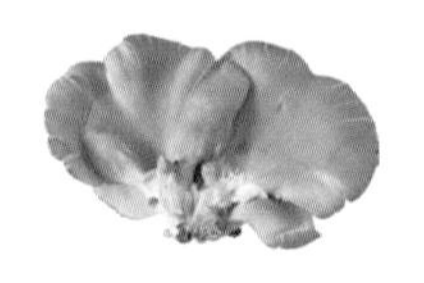

平菇
17 千卡

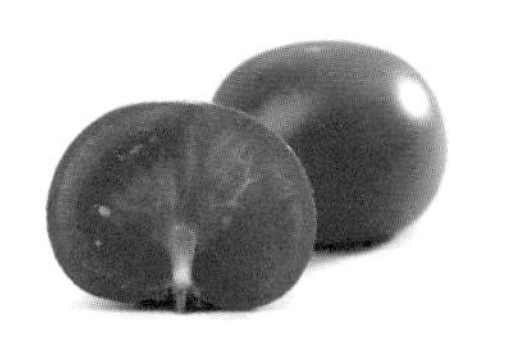

番茄

15 千卡

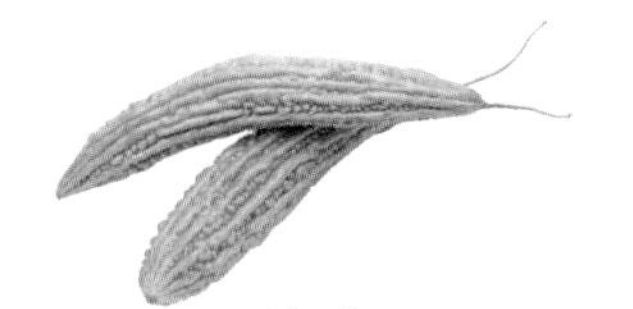

苦瓜

22 千卡

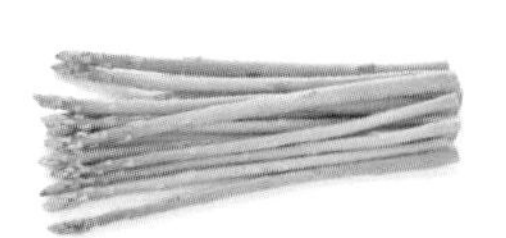

蘆筍

19 千卡

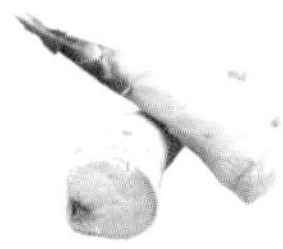

竹筍

23 千卡

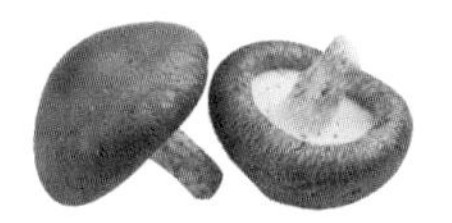

鮮香菇

26 千卡

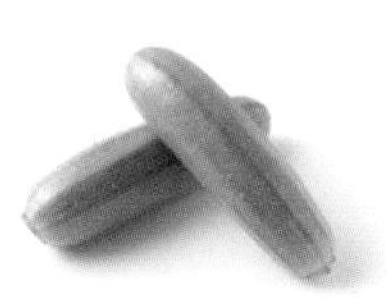

翠玉瓜

19 千卡

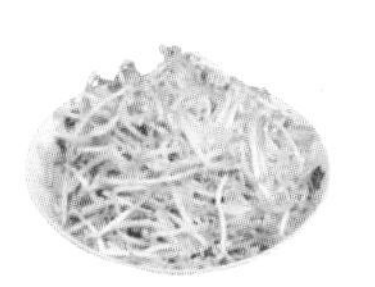

綠豆芽

16 千卡

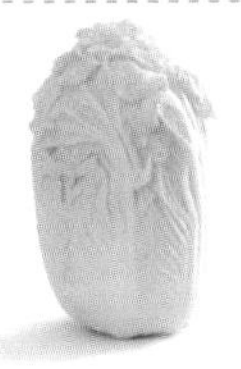

大白菜

20 千卡

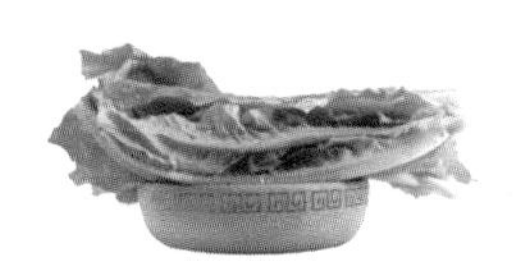

油麥菜

12 千卡

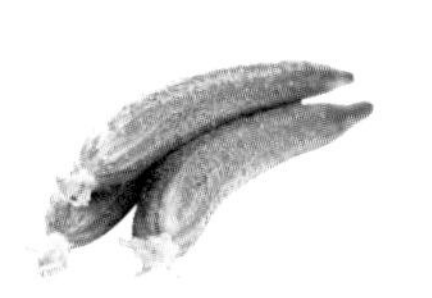

青瓜

16 千卡

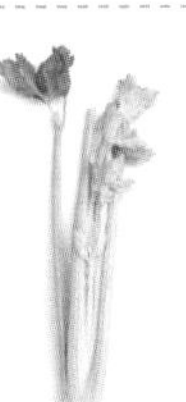

芹菜

13 千卡

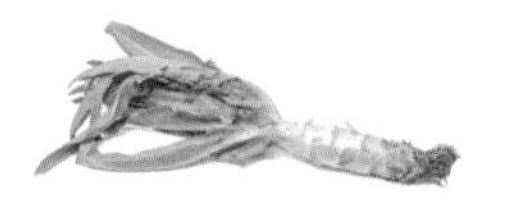

萵筍

15 千卡

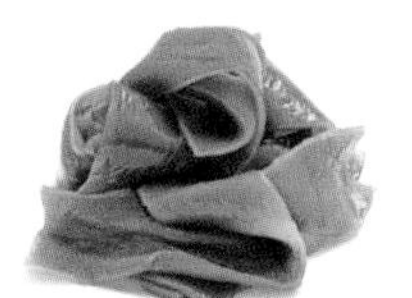

海帶（水浸）

13 千卡

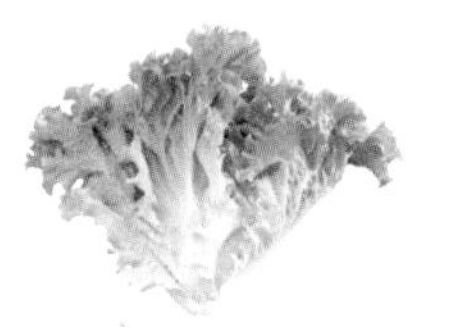

生菜

16 千卡

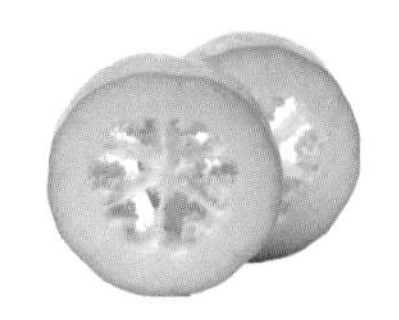

冬瓜

10 千卡

注：以上均為每 100 克食材可食用部分所含的熱量。

控制每天攝入的油量

中國營養學會推薦，烹調油食用量為每人每日 25 克。《中國居民膳食指南（2022）》中指出：每天烹調油攝入量 25~30 克。所以，男人應學會低熱量飲食，每天食用烹調油量不超過 30 克。

食用油種類眾多，內涵各有不同

花生油：最貼近大眾，口感最好。

茶油　：野生山茶籽榨的油，茶油中單不飽和脂肪酸（油酸）含量高達 70%，僅次於橄欖油。

橄欖油：首選油，橄欖油中單不飽和脂肪酸（油酸）的含量高達 80%。單不飽和脂肪酸可降低胰島素抵抗，降低血總膽固醇、甘油三酯。儘管橄欖油有很多保健功效，但每天食用量也不宜超過 30 克。

豆油　：其單不飽和脂肪酸含量相對較低，約為 20%。豆油和橄欖油交替使用，可有效補充豆油中單不飽和脂肪酸的不足。

菜籽油：人體對菜籽油的消化吸收率較高，但部分菜籽油中含有較高的芥酸，影響其營養價值。

調和油：由脂肪酸比例不同的植物油脂搭配而成，適合於日常炒菜使用。

減少動物性油脂攝入

動物油，熔點較高，常溫下一般呈固態，消化吸收率不如植物油高。值得注意的是，動物油的脂肪組成以飽和脂肪酸為主，過多攝取富含飽和脂肪酸的動物油脂，會引起血脂升高，增加心腦血管疾病的危險性。即便是「瘦肉」，其中肉眼看不見的隱性脂肪也能達到 28%。因此，男人應學會低熱量飲食，減少動物性油脂攝入。以豬肉為例，每天應控制在 100-150 克，吃豬肉時最好與豆類食物搭配，可以使膽固醇與脂肪顆粒變小。

減少吃油的訣竅

- 烹調時注意用油量，每餐每人不超過 1 勺半。以全家為單位控制用油，5 升量的一桶油，3 人家庭至少可食用兩個月。
- 多用蒸、煮、燉、焖、拌、急火快炒等少油的烹調方法，不用油炸、油煎等烹調方法。
- 多使用不黏鍋等，這樣可少用一些潤鍋油，從而減少用油量。

4.3 改變烹飪和飲食方式

低溫烹調

低溫烹調既能減少高溫烹飪時致癌物出現的概率，又能最大限度地保存了食物中的養分，可謂一舉兩得。因為採用高溫烹製的食物會生成引發炎症的化合物，被認為是很多疾病的致病因素，如癌症。

低溫烹調食物比較安全

最新的研究發現，澱粉類食物在高溫加熱之後可能產生丙烯醯胺類物質，而這種物質已經被證明具有致癌性。研究證明，深度油炸、高溫烘烤的澱粉類食品都含有較高濃度的丙烯醯胺類物質，如炸薯條、油炸薯片、脆餅乾等都屬這類食品，麪包、餅乾、小甜餅等焙烤食品外部也含有少量的丙烯醯胺。烹調中的加工溫度越高，則產生量越大。

眾所周知，燒焦的魚、肉、豆製品不能食用，就是因為魚、肉、豆製品當中富含肌酸，高溫下烹飪會形成雜環胺，雜環胺則屬強致癌物和致突變物質。在煎炸溫度超過 200℃時，雜環胺類物質的產生量迅速上升，其中油炸和燒烤這兩種烹調方法所產生的致癌物數量最多。而在 100℃至 120℃的蒸、煮、燉、燒以及高壓鍋蒸煮等烹調方法不會產生這些有害物質。因此，較低溫度的烹調方式有利於人體健康。

低溫烹調怎麼做

用稍微低一些的溫度來烹飪食物，在烹飪過程中增加水分。

在炒菜的時候，應注意不使用十成猛火爆炒，以避免有害物質的產生。

飯吃八分飽

「吃了嗎」，這句人們打招呼時最常說的客套話，足以說明人們對吃的重視。誰能不吃飯呢？只是現代人的胃口越來越大，吃得越來越好，才給身體帶來了問題。進食愈多，產生的熱量也愈多，易使體溫升高。國外研究顯示，少食可使動物體溫下降，使其死亡概率降低1/3以上。

吃得太飽帶來多種病

1. 肥胖：多餘的營養物質堆積在體內，其後果就是肥胖等一系列富貴病。
2. 胃病：吃得過飽所帶來的直接危害就是腸胃道負擔加重，消化不良。
3. 腸道疾病：脂肪堵塞在腸道裏，會造成腸阻塞，大便黑色、帶血。
4. 癌症：日本科學家指出，吃得太飽會造成抑制細胞癌化因子的活動能力降低，增加患癌的概率。
5. 腎病：飲食過量會傷害人的泌尿系統，因為過多的非蛋白氮要從腎臟排出，勢必加重腎臟的負擔。
6. 骨質疏鬆：長期飽食易使骨骼過分脱鈣，患骨質疏鬆症的概率會大大增加。
7. 疲勞：吃得過飽，會使大腦反應遲鈍，加速大腦的衰老。
8. 急性胰腺炎：晚餐吃得過好過飽，加上飲酒過多，很容易誘發急性胰腺炎。

「八分飽」從細嚼慢嚥開始

「常吃八分飽，延年又益壽」一點不錯。那麼如何拿捏「飽」的尺度呢？「八分飽」就是可吃可不吃的時候。你可能覺得胃裏沒滿，但這口不吃也無所謂。這種肚子不脹、不打嗝的意猶未盡狀態其實是最健康的。

要想做到只吃八分飽，最好的辦法就是細嚼慢嚥。

把握好吃飯的時間，最好在感到有點兒餓時開始吃飯，而且每餐在固定時間吃，這樣可避免太餓後吃得又多又快。

吃飯至少保證20分鐘，這是因為從吃飯開始，經過20分鐘後，大腦才會接收到吃飽的信號。

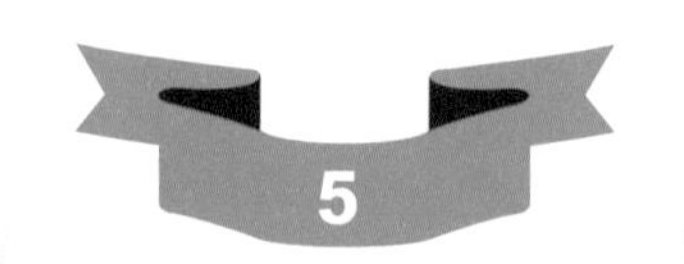

秋冬是冷養生的好時機

5.1 秋季如何進行冷養生

秋凍

「春捂秋凍」是中國民間廣泛流傳的諺語。「秋凍」指秋季氣溫漸涼，不要過早過多地增加衣服，而應循序漸進地添衣保暖。用現代觀點來分析，適當地凍一凍，有助於增強身體的禦寒能力。在逐漸降低溫度的環境中，經過一定時間的鍛煉，能促進身體的新陳代謝，增加產熱，可提高對低溫的適應力。

秋凍切勿只凍不動

人們對「秋凍」的理解，不應僅限於「不急於添衣」上，還要加強耐寒鍛煉。秋天適當進行一些耐寒鍛煉，有助於提高人體對環境變化的適應能力，提高心血管系統的功能。

耐寒鍛煉項目的選擇包括登山、散步、打太極拳、洗冷水浴、騎單車等，鍛煉者可根據自身的健康狀況、興趣來選擇。需要注意的是，秋季人體的柔韌性和肌肉的伸展度下降，運動前要熱身以舒展肢體，運動中不應突然加大運動量。

五類人不宜「秋凍」

1. 腦血管病患者

人體受寒冷刺激後，全身毛細血管收縮，血壓升高，容易引發腦出血或腦血栓。

2. 心血管病患者

深秋的低溫和多風是心臟病的誘發因素。

3. 胃潰瘍病患者

人體受寒冷刺激後，腸胃易發生痙攣性收縮，使原有胃潰瘍再次發作。

4. 支氣管炎、支氣管哮喘患者

寒冷的空氣會對患者氣道產生不良刺激，使這類疾病復發或加重。

5. 老寒腿患者

患者腿部常有酸麻脹痛或沉重感，在受寒時症狀易加重。

冷水浴

冷水浴的方法有冷水擦身、冷水淋浴和冷水浸浴等幾種，不同年齡和身體狀況的人可以採取不同的方式。

1 冷水擦身

操作方法　每天早晨用濕毛巾快速擦身 2~3 分鐘，然後用乾毛巾把身體擦乾，擦到微紅為止。要求自上而下，並按血液的回心方向擦皮膚。

適合人群　年齡偏大，身體狀況不大好以及初次採用者。

2 冷水淋浴

操作方法　遵循循序漸進的原則，一般淋浴時間不超過 1 分鐘，水溫控制在 30℃~35℃。隨着機體適應能力的提高，水溫可以逐步降低到 15℃左右，淋浴時間可逐步延長，但不宜超過 15 分鐘。

適合人群　適用於青壯年，以及身體條件較好者。

3 冷水浸浴

操作方法　最好是在秋初開始，一直堅持到冬季，時間一般以早晨或晚上為宜。

適合人群　只有在身體健康和多年進行系統冷水浴，並經醫生允許的人才可採用。

冷水浴的注意事項

- 劇烈活動後不宜馬上進行冷水浴，飽食後不宜馬上冷水浴。
- 進行冷水淋浴或游泳時須做準備活動，應在身體發熱後進行。
- 體質虛弱、患有嚴重器質性疾病、發熱者及酒後不宜進行冷水浴；患有嚴重高血壓、冠心病、風濕病、空洞性肺結核、坐骨神經痛以及高熱病人都不可進行冷水淋浴。
- 進行冷水浴時，要注意自我感覺和體重等變化，如出現身體不適、體重減輕、失眠和食慾下降等，應暫停冷水浴。

5.2 冬季如何進行冷養生

多吃冬季成熟的食物

冬季男人們為了祛寒，常會大口吃肉、大口飲酒，居處近火避寒，衣着也裘衣裹身。其實這樣會消耗過多的陰氣，陰氣一旦消耗過多了，就不能含斂陽氣，造成陽氣耗散在外，從而導致陰陽不平衡，進而產生「陰虛生內熱」的疾病，冬季的熱感冒或「上火」就是這樣產生的。所以中醫認為，秋冬要養陰，可多吃大白菜、蘿蔔等蔬菜以及冬菇等背陰處生長的菌類等冬季成熟的食物。

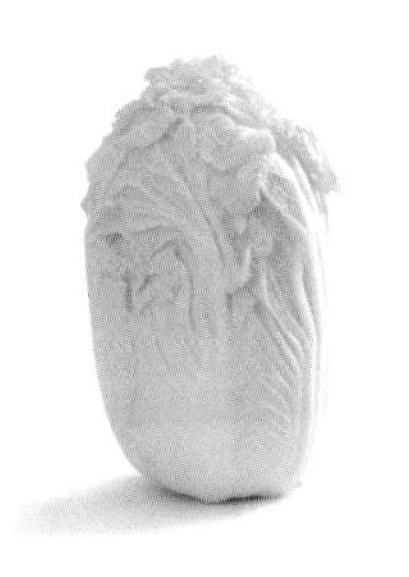

大白菜富含維生素C，可彌補冬天蔬果攝取的不足；大白菜還可以平衡體內的燥熱之火，消解火鍋的燥熱之氣。

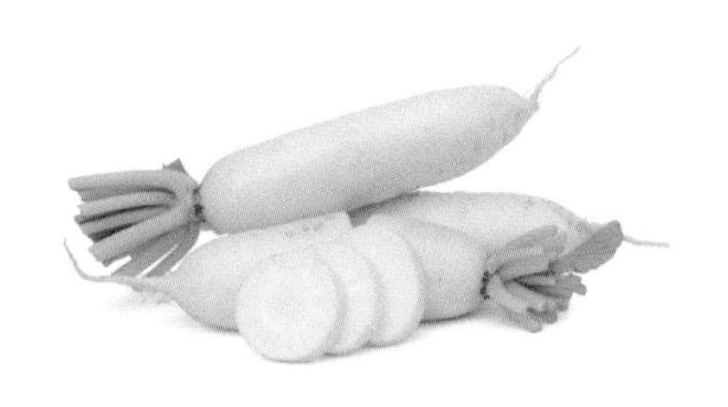

民間有「冬令蘿蔔小人參」和「冬吃蘿蔔夏吃薑」之説，冬吃蘿蔔補益作用大。冬季在吃肉時搭配一點蘿蔔，或者做一些以蘿蔔為配料的菜，會起到很好的營養滋補作用。

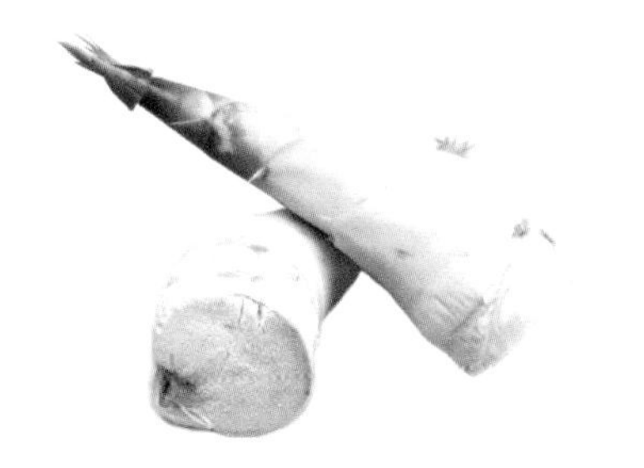

冬筍具有低脂肪、低糖、多纖維的特點，常吃能促進腸道蠕動、消除積食，降低腸胃道對脂肪的吸收和積蓄。

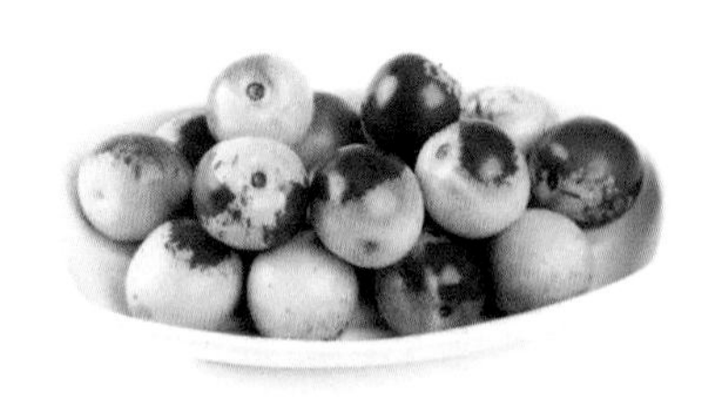

冬棗素有「天然維生素丸」的美譽，富含維生素C，常吃可提高人體免疫力，預防感冒；冬棗還含有豐富的糖類以及環磷酸腺苷等，能有效保護肝臟、保護心血管。

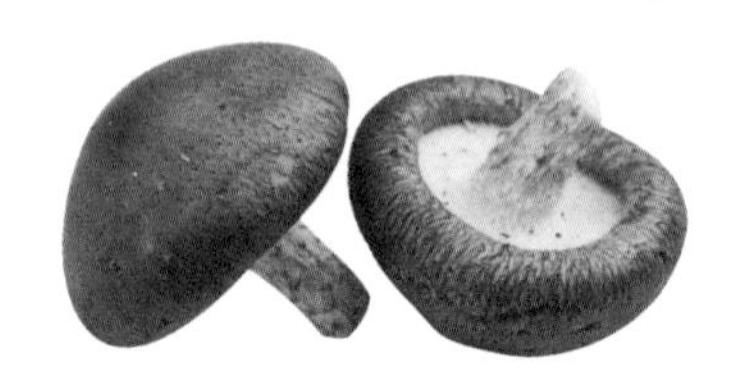

冬季常食冬菇可增強免疫力，預防感冒。另外，冬菇尤其對預防高血壓、高脂血症等疾病有益。

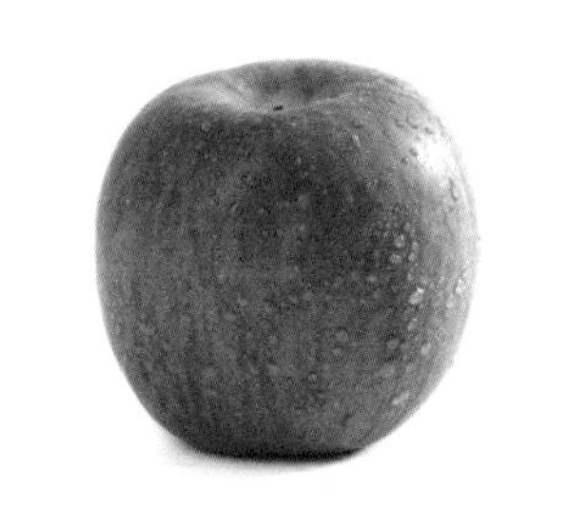

冬季多霧，空氣污染比較嚴重，多吃蘋果可改善呼吸系統和肺功能，且蘋果皮中富含果膠和抗氧化物，能減輕肺部的炎症反應。

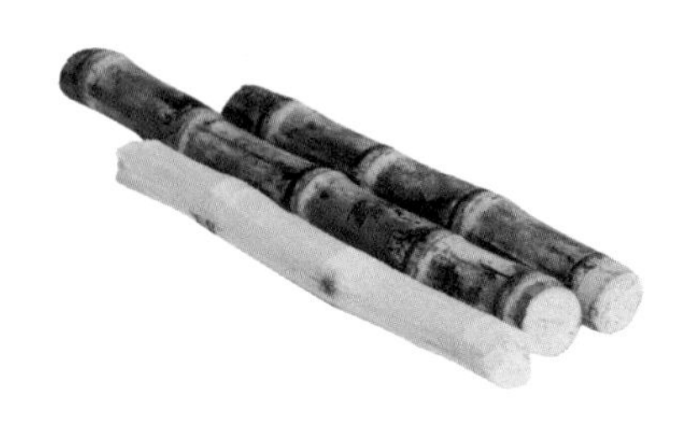

甘蔗有滋補清熱的作用。入冬後，不少人常感到頭暈嗜睡、反應速度降低，皮膚乾燥，這時吃些甘蔗，會使人頓覺清爽舒適。

冬泳

堅持冬泳可以提高身體機能，預防疾病，老年人經常冬泳可使心、肺功能年輕 15 歲；冬泳還能增強人體的免疫功能，可以降低血脂、防治心腦血管性疾病；冬泳對人的血壓有雙向調節作用；冬泳能增強神經內分泌調節功能、增強中老年人的骨密度等。

冬泳並不適合所有的人

冬泳並不適合所有的人，患有嚴重疾病的人可能會因冬泳而導致病情加重，如有較重的高血壓、冠心病、腦血管病、腎臟病、肝臟病、精神障礙的人，及有糖尿病、有過敏性體質、有外傷或有炎症、酗酒的人等，最好不要冬泳，否則會導致疾病突發或傷害身體。特別是老年人，體質比較弱，全身的組織器官有不同程度的衰退，還經常伴有多種慢性病，因此冬泳前最好先經過醫生的專業評估。

冬泳須循序漸進

想嘗試冬泳的人一定要從夏天高水溫時開始，逐漸適應較低的水溫，堅持不懈游到秋天，方可進行冬泳鍛煉。即便是體質好的人要進行冬泳，也應有一個循序漸進的過程，使身體逐步適應。千萬不能心血來潮，突然在 17℃以下的低溫水中冬泳，那樣非但無益，反而對身體有損害。

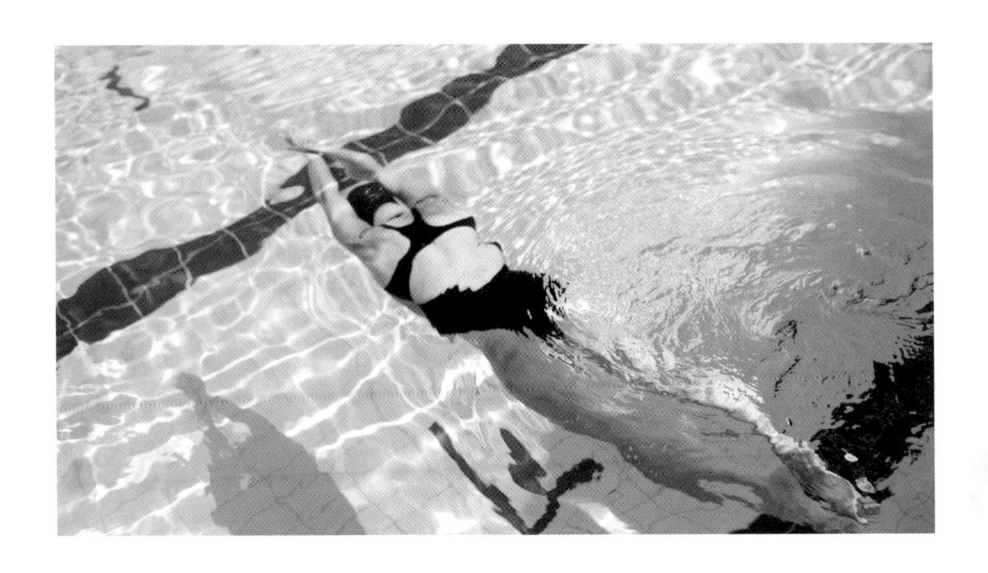

冬泳地點、時間的選擇

冬泳地點宜在背風向陽處，這裏氣溫較高，人在水中或出水後都會感到舒適。

水溫不能太低。太冷的水會使血管急劇收縮，導致血壓突然升高，嚴重時有可能引發心臟病或腦中風等意外的發生。冬泳的時間最好選擇在上午 10 時至下午 3 時。

要科學控制游泳時間，即游泳的水溫是多少攝氏度就游多少分鐘，如 15℃的水溫就游 15 分鐘左右。耐寒能力較差的人要減少在水中的時間。

入水前一定要做好準備活動，但不宜進行劇烈運動，宜選擇徒手操、廣播體操、慢跑等活動。把肌肉活動開後，更衣適應一下寒冷的氣溫，這大約要 5 分鐘。身上有汗時不要冬泳，要等汗散發，讓身體涼下來。走入水中後，先往身上撩一些水，再全身入水，這樣可以防止發生抽筋。

出水後馬上擦乾身上的水，擦些護膚油脂，穿衣保暖，然後進行適當的輕鬆慢跑和行走等運動。早晨冬泳時，要在起床後少量進餐和活動半小時以後再進行冬泳。

飯後、睡前不宜冬泳，大霧天、大風天、雷雨天不要冬泳。

最好能堅持每天冬泳 1 次，每週至少應保持游 2~3 次。不游時最好進行冷水浴鍛煉，以保持身體的抗寒能力。時游時停，不但會使鍛煉效果減退，甚至危害身體健康。

冬泳四游四不游

冬泳有所謂「四游四不游」的說法。

游陽不游陰。即選擇水面開闊、背風向陽、水流平緩的淺灘，避免在水流湍急、河道轉彎處、懸崖峭壁等背陰處。

游雪不游風。即下雪時可以游泳，有風時盡量少游或不游，因風大導致浪大，容易嗆水。

游雨不游霧。即下雨時可以游泳，有霧時盡量少游或不游，因霧大能見度低，可能會迷失方向。

游清不游濁。即水質清澈無異味，一般可以游泳；如水質渾濁或散發異味、有漂浮物等，不可游泳。

陰陽、風雪、雨霧、清濁等是相對而言的，應該説有一定的科學道理，但並非絕對。例如，雨天盡量不游，是因為雨天在開闊水面容易導致雷電傷害，所以具體還要結合實際環境和條件以及個人的體會和感受加以運用，不可盲從。

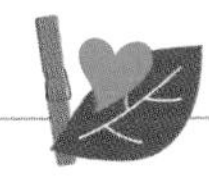

冬泳貴在堅持

像其他健身運動一樣，冬泳產生的健身效應，貴在堅持。突然劇烈的體能消耗達不到健身效果，偶然的酷寒刺激可能會對身體造成損害，我們不提倡老年人用一步到位的冬泳方法。另外，一天之中，以中午冬泳最好。中午日照充足，氣流穩定。

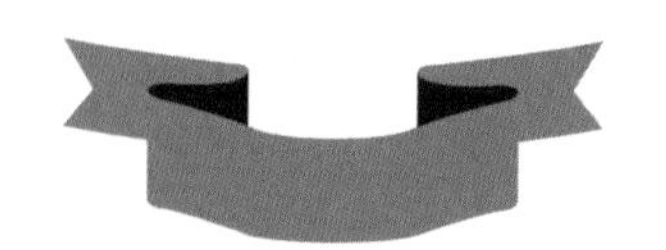

附錄：熱療和冷療法的家庭應用

生活中，當人們出現局部炎症或軟組織損傷所致的紅腫、疼痛等情況時，往往會採用冷療或熱療的方法來消腫、止痛。然而，由於對冷療、熱療的作用及使用範圍不甚了解，很多人常常張冠李戴，不僅未起到治療作用，反而加重了病情。因此，了解冷療、熱療的一些常識很有必要。

家庭熱療法

熱療可使肌肉鬆弛、血管擴張，可促進血液循環及加速滲出物的吸收，因此有消炎、消腫、減輕疼痛及保暖的作用。當急性炎症緩解之後，就可以考慮使用熱療。熱療法分為濕熱敷法和乾熱敷法兩種，都適合在家庭中使用。(見右表)

熱療的適應證和禁忌證

熱療適用於初起的瞼腺炎、關節炎、關節損傷後期等。急腹症未明確診斷前、面部危險三角區感染化膿時、各臟器內出血、軟組織挫傷早期禁用熱療。

熱療的注意事項

熱療時，須注意防止燙傷。

1. 濕熱敷法

坐浴	用生理鹽水、溫開水加 1：5,000 的高錳酸鉀溶液。溫度在 38℃~41℃或病人能夠承受的溫度。坐浴的方法可以直接坐在盛有溶液的盆子裏，也可以做一個坐浴的椅子，坐浴時間為 20 分鐘左右。此法適合於會陰或肛門疾病。
浸浴法	分局部浸浴和全身浸浴兩種。局部浸浴是將有創面的四肢、手、頭等局部浸泡在藥液中；全身浸浴需要有一個大浴盆，裝上藥液，全身都泡在藥液中。此法可清潔創面，促進血液循環，減輕感染，恢復功能，加速癒合。
熱敷法	用生理鹽水、硫酸鎂或中草藥配成溶液，加熱，然後用濕毛巾蘸上藥液，對創面進行熱敷，每 3～5 分鐘更換一次，使毛巾保持一定的溫度。此法常用於四肢扭傷或其他軟組織損傷，有舒筋活血，促進炎症吸收和恢復功能的作用。

2. 乾熱敷法

熱水袋	將熱水袋盛 2/3 的開水，排去袋內空氣，扭緊蓋子，外面用毛巾包好，置於病變部位
電熱墊	把電熱墊鋪在身下，通電，適於老年人做熱敷用。
艾灸法	用手拿着點燃的艾條，在穴位或病變局部，離皮膚一定距離熏蒸，以病人能忍受的熱度為準，有消炎止痛的作用。
熱鹽袋	食鹽炒熱後，裝入布袋，敷於患處，既方便，又經濟，可重複使用。
熱 磚	把磚加熱後，用毛巾墊好，坐在上面，可治療肛門疾病、盆腔炎及小腹疼痛等。
玻璃瓶	用玻璃瓶等裝上熱水，用毛巾包好，熱敷患處。

現在市場上出售的小型熱療機、場效應治療儀等，小巧輕便，效果也很好。

家庭冷療法

冷療可使毛細血管收縮，對局部有止痛、止血、制止炎症擴散等作用；用於全身有降體溫的作用。冷療方法有兩種：一種是冰袋冷敷法；另一種是冷濕敷法。

❶ 冰袋冷敷法

冰袋冷敷法是在冰袋裏裝入碎冰或冰水，外包毛巾放在病人所需的部位。冰敷療法在《本草拾遺》中就有記載：「冰味甘，大寒、無毒。主去煩熱。」現代冰敷不僅用於高熱昏迷患者的急救，還可用於多種病症的治療。

高熱降溫　在高熱病情緊急情況下，用冰塊進行物理降溫，是護理高熱病人的重要措施。通常用夾層冰帽和冰袋置於患者頭部、腋下和腹股溝等處，利用傳導散熱，達到降溫作用。頭部降溫對腦外傷、腦缺氧患者有利，可減少腦細胞需氧量，有利於康復。

傷口止痛　受傷後傷口疼痛，冰敷可使神經末梢的敏感性降低而減輕疼痛。如牙痛，用冰袋敷患處可止痛；又如手指尖紮進小刺，可先用冰袋將手冰敷，再挑刺就不痛了。

傷口止血　若傷口不大，可用冰袋敷表面，血管一收縮，出血就止住了。如關節皮下碰傷出現青紫，可先用冰袋止血後再用熱敷，促進瘀血吸收。冰敷可使毛細血管收縮，減輕充血、出血，適用於扁桃體摘除手術、鼻出血患者及早期面部軟組織損傷。

抑菌消炎　皮膚受傷後傷口感染，可不定時將冰袋放置患處，以抑制細菌生長或繁殖，減少局部血流，防止化膿擴散，達到抗感染的作用。但慢性炎症或化膿性病灶，則不宜冰敷，因冰敷會妨礙病灶的消散與吸收。

治療燙傷　小面積燙傷後，立即用冰袋放置患處，不僅能止痛，還會防止出現水皰和紅腫。

② 冷濕敷法

冷濕敷法，就是將小毛巾放在冰水或冷水中浸濕，扭至不滴水敷於局部。

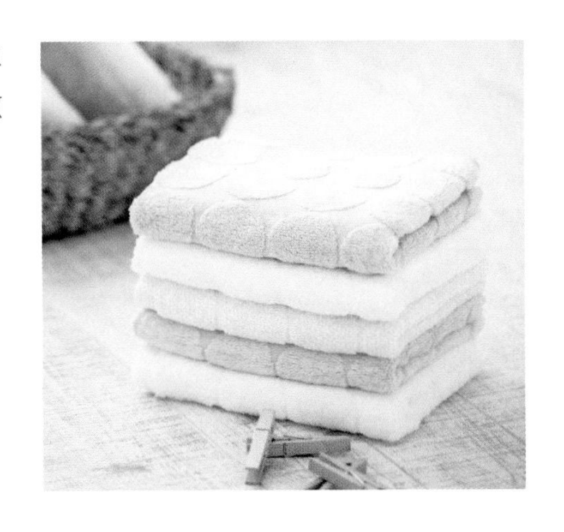

冷療的適應證和禁忌證

冷敷一般適用於局部軟組織損傷的早期、局部炎症疼痛、組織內出血及高熱病人等。但對冷過敏或有雷諾氏現象的患者不宜使用冷敷。

冷療的注意事項

冷敷時要注意觀察局部皮膚顏色有無改變，如出現麻木感應停用。用於全身降溫者，應在冷敷半小時後測量體溫，觀察體溫下降的情況。使用冰敷時要注意：

- 不要讓冰袋直接放於皮膚上的時間過長，一般在 20 分鐘左右就應該更換一下位置；降溫時最好將冰袋用毛巾包裹一層，避免患者受到過分的冰涼刺激。
- 當有大片組織受損、感染性休克、皮膚青紫時，更不宜用冰敷，以防加重微循環障礙，引起組織壞死。
- 枕後、耳廓、陰囊等處忌冷敷，以防凍傷這些部位；心前區冷敷應謹慎，以防反射性心率減慢、心房纖顫及傳導阻滯；腹部不宜冷敷，以防引起腸痙攣或腹瀉；足底冷敷要防一過性冠狀動脈收縮，而引起心絞痛，因此冠心病及高熱患者應避免足底用冷療法。

女人熱養 男人冷養

找回你的養生溫度

編著
楊力

責任編輯
周芝苡

裝幀設計
鍾啟善

排版
陳章力

出版者
萬里機構出版有限公司
香港北角英皇道 499 號北角工業大廈 20 樓
電話：2564 7511　　傳真：2565 5539
電郵：info@wanlibk.com
網址：http://www.wanlibk.com
http://www.facebook.com/wanlibk

發行者
香港聯合書刊物流有限公司
香港荃灣德士古道 220-248 號荃灣工業中心 16 樓
電話：2150 2100　　傳真：2407 3062
電郵：info@suplogistics.com.hk
網址：http://www.suplogistics.com.hk

承印者
寶華數碼印刷有限公司
香港柴灣吉勝街 45 號勝景工業大廈 4 樓 A 室

出版日期
二〇二四年六月第一次印刷

規格
特 16 開（230 mm × 170 mm）

Published and printed in Hong Kong, China.
ISBN 978-962-14-7553-4

本書繁體版由四川一覽文化傳播廣告有限公司代理，
經吉林科學技術出版社有限責任公司授權出版